Ortrun Riha

# Mittelalterliche Heilkunst

DWV-Schriften zur Medizingeschichte, Band 15

# Mittelalterliche Heilkunst

## Das Arzneibuch Ortolfs von Baierland (um 1300)

Eingeleitet, übersetzt und mit einem drogenkundlichen Anhang versehen

von

Ortrun Riha

Deutscher Wissenschafts-Verlag (DWV)

Baden-Baden

*Umschlaggestaltung:* Ortrun Riha und DWV

*Umschlagabbildung:*
Bucheinband, 15. Jh., Inkunabel aus der Bibliothek des Gymnasiums von Altona

**Bibliografische Information Der Deutschen Nationalbibliothek**
Die Deutsche Nationalbibliothek verzeichnet diese Publikation in der Deutschen Nationalbibliografie; detaillierte bibliografische Daten sind im Internet über http://dnb.dnb.de abrufbar.

**Bibliographic information published by Die Deutsche Nationalbibliothek**
Die Deutsche Nationalbibliothek lists this publication in the Deutsche Nationalbibliografie; detailed bibliographic data are available in the Internet at http://dnb.dnb.de.

**Information bibliographique de Die Deutsche Nationalbibliothek**
Die Deutsche Nationalbibliothek a répertorié cette publication dans la Deutsche Nationalbibliografie; les données bibliographiques détaillées peuvent être consultées sur Internet à l'adresse http://dnb.dnb.de.

2. Auflage 2017
Gedruckt auf alterungsbeständigem, chlorfrei gebleichtem Papier
(Printed in Germany)



**www.DWV-net.de**
**www.UniversityPress.de**



ISBN: 978-3-86888-071-7

# Inhalt

Einleitung

## Forschungsgeschichte

Selten dürfte ein Eintrag in der angesehenen ,Allgemeinen deutschen Biographie' derart daneben liegen wie der Artikel zu Ortolf von Baierland.[1] Der kurze Abschnitt wurde von dem engagierten niederdeutschen Sprachforscher Karl Ernst Hermann KRAUSE (1822-1893)[2] verfasst und so erklärt sich wohl die bei einer eindeutig aus dem Bayerischen stammenden Persönlichkeit etwas irritierende Dominanz zitierter niederdeutscher Werktitel. Auch die durch die Benutzung älterer Handbücher[3] veranlasste ausschließliche Benutzung von Drucken führte KRAUSE auf falsche Spuren: Er verlieh Ortolf einen Doktortitel und datierte ihn „um 1400". KRAUSE machte ferner Ortolf zu einem produktiven Verfasser lateinischer medizinischer Texte (die er aber nicht nennt) und ordnete ihm lateinische Handschriften zu, die „mehrfach in München" zu finden sein sollen – dieser Irrtum ist im Unterschied zu den anderen Fehlern nicht nachträglich zu erklären. KRAUSE hat jedenfalls untergeschobene Texte[4] für echt gehalten und insgesamt Werk und Wirkung komplett vertauscht, so dass beispielsweise Kompilationen aus dem 14. Jahrhundert, in die Ortolf-Anteile eingearbeitet wurden, bei ihm als Ortolfs Quellen figurieren. Immerhin wurde aber festgehalten, dass der Name Ortolf noch im frühen 16. Jahrhundert ein Begriff in der Medizinliteratur war.

Die Divergenz zwischen verschiedenen Druckfassungen und handschriftlicher Überlieferung beschäftigte danach immer wieder die Forschung, ohne dass ein greifbares Ergebnis zu verzeichnen war, und auch der Stellenwert des Koberger-Drucks von 1477 (Nürnberg), der nach unserer Kenntnis Ortolfs Arzneibuch vollständig und in einer ganz passablen Form bietet, blieb fraglich.[5] Ortolfs Identität verschwamm im Gegenteil zeitweise durch eine falsche Verfasserangabe in einer Druckauflage von 1488.[6] Sogar dem Nestor der deutschen Medizingeschichte und hervorragenden Kenner der mittelalterlichen Medizinliteratur Karl SUDHOFF (1853-1939) entging Ortolf praktisch völlig. Er befasste sich (wieder) lediglich mit Druckbearbeitungen des späten 15. Jahrhunderts[7] und hielt einen untergeschobenen Pesttraktat[8] für echt. Insgesamt kam SUDHOFF zu

---

[1] KRAUSE 1886.

[2] Ihm ist ebenfalls ein Eintrag in der ,Allgemeinen Deutschen Biographie gewidmet: ADB 51 (1906), S. 368-370 (Edward SCHRÖDER).

[3] HAESER 1875, 818 und 820; HIRSCH 1886, 440.

[4] KRAUSE nennt das ,(Ps.-)ortolf'sche Frauenbüchlein', hierzu vgl. RIHA 1993c, 95-111.

[5] HELFREICH 1900. Noch HOFMANN 1955 bezweifelte die Kohärenz des Ganzen und insbesondere die Zugehörigkeit der chirurgischen Kapitel.

[6] SIGERIST 1920.

[7] SUDHOFF 1908, 8-17, 20-34, 209-212; vgl. dazu KEIL 1987, Sp. 81.

[8] SUDHOFF 1909-1925, hier Sudhoffs Archiv 14 (1923), 82-84. Vgl. dagegen RIHA 1993b.

einer äußerst negativen Bewertung von Ortolf und dessen Werk, dem er jeden „literarischen Wert“ absprach.[9]

Einen Schlussstrich unter die fortdauernden Spekulationen um Ortolf zog erst 1956 die Edinburgher Dissertation des Germanisten James FOLLAN (1924-1998), mit der die Aufmerksamkeit der Forschung auf diesen bedeutenden mittelalterlichen Autor gelenkt wurde. FOLLAN druckte – da er Ortolf korrekt als „Arzt in Würzburg“ wahrnahm – den Text nach der einzigen in Würzburg erhaltenen Handschrift ab (Universitätsbibliothek, M.ch.f. 79). Er täuschte sich jedoch insofern über den Umfang des Arzneibuchs, als in diesem Überlieferungsträger der chirurgische Teil fast völlig fehlt. Immerhin aber war Ortolf nun als deutsch schreibender Autor identifiziert und es zeichnete sich bereits die Erkenntnis ab, dass sein Werk nicht nur einmal, sondern in einer nicht ganz unbedeutenden Zahl von Manuskripten erhalten ist. Damit wanderten auch Ortolfs Lebensdaten von der Inkunabel- in die Handschriftenzeit.

In Deutschland waren es zu dieser Zeit der Heidelberger Altgermanist Gerhard EIS (1908-1982) und seine Schüler, die sich für mittelalterliche Fachliteratur interessierten. So stieß EIS' damaliger Doktorand Gundolf KEIL auf FOLLANs Dissertation und damit auf Ortolf, und dieser Autor sollte ihn sein ganzes Berufsleben lang nicht mehr loslassen. KEIL gelang zunächst mit strukturellen und inhaltlichen Argumenten eine Klärung des Textbestandes und davon ausgehend eine erste Skizze von Ortolfs Wirkungsgeschichte.[10]

Davon beeindruckt, schwenkte FOLLAN bei der Druckfassung seiner Dissertation (1963) um und entschied sich für den Textabdruck der ältesten Handschrift (Köln, Stadtarchiv, W 4° 24*), die auch die chirurgischen Kapitel enthält. Dieser Textzeuge hat allerdings den Nachteil, dass er in einem nicht ganz leicht verständlichen Ripuarisch niedergeschrieben wurde, was für die Beschäftigung mit einem aus Bayern stammenden Autor nicht ganz ideal ist. Trotzdem war nun für die nächsten Jahrzehnte eine gesicherte Arbeitsgrundlage gegeben. Es war nunmehr möglich, mehr und mehr Überlieferungsbelege zu identifizieren und eine stattliche Zahl von Handschriften mit mehr oder weniger Ortolf-Anteilen zusammenzutragen[11] und Bearbeitungsarten sowie Kontexte zu analysieren.[12] Ein wesentlicher Beitrag war daneben der lang ersehnte urkundliche Nachweis Ortolfs in Würzburg,[13] der im Anschluss eine sozialgeschichtliche[14] und literarhistorische[15] Einordnung seines Wirkens erlaubte.

---

[9] So das Resümee in SUDHOFFs [posthumem] Beitrag zur ersten Auflage des ,Verfasserlexikons', Bd. 3 (1943), Sp. 647.

[10] KEIL 1959. Neue Ergebnisse zur Wirkung dann in KEIL 1977.

[11] Bereits FOLLAN 1963 konnte fast 50 Belege nennen, etwa ebenso viele weitere bei KEIL 1969; allerdings ist bei KEIL viel Streuüberlieferung einzelner Kapitel dabei. Den bisher ältesten Beleg hat CROSSGROVE 1979 gefunden.

[12] So z.B. bei FOLLAN 1968. Weiteres zur wirkungsgeschichtlichen Forschung im Abschnitt ,Ortolf-Rezeption'.

[13] KALLINICH/FIGALA 1968/1982, Ergänzungen erst bei DÜNNINGER 1991.

[14] FIGALA 1969.

[15] SCHNELL 2004a.

Einen Schub erlebte die Ortolf-Forschung dann ab der Mitte der 1980-er Jahre: Von 1984 bis 1992 beschäftigte sich der Würzburg-Eichstätter DFG-Sonderforschungsbereich 226 mit wissensvermittelnder und wissensorganisierender Literatur des Mittelalters. Im Rahmen des von Gundolf KEIL geleiteten medizinhistorischen Teilprojekts wurde das Arzneibuch Ortolfs von Baierland als exemplarischer Text für eine grundlegende Untersuchung ausgewählt. Es wurden Mikrofilme von allen bekannten Handschriften gesammelt und die über sechzig Vollhandschriften aufwendig kollationiert. Außerdem wurde systematisch nach weiteren Textzeugen gesucht und Ortolfs Verhältnis zu seinen lateinischen Quellen geklärt.[16] Die Betrachtung der Mitüberlieferung gewann bei der Projektarbeit immer stärker an Bedeutung, so dass als Ergebnis eine ganze Reihe von neuen Erkenntnissen zu Ausstattung, Aufbau, Arbeitsweise usw. von mittelalterlichen Sammelhandschriften und Kompendienliteratur vorgelegt werden konnte;[17] das weit verbreitete Arzneibuch Ortolfs erwies sich gleichsam als ein Kristallisationspunkt für die Organisation von medizinischem Wissen im Spätmittelalter.

Bei diesen Untersuchungen verlor die ursprünglich ins Auge gefasste Neuausgabe des Ortolf-Textes an Priorität, ohne aber eigentlich *ad acta* gelegt worden zu sein. Ich durfte das erhaltene Material benutzen, und so erscheint parallel zu dieser hiermit vorgelegten modernen Übersetzung eine Edition des mittelhochdeutschen Textes, die sich an einer Leithandschrift orientiert (Stuttgart, Württembergische Landesbibliothek, Cod. HB XI 11), die erzielten überlieferungsgeschichtlichen Befunde sowie die Quellenanalyse einbezieht und einen ausführlichen Stellenkommentar anbietet.[18] Auf diese Weise ist es nunmehr möglich, einerseits Ortolf von Baierland im adäquaten bairischen Schreibdialekt zu zitieren und anderseits sein medizinhistorisch überaus interessantes und stilistisch bemerkenswertes Arzneibuch ohne mühsame Sprachklippen zu lesen.

---

[16] RIHA/FISCHER 1988a und 1988b, RIHA 1992a.

[17] Neben mehreren Aufsätzen zu Einzelbeobachtungen (z.B. GROSS 1987, SCHNELL 1987, MAYER 1988) vor allem RIHA 1992b sowie die Beiträge in KEIL 1993a.

[18] RIHA 2014.

## Ortolf von Baierland und die Medizin des 13. Jahrhunderts

### Ortolfs Leben

Über das Leben Ortolfs von Baierland wissen wir so gut wie nichts. Immerhin aber haben wir seine selbstbewusste Eigenvorstellung am Anfang des Arzneibuchs, die ihn als gebürtigen Bayern (also aus dem Gebiet des damaligen Herzogtums stammend) und als „Arzt in Würzburg" ausweist. An dieser Stelle sowie nochmals in Kapitel 31 bezeichnet Ortolf sich außerdem als „Meister", was primär darauf hindeutet, dass er zu den hochqualifizierten Handwerkschirurgen gehört hat; ob man darüber hinaus den (eingedeutschten) akademischen Grad eines Magisters hineinlesen darf, bleibt offen.

Die gezielte Archivsuche nach einem solchen „Meister Ortolf" in Würzburg führte zu zwei fast gleichzeitig ausgestellten Urkunden vom 5. und 9. Februar 1339,[19] die die Besitz- bzw. Nutzungsübertragung von zwei benachbarten Häusern in der Nähe des Doms (heute Kardinal-Döpfner-Platz 2 und 3) dokumentieren. Die Gebäude waren zuvor von Johannes von Fritzlar bewohnt worden, der als Kanoniker in Öhringen und Pronotar von Bischof Wolfram von Grumbach (1322-1333) wirkte[20] und im Januar 1339 verstorben war. Das in diesen Urkunden als *domus quondam magistri Ortolfi cirulogi Herbipolensis*, also „ehemals dem Chirurgen Meister Ortolf gehörig" bezeichnete Haus war allerdings kein Privateigentum, sondern im Besitz des in der ersten Hälfte des 12. Jahrhunderts von einem Dompropst gestifteten Dietrichspitals.[21] Diese bedeutende Einrichtung des Bistums für arme Kranke und sonstige Hilfsbedürftige stand unter der direkten Aufsicht des Domkapitels. Aus Ortolfs Wohnrecht in der spitalseigenen Liegenschaft kann man auf seine guten Kontakte zum Bischof und den Dom- bzw. Stiftsherren schließen, in deren direkter Nachbarschaft er wohnte und als deren Arzt er fungiert haben dürfte. Zu seinem Aufgabenbereich gehörte unter diesen Umständen aber sicher auch die medizinische Betreuung der Hospitaliten. Für die Lebensdaten Ortolfs gibt die Nachricht der Urkunden allerdings nur so viel her, dass daraus ersichtlich wird, dass er 1339 bereits verstorben, sein Name in diesem Jahr aber noch präsent genug war, um dadurch ein Haus hinreichend exakt für die bischöfliche Kanzlei zu definieren.

Eine weitere Möglichkeit, an Informationen zu Ortolfs Biographie zu gelangen, ist die inhaltliche Analyse seines Werks. Seine Hinweise auf lateinische Vorlagen lassen sich durchweg verifizieren; teilweise folgt er den Quellen sogar sehr eng. Er muss also nicht nur lese- und schreibkundig gewesen sein, sondern besaß auch gute Lateinkenntnisse. Über die handwerklich-wundärztliche Ausbildung hinaus hat er somit zumindest teilweise an einer Universität studiert – der Magister-Titel ist also nicht völlig ausgeschlossen (vielleicht sprechen die

[19] KALLINICH/FIGALA 1968/1982.
[20] SCHNELL 2004a, 347.
[21] DÜNNINGER 1991.

Urkunden sogar dafür), den Doktorgrad hat er aber sicher nicht erworben. Die Auswahl der Quellen weist auf Paris als Studienort,[22] obwohl im 13. Jahrhundert gerade für Chirurgen Italien von größerer Attraktivität war. Ortolf lässt jedoch weder eine Rezeption des bedeutenden Wilhelm von Saliceto (1210-1277) erkennen noch zitiert er dessen berühmten Schüler Lanfrank von Mailand (etwa 1245-vor 1306), dessen ‚Chirurgia parva' 1261 und dessen ‚Ars completa totius chirurgiae' in den 1290er Jahren vollendet wurden. Dagegen gehörte die wichtigste lateinische Vorlage Ortolfs, das etwa 1240 verfasste ‚Compendium medicinae' des Gilbertus Anglicus (um 1180-etwa 1250), zum Unterrichtsstoff in Paris. Vielleicht kann man daraus schließen, dass es Ortolf gerade an einer Erweiterung seines Wissens über den wundärztlichen Horizont hinaus gelegen war, zumal er sich offenbar auch nicht für die seit dem Ende des 12. Jahrhunderts in lateinischer Übersetzung vorliegende ‚Chirurgie' des Albukasim (auch Albucasis; 936-1013) interessiert zu haben scheint.[23] Ortolfs Kenntnisse in der Zubereitung und Verabreichung von Arzneien gehen deutlich über die üblichen chirurgischen Kompetenzen hinaus. Ein reiner „Internist" ist er als gelehrter *physicus* aber auch nicht geworden: An keiner Stelle wird ersichtlich, dass er die typisch chirurgischen Aufgaben des Aderlassens und Schröpfens nicht selbst erledigt haben könnte.

Das (Teil)Studium qualifizierte Ortolf nicht nur als bischöflichen Leibarzt, sondern förderte auch seine intellektuelle Begabung, indem es ihn in die Lage versetzte, auf der wissenschaftlichen Basis seiner Zeit einen kompakten und souveränen, dabei aber stets praxisorientierten Gesamtüberblick über die zentralen Bereiche der Medizin (theoretische Grundlagen, Diagnostik, Prognostik, Therapie) zu geben und diesen nach einem eigenen Konzept zu strukturieren.[24] Solche Eigenständigkeit traut man mittelalterlichen Autoren nicht ohne weiteres zu: Ortolf muss also ein bemerkenswerter Mann gewesen sein.

## Grundprinzipien der mittelalterlichen Medizin bei Ortolf

In der mittelalterlichen Medizin wurden sowohl äußere als auch innere Krankheitsursachen vermutet; einige davon entziehen sich menschlichem Einfluss, anderen kann man therapeutisch entgegentreten. Bei Ortolf spielen als äußere Auslöser folgende Faktoren eine Rolle:

- Ernährungsfehler (übermäßiges Essen, Essen ohne Appetit, übertriebenes Fasten usw.),
- emotionale Fehlhaltungen (einschließlich unkontrollierter Affekte, von denen der „Zorn" eine besondere Rolle spielt, weil er zu innerer Überhitzung führt),[25]
- zu große körperliche Anstrengung,
- ungesunde Gewohnheiten,

---

[22] Vgl. zum Pariser Lehrprogramm SEIDLER 1967.

[23] KEIL 1987, 68, betrachtet dies sowie die Nicht-Berücksichtigung nicht weiter spezifizierter „Derivattexte" (vielleicht Wilhelm von Saliceto?) als Datierungshinweis.

[24] Hierzu bereits RIHA 1993a.

[25] Aus heutiger Sicht sind Emotionen „innere" Ursachen.

- ungesunder Wohnort,[26]
- Arzneimittel- oder Therapie-Nebenwirkungen,
- „Gift“, giftige Krankheitsstoffe, giftige Ausdünstungen,
- Wetter, jahreszeitliche Einflüsse,
- Verletzungen.

Während viele der genannten Aspekte auch heute noch eine Rolle in der Krankheitslehre spielen, ist für die mittelalterlichen Heilkunde das physiologische Modell der Humoralpathologie kennzeichnend. Dieses Konzept geht davon aus, dass die Funktion des menschlichen Körpers durch vier Säfte reguliert wird und erst in zweiter Linie durch Organe. Blut, Schleim, Gelbe und Schwarze Galle korrespondieren über die so genannten „Primärqualitäten“ kalt-warm bzw. trocken-feucht mit den vier Elementen Feuer, Wasser, Luft und Erde. Über die abstrakt zu denkenden Primärqualitäten ergeben sich vielfältige biographische und kosmische Vernetzungen zwischen Welt und Mensch, die in der folgenden Tabelle zusammengestellt sind. Ergänzungen sowie Begriffe, die bei Ortolf nicht vorkommen bzw. nur implizit zu erschließen sind, wurden in eckige Klammern gesetzt.

| *Primärqualitäten* | warm + feucht | warm + trocken | kalt + feucht | kalt + trocken |
|---|---|---|---|---|
| *Elemente* | Luft | Feuer | Wasser | Erde |
| *Körpersäfte* | Blut | [Gelbe Galle] | [Schleim] | [Schwarze Galle] |
| *Temperamente* | [Sanguiniker] | [Choleriker] | [Phlegmatiker] | [Melancholiker] |
| *Farben* | rot | [gelb] | weiß | schwarz |
| *Geschmack* | süß | bitter | [salzig] | [sauer] |
| *Tageszeit* | Morgen | Mittag | Nacht | Abend |
| *Jahreszeit* | Frühling | Sommer | Winter | Herbst |
| *Geschlecht* | | Mann | Frau | |
| *Lebensalter* | Jugend | [Erwachsenenalter (des Mannes)] | Kindesalter | Greisenalter |
| *Organe, Gewebe* | Herz, Leber, Muskeln | [Gallenblase] | Gehirn, Magen/Darm, Nieren/Blase, Fett | Milz, Knochen, Sehnen |

[26] Die fünf bisher genannten Faktoren werden in der Diätetik als *res non naturales* bezeichnet, weil sie nicht in der (konstanten) „Natur“ des Menschen liegen, sondern geändert werden können.

Aus diesem Modell ergeben sich die inneren Faktoren, die bei Ortolf in der „Diagnostik“[27] sowie in der anschließenden Therapie Berücksichtigung finden:
- Temperament, „natürliche“ Mischung der Körpersäfte,
- Körperkonstitution (Fettleibigkeit und Magerkeit),
- Lebensalter,
- Geschlecht,[28]
- Störung des Gleichgewichts der vier Körpersäfte (als einziger wird das Blut explizit genannt)
- Überwiegen bestimmter Primärqualitäten (besonders wichtig sind „Hitze“ und „Kälte“),
- Bildung pathologischer Substanzen (*materia peccans*), z.B. „böses Blut“,
- Störung oder Versagen der Funktion eines wichtigen Organs, besonders der Leber, aber auch des Magens bzw. Darms, des Herzens, des Gehirns, der Blase bzw. Nieren und der Milz.

Da sämtliche Dinge der Welt durch je zwei mehr oder weniger ausgeprägte Primärqualitäten gekennzeichnet sind, ergeben sich diagnostische, diätetische und therapeutische Konsequenzen: Aussehen und Charakter, die Beschaffenheit des Harns, des Bluts und des Pulses sowie die konkreten Beschwerden und Krankheitszeichen führen zu einem individuellen „Bild“. Durch Medikamente und Speisenauswahl muss nun der Arzt versuchen, einen genau auf den Patienten abgestimmten Ausgleich zu schaffen und damit die Gesundheit wieder herzustellen. Ortolf setzt systematisch „heiße“ Drogen gegen „kalte“ Zustände und „feuchte“ Mittel gegen „trockene“ Krankheiten ein (*contraria contrariis*). Auch die Faktoren, die seiner direkten Einflussmöglichkeit entzogen sind, wie das Wetter oder das Alter des Patienten, werden bei seiner differenzierten Therapie berücksichtigt (z.B. „Kühlung“ im heißen Sommer, kein Feuchtigkeitsentzug beim ohnehin „ausgetrockneten“ Greis usw.).

Wie die folgende Tabelle zeigt, orientiert sich Ortolf bei der Untersuchung des Patienten auch an bestimmten „Leitsymptomen“. Diese sind den jeweiligen Primärqualitäten zugeordnet und lassen so Ortolfs diagnostisches Konzept erkennen.

---

[27] Es ist umstritten, ob man angesichts eines völlig anderen Konzepts von „Kranksein“ im Mittelalter das Wort „Diagnostik“ benutzen sollte. Der stattdessen vorgeschlagene Begriff „(Medizinische) Semiotik“ (Zeichenlehre) hat allerdings auch seine Nachteile. Zur Diskussion HESS 1993.

[28] Diese vier Aspekte zählen zu den „in der Natur des Menschen liegenden“ *res naturales*, die der Arzt bedenken muss, ohne sie beeinflussen zu können.

| *Primärqualität der Krankheit bzw. des Zustandes* | heiß + feucht (↔ Blut) | heiß + trocken | kalt + feucht | kalt + trocken |
|---|---|---|---|---|
| *Harn* | rot + dick | rot + dünn | weiß + dick | weiß + dünn |
| *Puls* | schnell + groß | schnell + klein | langsam + groß | langsam + klein |
| *Weitere Zeichen der Blutfülle (Plethora)* | Stirnkopfschmerz, Beschwerden rechts, süßer Speichel, Rotfärbung | | | |

Außer dem beschriebenen „allopathischen" (auf Ausgleich mittels Gegensätzen beruhenden) Herangehen finden sich in der mittelalterlichen Medizin auch „homöopathische" (auf Ähnlichkeiten und Analogien setzende) Elemente (*similia similibus*). Demnach sollen äußere Eigenschaften einer Droge Rückschlüsse auf ihre Wirkung erlauben (Signaturenlehre), und viele Indikationen verdanken sich einer Übertragung von einem Körpersystem auf ein anderes (was z.B. abführend wirkt, hilft auch gegen Steinleiden und fördert eine ausbleibende Monatsblutung). Ohne dass dies bewusst reflektiert worden wäre, ist genau das die Anwendung des magischen Verfahrens der Similemagie.[29] Die Ähnlichkeiten können in der Farbe (Rot hat „natürlich" mit Blut zu tun), dem Namen („Leberkraut", „Wundkraut", „Sanikel") und der Form bestehen oder sich auf Handlungen und Vorgänge beziehen. Ein schönes Beispiel bei Ortolf ist der Einsatz der Spritzgurke bei einem geborstenen „Leberabszess" (Kap. 123).

Auch die mantischen Verfahren in vielen prognostischen Texten setzen auf Ähnlichkeiten. Bei Ortolf findet sich diese Praxis in Kap. 54, wo die Beschaffenheit von „Körnlein" im Harn Auskunft über das Geschlecht des Kindes geben sollen, mit dem eine Frau schwanger geht: Die „heiße" Farbe Rot ist dem männlichen Geschlecht zugeordnet, das „kalte" Weiß dem weiblichen.

Zaubersprüche spielen bei Ortolf keine Rolle, aber bei einer besonders „unheimlichen" Krankheit, der Epilepsie (Kap. 87), greift er auf einen zweiten Magietyp zurück, auf die Singularitätsmagie. Diese beruht auf der Seltenheit, Gefährlichkeit oder Unheimlichkeit einer Droge; an der zitierten Stelle handelt es sich um ein Wolfsherz. Auch die ausgesprochen teuren Arzneien, wie z.B. das Perlenmittel Diamargariton o.ä., zählen in gewisser Weise aufgrund ihrer beschränkten Zugänglichkeit zu den singularitätsmagischen Mitteln.

Das bedeutet: Im Mittelalter war Magie omnipräsent und gerade im Bereich von Gesundheit und Krankheit von großer Bedeutung. Es ist heute nicht mehr

[29] Vgl. zum magischen Denken im Mittelalter die Übersicht bei RIHA 2005.

ganz leicht verständlich, dass Magie auf durchaus rationalen Prinzipien beruhen kann und sich – wie das Beispiel Ortolf zeigt – von der „wissenschaftlichen“ Medizin der Universitäten nicht immer streng abgrenzen lässt. Auch in Fachtexten ist Magie unterschwellig mitzudenken; schließlich hat Ortolf die Empfehlungen ja aus seinen gelehrten lateinischen Vorlagen übernommen.

**Die Struktur von Ortolfs Arzneibuch**

Ortolf hat ein medizinisches Lehrbuch verfasst, das alle Bereiche der mittelalterlichen Heilkunde umfasst; nur eine Drogenkunde (also z.B. ein Kräuterbuch) fehlt. Um die Benutzbarkeit zu erleichtern, ist Ortolfs Werk auf mehreren Ebenen gegliedert.[30] Am auffälligsten ist die Einteilung in Kapitel sowie in sieben größere Abschnitte:

| | | |
|---|---|---|
| I | Kap. 1-30 | Grundlagen der Medizin (Elemente, Säfte, Temperamente, Organe, therapeutische und diätetische Prinzipien) |
| II | Kap. 31-54 | Harnschau (Uroskopie) |
| III | Kap. 55-66 | Pulsdiagnostik |
| IV | Kap. 67-72 | Hippokratische Lehren (einschließlich eines pseudohippokratischen Textes) |
| V | Kap. 73 | Ein kurzer Aderlasstraktat |
| VI | Kap. 74-140 | Krankheiten von Kopf bis Fuß und ihre Behandlung |
| VII | Kap. 141-167 | Wundbehandlung |

Innerhalb der meisten Abschnitte lassen sich ferner Kapitelgruppen identifizieren, die sich inhaltlich besonders nahe stehen:

| Abschnitt I – Grundlagen der Medizin | |
|---|---|
| Kap. 1 | Vorrede mit Nennung des Autors |
| Kap. 2-3 | Elementenlehre |
| Kap. 4-5 | Pathologische und physiologische Säftemischungen |
| Kap. 6 | Allgemeine Krankheitszeichen |
| Kap. 7-11 | Anatomie |
| Kap. 12-18 | Erhaltung der Gesundheit (Diätetik) |
| Kap. 19-21 | Erhaltung der Gesundheit bei Schwangeren und Neugeborenen |
| Kap. 22-27 | Therapie und damit verbundene Risiken |
| Kap. 28-30 | Diätetik für Kranke |

[30] Vgl. dazu vor allem KEIL 1987, Sp. 70f., sowie RIHA 1993a.

| Abschnitt IV – Hippokratische Lehren | |
|---|---|
| Kap. 67-68 | Merksätze (Aphorismen) |
| Kap. 69-72 | Prognosen |
| Abschnitt VI – Krankheitslehre | |
| Kap. 75-105 | Lokalisation an Kopf und Hals |
| Kap. 106-109 | Lungenleiden |
| Kap. 111-122 | Magen-Darm-Trakt |
| Kap. 126-129 | Nieren und Blase |
| Kap. 130-134 | Gynäkologisches |
| Abschnitt VII – Wundbehandlung | |
| Kap. 141-143, 148, 152-154, 158 | Kopfverletzungen |
| Kap. 144-147, 149-150, 159, 166-167 | Rezepte zur Blutstillung und Wundbehandlung |
| Kap. 155-157 | Augenleiden |

Eine weitere Binnengliederung ergibt sich in den Abschnitten II und IV durch einen Vorlagenwechsel; Näheres hierzu wird gleich dargelegt werden. An dieser Stelle sei noch angemerkt, dass beim Lesen auch innerhalb von Kapiteln die Klarheit der Gliederung auffällt, die durch häufige Wiederholungen von „Leitsymptomen" (vor allem der Blutfülle, der *Plethora*) unterstrichen wird. Strukturbildend ist hauptsächlich die Differenzierung von äußeren und inneren Krankheitsauslösern. Letztere werden sodann nach Organen oder Säften bzw. Primärqualitäten (vor allem „warm" versus „kalt") weiter unterschieden. Die nachfolgenden Behandlungsempfehlungen greifen entweder direkt im Anschluss oder in einem eigenen Kapitel diese unterschiedlichen Faktoren wieder auf.

Eine Sonderstellung nimmt Kap. 73 ein,[31] das aus drei eigenständigen Teilen besteht: Zunächst werden allgemeine Lassregeln zu Blutmenge, Zeitpunkt, Patientenalter usw. formuliert, die teilweise vorher Gesagtes aufgreifen. Das Mittelstück ist eine dreiteilige Blutschau,[32] und zum Schluss werden verschiedenen Beschwerden die jeweils passenden Lassstellen zugeordnet. Aufbau und Inhalt hat sich Ortolf offenbar selbst ausgedacht, denn es ist – im Gegensatz zum Rest

[31] Zu den Sonderwegen, die dieses Kpaitel in der Überlieferungsgeschichte genommen hat, BOOT 1993.

[32] Blutschautexte bilden eine eigene Gattung innerhalb der Medizinliteratur des Mittelalters: LENHARDT 1986. Vgl. mit Blick auf Ortolf MAYER 1988 und 1993b.

des Arzneibuchs – bisher nicht gelungen, eine lateinische Vorlage für diesen Aderlass-Kurztraktat zu finden.[33]

**Ortolfs Quellen**

Die mittelalterliche Medizin beruhte auf antiken Wurzeln. Nach dem Untergang des (West)Römischen Reiches verschwanden jedoch – von kleinen Regionen in Süditalien abgesehen – die ehemals für Gebildete selbstverständlichen Griechischkenntnisse, so dass kein direkter Zugriff auf die Quellen mehr möglich war. Selbst von den beiden berühmtesten Autoritäten, Hippokrates (um 400 v. Chr.) und seinem bedeutenden Kommentator Galen von Pergamon (um 129-216), auf den immerhin die Systematisierung der Säftelehre zurückgeht, waren im mittelalterlichen Westeuropa nur die kleinen Ausschnitte bekannt, die der gelehrte Stadtrömer Kassiodor (485-580) nach seinem Rückzug in das Kloster Monte Cassino ins Lateinische übersetzt hatte. Fast noch wichtiger war daher dessen Übertragung der Drogenkunde (‚Materia medica') des Pedanios Dioskurides (1. Jh. n. Chr.), die für die folgenden Jahrhunderte die Grundlage der Arzneimitteltherapie bildete.

Eine Schlüsselrolle bei der Erhaltung, Weitergabe und Fortentwicklung antiken Wissens spielte – im Westen lange Zeit weitgehend unbeachtet – das griechischsprachige Oströmische Reich (395-1453), denn es verstand sich als Erbe und Bewahrer dieser großen Tradition.[34] Bis zur Eroberung Alexandrias durch die Araber (642) lag dort das Zentrum der Wissenschaft, und die Medizin orientierte sich an verschiedenen hellenistischen Konzepten (u.a. an der Pneumalehre[35]) sowie vor allem am Oeuvre Galens: Umfangreiche Kompilationen des heilkundlichen, besonders therapeutischen Wissens stammen von Oribasios aus Pergamon (um 325-400), Aetios von Amida (um 480-556), Alexander von Tralleis (um 525-600) und Paulos von Aegina (um 600-650), wobei letzterer auch über praktisch-chirurgische Kenntnisse verfügte. Ab dem späten 7. Jahrhundert verlagerte sich die medizinische „Forschung" in die Hauptstadt Konstantinopel. Dort gab es neben Bibliotheken auch stationäre Einrichtungen für Kranke (Nosokomien), die eine intensive Ausbildung am Krankenbett ermöglichten, wie sie z.B. bei der ausdifferenzierten Pulsdiagnostik nötig ist. Ein bedeutendes Werk aus dem 11. Jahrhundert ist die medizinische Enzyklopädie des Michael Psellos (um 1018-1097), die auch arabische Einflüsse aufweist. Den Stand der Therapie im späteren Mittelalter kennen wir durch Nikolaos Myrepsos („der Salbenkoch", um 1300), der mit dem ‚Dynameron' das umfangreichste Arzneibuch des Mittelalters schrieb, das an der Pariser Universität bis 1651 benutzt wurde, sowie durch Johannes Aktuarios (= „Hofarzt", 14. Jh.), der sich auch mit Harnschau, Gynäkologie sowie Haut- und Geschlechtskrankheiten befasste.[36]

---

[33] Vgl. hierzu RIHA 1992a, 139-150.
[34] Überblick bei TEMKIN 1962.
[35] Hierzu umfassend PUTSCHER 1973.
[36] STUR 1930, 1931a und 1931b.

Wegen der ausgefeilten Regeln zur Lebensführung, die der Prophet Mohammed (ca 570-632) formulierte, ergaben sich im islamischen Kulturkreis viele Anknüpfungspunkte an die antike Diätetik. Die *sex res non naturales* (Speise und Trank, Bewegung und Ruhe, Schlafen und Wachen, Füllung und Entleerung, Umgebung, Gemütsbewegungen) sollten in vielen späteren Grundlagenwerken der arabischen Medizin strukturbildend werden, so im ‚Liber regius ad Almansorem' des Rhazes (ca 865-932), in dem auch exanthematöse Kinderkrankheiten beschrieben werden, in der ‚Pantechne' des Haly Abbas (gest. 994) und bei Avenzoar (Ibn Zuhr, gest. 1091-1161). In der arabischen Kultur bestand jedoch darüber hinaus ganz allgemein ein großes Interesse an griechischer Medizin, Naturkunde und Philosophie (besonders an Aristoteles).[37] Als erste Vermittler (schon ab 600) gelten die Nestorianer, eine christliche Sekte, die im oströmischen Reich, Syrien und Persien verbreitet war und deren oft mehrsprachige Mitglieder als Übersetzer fungierten. Ab etwa 800 finden sich Übersetzerzentren in Bagdad, Damaskus, Antiochia, Basra und Kairo. Deren bedeutendste Leistung war die Übertragung des riesigen Oeuvres Galens; manche seiner Schriften sind auf diese Weise nur arabisch überliefert. Von Hunain ibn Ishaq (im Westen Johannitius genannt, 809-ca 877), stammt eine übersichtliche und deshalb sehr beliebte „Einführung" (‚Isagoge') in Galens Werke, die seit dem Anfang des 12. Jahrhunderts auch im Abendland bekannt war. Auf der Basis der Galen'schen Viersäftelehre entstanden zahlreiche Bearbeitungen, aber auch eigenständige Werke, von denen die Monographie zur Harnschau (‚Liber de urinis') des Isaac Judaeus (ca 860-950) und vor allem der ‚Canon medicinae' des Persers Ibn Sina (genannt Avicenna, 980-1037) auch die westliche Medizin für Jahrhunderte prägten.

Auf dem Weg des Wissens nach Europa spielten kulturelle Nahtstellen eine wichtige Rolle: Die im ganzen Mittelalter berühmte Medizinschule (*civitas Hippocratica*) von Salerno entstand wohl um 900. Die auf das süditalienische Vielvölkergemisch und die weltoffenen Handelsbeziehungen abhebende Gründungslegende spricht von vier beteiligten „Meistern", die die vier Wissenschaftssprachen Latein (Salernus), Griechisch (Pontus), Hebräisch ([H]Elinus) und Arabisch (Adela/Abdallah) repräsentierten. Auch Frauen sollen an der Lehre beteiligt gewesen sein; so wird z.B. ein gewisse Trotula als Verfasserin einer gynäkologisch-kosmetischen Schrift genannt. Der produktivste Übersetzer war Konstantin von Afrika (nach 1010-1087),[38] dem eine Textsammlung zugeschrieben wird, die unter dem Namen ‚Articella' die zentralen Themenfelder der mittelalterlichen Medizin umfasst und zu einem der wichtigsten Lehrbücher in Salerno wurde. Unter den typisch salernitanischen Schriften ragt das ‚Antidotarium Nicolai' hervor, eine Rezeptsammlung, an der sich bis in die Neuzeit hinein die

[37] Hierzu z.B. ULLMANN 1970, SCHIPPERGES 1976, STROHMAIER 1996, PORMANN/SAVAGE-SMITH 2007 sowie der Sammelband SPEER/WEGENER 2006, darin speziell zur Medizin S. 305-376.

[38] Vgl. SUDHOFF 1930 und zum Werk SEZGIN 2006ff. Biobibliographische Übersicht bei FALKENHAUSEN 1984.

medikamentöse Therapie orientierte und auf das auch Ortolf zurückgegriffen hat.

Die zweite wichtige Nahtstelle zwischen Ost und West war die iberische Halbinsel. Dort prallten die Kulturen des Islam und des Christentums in direkter Nachbarschaft keineswegs konfliktfrei aufeinander. Dennoch kam es unter günstigen Umständen auch zu konstruktiven Kontakten: Da der Islam die jüdischen Gemeinden eher tolerierte, als es die christliche Seite tat, konnte beispielsweise der berühmte Rechtsphilosoph, Theologe und Arzt Moses Maimonides (1135-1204) viele Jahre in Cordoba wirken. Für Europas Medizin- und Wissenschaftsgeschichte bedeutsam wurde die Übersetzerschule von Toledo um Gerhard von Cremona (1134-1187), die eine Vielzahl arabischer Schriften ins Lateinische übertrug. Auf diese Weise gelang beispielsweise Albukasim als einzigem arabischen Chirurgen der Sprung in den europäischen Kulturkreis. Auch Aristoteles übrigens kehrte so wieder ins Bewusstsein der Philosophie zurück, fast gleichzeitig mit den zugehörigen Kommentaren des Averroes (1126-1198).

Aus dem Spektrum der lateinischen Medizinliteratur hat Ortolf folgende Texte benutzt:

| | | |
|---|---|---|
| I | Kap. 1-30 | Rhazes, ‚Liber regius ad Almansoren'[39] |
| II | Kap. 31-40 | Isaac Judaeus, 'Liber de urinis'[40] |
| | Kap. 41-54 | Aegidius Corbolinesis (Gilles de Corbeil), ‚Carmen de urinis'[41] |
| III | Kap. 55-66 | Aegidius Corboliensis, ‚Carmen de pulsibus'[42] |
| IV | Kap. 67-68 | Hippokrates, ‚Aphorismen' (nach Konstantin von Afrika)[43] |
| | Kap. 69-71 | Hippokrates, ‚Prognosen' (nach Konstantin von Afrika)[44] |
| | Kap. 72 | Pseudo-Hippokrates, ‚Capsula eburnea'[45] |
| *V* | *Kap. 73* | *keine Vorlage bekannt.* |
| VI | Kap. 74-140 | Gilbertus Anglicus, ‚Compendium medicinae'[46] |
| VII | Kap. 141-167 | Gilbertus Anglicus, ‚Compendium medicinae' |

[39] Verglichen wurde die Frühdruck bei Bonetus Locatellus Bergomensis (tätig 1486-1523), Venedig 1497, Bl. 2r-60v.
[40] Textausgabe bei PEINE 1919.
[41] Textausgabe bei CHOULANT 1826 und KLIEGEL 1972.
[42] Textausgabe bei CHOULANT 1826.
[43] Ausgabe des lateinischen Textes bei KÜHN 1827.
[44] Ausgabe des lateinischen Textes bei KÜHN 1827.
[45] Ausgabe bei SUDHOFF 1916, vgl. auch die althochdeutsche Übersetzung bei WILHELM 1914-16, Abt. B, 244f. Zum Phänomen untergeschobener pseudo-hippokratischer Texte KEIL 1994.
[46] Benutzt wurde der Frühdruck von Michael de Capella, Lyon 1510. Zu Gilbert HANDERSON 1918 und RIHA 1994, zu seiner Wirkungsgeschichte in England GETZ 1991.

Ortolfs Verhältnis zu seinen Quellen wurde bereits 1992 detailliert untersucht.[47] Dabei konnte nachgewiesen werden, dass trotz eindeutiger Bezüge zu den Vorlagen Ortolfs eigenes Konzept, wie es oben skizziert wurde, wie ein roter Faden das Arzneibuch durchzieht. Es handelt sich also nur ausnahmsweise um eine Übersetzung, sondern vielmehr um eine stark kürzende und vereinfachende Bearbeitung, die den Inhalt merksatzartig zuspitzt.[48]

An einzelnen Stellen werden noch andere als die in der Tabelle ausgewiesenen Autoren genannt (Haly Abbas, Galen von Pergamon, Avicenna und „Macer“[49]). Es gibt jedoch keinen Anhaltspunkt dafür, dass Ortolf diese zusätzlichen Texte wirklich zu Rate gezogen hat; er dürfte sie vielmehr mittelbar durch seine anderen Quellen kennen gelernt haben, denn dort wurden sie systematisch ausgewertet.

Zusammenfassend bleibt festzuhalten, dass Ortolfs Text von großer Souveränität und Eigenständigkeit geprägt ist. Das Arzneibuch ist klar strukturiert und in sich kohärent, eher an Phänomenen als an Theorien interessiert. Ortolf formuliert didaktisch geschickt, arbeitet mit leitmotivartigen Wiederholungen und neigt im Ausdruck zur aphorismenartigen Verdichtung.

## Ortolfs „Konkurrenten“

Aus der Zeit bis 1300 sind nur wenige deutschsprachige Medizintexte bekannt,[50] und noch weniger sind allein vom Umfang her überhaupt mit Ortolf vergleichbar. Wenn man von der altehrwürdigen Gattung der Heilsegen absieht, sind aus dem 12. Jahrhundert nur sechs kurze (säkular-)medizinische Texte erhalten, die bereits vor hundert Jahren herausgegeben wurden. Es handelt sich – neben der schon genannten ‚Capsula eburnea‘ – um das ‚Prüller Steinbuch‘[51], das ‚[Innsbruck-]Prüller Kräuterbuch‘[52], das ‚Innsbrucker Arzneibuch‘[53], die sog. ‚Frau-

[47] RIHA 1992a und bereits zuvor zu einzelnen Stellen RIHA/FISCHER 1988a und 1988b.
[48] KEIL/RIHA 1993.
[49] Genaueres zu Macer weiter unten bei den deutschen Texten des 13. Jahrhunderts.
[50] SCHNELL 1994 und 2003a gebührt das Verdienst, handschriftliche Quellen und Forschungsliteratur systematisch auf der Suche nach deutschsprachigen Medizintexten aus dem 12. und 13. Jahrhundert durchforstet zu haben. Ich beziehe mich hier auf diese Untersuchungen sowie auf SCHNELL [u.a.] 2013.
[51] WILHELM 1914-16, 37-39. Der kurze Text ist mit Latein durchsetzt und behandelt die (Heil)Kräfte von zwölf Edelsteinen. Vgl. dazu auch SCHNELL 2004b.
[52] WILHELM 1914-16, 42-45. In ganz kurzen Abschnitten werden einzelnen Pflanzen medizinische Anwendungen zugeordnet. Erweiterte Fassungen sind in einer Wiener Handschrift des frühen 13. Jh.s (WILHELM 1914-16, Abt. B, 101-104) und einer Emmeramer Handschrift aus der Mitte des 13. Jh.s überliefert (WILHELM 1914-16, Abt. B, 96-101, Nr. 44-78).
[53] Ebd., 39-42. Es handelt sich um sehr kurze Rezepte, bei denen die Indikationen lateinisch angegeben sind. Eine rein deutschsprachige Bearbeitung wurde außerdem in einer Emmeramer Handschrift aus der Mitte des 13. Jahrhunderts gefunden (WILHELM 1914-16, Abt. B, 96-101, Nr. 1-43).

engeheimnisse'[54] und das ,Arzneibuch Ipocratis'[55]. Aus dem 13. Jahrhundert stammen an kleinen Texten die ,Grazer Monatsregeln'[56], das fragmentarische ,Tegernseer Lunar'[57], zwei Rezepte in einer Frankfurter Handschrift[58] sowie die insgesamt 38 ,Wettinger Rezepte'[59]. Das ,Benediktbeurer Rezeptar' enthält – einschließlich seiner Fortsetzung – immerhin fast 70 Rezepte und zwei Kurztraktate.[60]

Im 13. Jahrhundert sind außer den genannten Kleinschriften auch vier bedeutende Texte in deutscher Sprache entstanden: Während Ortolf eher ans Jahrhundertende (bzw. in die Zeit um 1300) rücken dürfte, wurde der so genannte ,Bartholomäus' wohl schon kurz nach 1200 verfasst. Dieser Text stellt somit den Prototyp für die ganze Gattung „Arzneibuch" dar.[61] Der unbekannter Autor schuf auf der Basis lateinischer Vorlagen salernitanischer Provenienz – vor allem aber unter Benutzung der ,Introductiones magistri Bartholomei in practicam'[62] (daher auch der Werktitel) – ein medizinisches Kompendium, das viele Bereiche der mittelalterlichen Heilkunde abdeckt. Der Anfang ist mit Ortolf grundsätzlich vergleichbar, denn der ,Bartholomäus' beginnt mit einem Prolog, der die Hauptquelle nennt, lässt eine kurze Elementen- und Komplexionenlehre folgen und hängt einen ausführlichen Harntraktat an. Der Hauptteil besteht jedoch aus einem umfangreichen Rezeptar, das am Schluss durch zwei kleine Drogenmonographien (einen ,Eisenkraut-' und einen ,Geiertraktat'[63]) sowie den pseudohippokratischen prognostischen ,Antiochus-Brief' ergänzt wird. Dem Text fehlt also die für Ortolf charakteristische Kohärenz; deshalb ist er auch im Zuge der beachtlichen handschriftlichen Überlieferung in seine einzelnen Bestandteile zerfallen und ging dabei nicht selten Überlieferungsgemeinschaften mit Ortolfs Arzneibuch ein.

---

[54] Ebd., 46. Der Titel stammt vom Herausgeber, denn es handelt sich um knappe Empfehlungen zur Stärkung von Wöchnerinnen und Säuglingen. Der Text ist fast ausschließlich in lateinischer Sprache geschrieben und zählt insofern hier nur eingeschränkt mit.

[55] Ebd., 53-64. Der Herausgeber nannte die vom Kopf zu den Füßen geordnete Rezeptsammlung ,Züricher Arzeneibuch'.

[56] WILHELM 1914-16, 48f. Vgl. auch KEIL 1968.

[57] WILHELM 1914-16, 114f. Zu Gattung der Mondwahrsagetexte grundlegend WEISSER 1982.

[58] SCHNELL [u.a.] 2013, 439, Anm. 2, ist in Birgitt WEIMANNs Handschriftenkatalog für die Universitätsbibliothek Frankfurt a.M. (1980) auf Ms. germ. oct. 19 aus der ersten Hälfte des 13. Jahrhunderts gestoßen.

[59] Ausgabe bei SCHNELL [u.a.] 2013, 443-445. Bei der Textanalyse konnten teilweise Übereinstimmungen mit dem älteren ,Arzneibuch Ipocratis' sowie mit der erweiterten Emmeramer Fassung des ,Prüller Kräuterbuchs' festgestellt werden. Die Hälfte der Rezepte wurde um 1400 ins ,St. Georgener Rezeptar' (ediert 1979 von Ulrike OTT-VOIGTLÄNDER) aufgenommen – die Mittel haben sich offenbar über Jahrhunderte bewährt.

[60] SCHNELL 2003b.

[61] Erstausgabe bei PFEIFFER 1863, 127-158. Vgl. KEIL 1978 sowie SCHNELL/CROSSGROVE 2003 mit Ergänzungen zur handschriftlichen Überlieferung sowie SCHNELL 2003a, 256-257.

[62] Handschriftliche Überlieferung bei THORNDIKE/KIBRE 1963, Sp. 773.

[63] Überblick über diese Gattung bei STÜRMER 1978 (deutsche Texte) und MÖHLER 1990 (lateinische Tradition).

Ebenfalls heterogen ist das so genannte ‚Deutsche salernitanische Arzneibuch'[64], doch sind dort die einzelnen Bausteine zumindest stilistisch etwas stärker vereinheitlicht. Der moderne Titel erklärt sich daraus, dass durchweg in Salerno benutzte Texte aus dem 12. Jahrhundert als lateinische Quellen wahrscheinlich gemacht werden konnten. Wiederum steht eine Elementen- und Komplexionenlehre am Anfang, der wie bei Ortolf ein Abschnitt zur Krankheitsvermeidung (Diätetik) folgt. Der dritte Teil ist eine Krankheitslehre, die den Wert auf die Behandlung verschiedener Beschwerden legt, und abgerundet wird das Ganze durch eine Drogenkunde. Möglicherweise gehört auch noch der angehängte Harntraktat zum ursprünglichen Textbestand; jedenfalls wird damit die ansonsten fehlende Diagnostik nachgetragen. Im Unterschied zu Ortolf und dem ‚Bartholomäus' ist das ‚Deutsche salernitanische Arzneibuch' nur spärlich überliefert.

Der letzte Text, der deutsche ‚Macer'[65], gehört zu einer vollkommen anderen Gattung: Die deutsche Bearbeitung des von Odo von Meung verfassten lateinischen Lehrgedichts ‚De viribus herbarum'[66] erwies sich als erfolgreichstes, d.h. am weitesten verbreitetes und am längsten benutztes deutschsprachiges Kräuterbuch des Mittelalters. Darin werden 97 Heilpflanzen bzw. Gewürze zunächst mit ihren lateinisch-deutschen Bezeichnungen sowie mit den wichtigen Primärqualitäten eingeführt, deren Bedeutung für die Therapie in einer Einleitung erklärt wurde. Daran schließen sich Informationen zu den Möglichkeiten der medizinischen Anwendung an. Der deutsche ‚Macer' stellt insofern eine wichtige Ergänzung zu Ortolfs Arzneibuch dar, das dieses Wissen stillschweigend voraussetzt; beide Texte wurden aus diesem Grund in manchen mittelalterlichen Handschriften gemeinsam überliefert. Im vorliegenden Buch gibt die im Anschluss an den Ortolftext zu findende Zusammenstellung der im Arzneibuch verwendeten Drogen einen Überblick über Ortolfs Vorgehensweise und seine speziellen pharmakologischen Kenntnisse.

---

[64] Textausgabe bei KÜLZ/KÜLZ-TROSSE 1908, 1-116 (auch online auf dem Publikationsserver der Universitätsbibliothek Frankfurt a.M.). Vgl. KEIL 1980 und SCHNELL 2003a, 257-259.

[65] CHOULANT 1832, SCHNELL/CROSSGROVE 2003, MAYER 2003, vgl. ansonsten auch KEIL 1991 und SCHNELL 2003a, 259-260.

[66] Verfasser bzw. Werk firmieren bisweilen auch als Macer Floridus.

## Ortolf-Rezeption

Wie die Forschungsgeschichte zeigt, ist es kaum möglich, Ortolf-Überlieferung und Ortolf-Rezeption bzw. -Wirkungsgeschichte zu trennen, was durchaus auch zu entsprechenden Missverständnissen geführt hat. Deshalb seien hier in aller Kürze die wichtigsten Stationen von Ortolfs Nachleben genannt.

Was die handschriftliche Überlieferung angeht,[67] so sind bisher knapp über 60 Manuskripte bekannt geworden,[68] die Ortolfs Text (so gut wie) vollständig enthalten, wenn auch nicht immer zusammenhängend oder in der hier ausgewiesenen Reihenfolge der Abschnitte. Wirklich alle 167 Kapitel (in regulärer Folge) sind nur achtmal belegt.[69] Insofern ist der Übergang zur Teilüberlieferung fließend, und diese wiederum kann aus längeren oder kürzeren Blöcken bestehen (z.B. Allgemeiner Teil, Harntraktat, Pulstraktat), innerhalb derer die Kapitel einigermaßen vollständig erhalten sind und die Struktur des Ortolf-Abschnitts erhalten bleibt. Kompakte Ausschnitte aus Ortolfs Text wurden dabei in thematisch verwandte Segmente von Sammelhandschriften integriert, in denen die jeweiligen Schreiber bzw. Kompilatoren beispielsweise die ihnen zugänglichen Harntraktate (neben Ortolf besonders oft aus dem ‚Bartholomäus'), verschiedene diätetische Texte oder Komplexionenlehren aneinandergereiht haben.[70] Solche durchaus umfangreichen Ortolf-Blöcke tauchen immer wieder unvermutet auf, zuletzt in einer medizinischen Sammelhandschrift aus Eberhardshausen.[71]

Eine eigene Wirkungsgeschichte hat der Pulstraktat entfaltet. Ortolfs Text (Kap. 55-66) ist faktisch die einzige bekannte deutschsprachige Sphygmologie in der mittelalterlichen Medizin und wurde daher in den Teilüberlieferungen nur wenig verändert und als fester Baustein meist Abschnitten über sonstige „diagnostische" (Harnschau, Blutschau) oder prognostische Maßnahmen zugefügt.[72]

Im Rahmen der Teilüberlieferung besonders erfolgreich war der Aderlasstraktat (Kap. 73), der oft auch gemeinsam mit dem (Aderlass)Kapitel 16 aufgeschrieben wurde. Im Zusammenhang mit aderlassbezogenen Texten oder Textbausteinen anderer Provenienz wurde Ortolfs Kurztraktat dabei bisweilen in seine drei Teile zerlegt und beispielsweise das Mittelstück in andere Blutschaukata-

[67] Handschriftenliste bei RIHA 2014.

[68] Einige wenige Handschriften wurden nur in Auktionskatalogen angeboten und stehen der Forschung nicht zur Verfügung. Auch zu privaten Sammlungen oder ausländischen Bibliotheken konnte nicht immer Kontakt zwecks Überprüfung der Literaturangaben hergestellt werden.

[69] Vgl. hierzu die präzise Darstellung bei MAYER 1993a, 39-41.

[70] Zu den Mechanismen einer solchen „Kompendienbildung" KEIL 1977, 33-35, und MAYER 1993a.

[71] BRÖSCH/HENN/SCHMIDT 2005.

[72] HILL 1965, DRACH/KEIL 1967, ÓNODY 1993.

loge integriert.[73] In der Summe kann man sagen, dass Ortolfs Aderlasstraktat in praktisch jedem spätmittelalterlichen „Aderlassbüchlein" aufzuspüren ist.[74]

Der Übergang von der Teilüberlieferung zu einem weiteren (sehr häufigen) Wirkungsphänomen erfolgt insofern wiederum ganz allmählich: Kleine isolierte Einzelkapitel oder Kapitelbruchstücke (bevorzugt Rezepte), die auf nicht weiter bestimmbaren verschlungenen Wegen in handschriftliche Kompilationen gelangt sind, werden im Allgemeinen als Streuüberlieferung bezeichnet; „Ortolf-Überlieferung" sollte man das nicht nennen. Erwähnt sei an dieser Stelle nur das ‚Darmstädter Arzneibuch', aber die Beispiele lassen sich leicht vermehren,[75] denn vor allem die wundärztlichen Anweisungen Ortolfs mit den prägnant formulierten, leicht handhabbaren Rezepten erfreuten sich großer Beliebtheit.[76] Die in der Literatur manchmal genannte enorm hohe Zahl von bis zu 400 „Ortolf-Handschriften" erklärt sich durch die Einbeziehung dieser Art von Wirkungsgeschichte.

Hier ist ferner auch die Einarbeitung von Ortolf-Bruchstücken in andere Werke einzuordnen, wo wegen der nahtlosen Integration die „fremde" Herkunft der entsprechenden Kapitel in keiner Weise mehr auffällt und nur durch sorgfältigen Textvergleich nachweisbar ist. So bemerkte z.B. KEIL die 17 Kapitel, die der renommierte Wundarzt Peter von Ulm (gestorben nach 1434) in seine ‚Cirurgia' eingebaut hat,[77] und der Elsässer Anton Trutmann (Ende 15. Jh.) ist inzwischen ebenfalls als Ortolf-Rezipient erkannt.[78] Auch Ortolfs Diätetik wurde weiterverarbeitet: Ortolf-Anteile erscheinen z.B. in der ‚Ordnung der Gesundheit' für Rudolf von Hohenberg[79] und – weniger gut erkennbar – im ‚Iatromathematischen Hausbuch'[80].

Ortolfs Chirurgie schlug noch einen anderen Sonderweg ein: Einige Kapitel wurden ins Lateinische (rück)übersetzt und dienten als Bildbeischrift zum so genannten „Wundenmann", einem einprägsamen Prototyp der medizinischen Demonstrationszeichnung. Im Zuge ihrer bemerkenswerten Verbreitung im Buchdruck wurden diese Passagen auch ins Deutsche sowie in andere Volkssprachen übersetzt.[81]

---

[73] Beobachtungen hierzu bereits bei HABERNICKEL 1977, KEIL 1985 sowie MAYER 1988 und 1993b. Systematische Aufarbeitung bei BOOT 1993.

[74] KEIL 1987, Sp. 77, nennt ausdrücklich das ‚Asanger', ‚Genter' und ‚Regensburger Aderlassbüchlein' sowie das ‚Oberdeutsche Aderlassbüchel'.

[75] TENNER/KEIL 1984. Weitere Beispiele bei KEIL 1993b und ZIMMERMANN 1986, 38-41.

[76] So z.B. von Lehmann 1986 identifiziert in den bei LEHMANN 1985 edierten Rezeptbüchern sowie BROSZINSKI/KEIL 1982. Die bei KRAUSE 1886 genannten Druckfassungen gehören ebenfalls in diese Kategorie der Wirkungsgeschichte.

[77] KEIL 1959 und 1961.

[78] SUTTERER 1976, GROSS 1987, MILDENBERGER 1997.

[79] HAGENMEYER 1972, 55, 165-166, 343-369.

[80] KEIL/LENHARDT/WEISSER 1981-83, SCHNELL 1987, PARENT 1988, WELKER 1988.

[81] SUDHOFF 1912, 1914-18 und 1918 (ohne Identifizierung der Ortolf-Anteile), NEUHAUS 1981, KEIL 1990 und abschließend AUER/SCHNELL 1993.

Überhaupt ist es bemerkenswert, wie problemlos Ortolf den Sprung von der handschriftlichen Überlieferung in das neue Medium schaffte. Folgende Druckauflagen mit einem vollständigen Text wurden nachgewiesen: 1477 bei Anton Koberger (Koburger) in Nürnberg, ohne Datum [1477/78] bei Günther Zainer in Augsburg, 1479, 1482 und 1488 bei Anton Sorg in Augsburg und 1490 bei Hans Schobser erneut in Augsburg. Ortolf hat jedoch auch den niederdeutschen Sprachraum erreicht und wurde 1484 in Lübeck bei Bartholomäus Ghotan gedruckt.[82] Diese Fassung wurde dann sogar (erst!) 1596 von Hans Cristensen Bartsker ins Dänische übersetzt und kam in Schleswig bei Niclaus Wegener heraus. Die Textgeschichte der vielen anderen frühneuzeitlichen Druckwerke, von denen schon KRAUSE (1886) einige genannt hat und bei denen es sich um kleinteilig kompilierte medizinische „Hausbücher“ handelt, in denen mit Sicherheit immer wieder Ortolf-Splitter zu finden sein werden, ist noch nicht erforscht.

Ein letzter Aspekt von Ortolfs Nachleben sei nicht vergessen: Für sein langlebiges Renommee spricht auch der Umstand, dass ihm viel jüngere („modernere“) Texte untergeschoben wurden. So sind im Koberger-Druck von 1477 Monatsregeln an das Arzneibuch angehängt, die ausdrücklich *maÿster Ortolffus* zugeschrieben werden.[83] In einer Heidelberger Handschrift (Cpg 558) wird Ortolf als Verfasser eines Büchleins von „gebrannten Wässern“ geführt, das aber eindeutig ins 15. Jahrhundert zu datieren ist.[84] Das bereits erwähnte kleine ‚Pseudo-Ortolfische Frauenbüchlein' erschien um 1495 in Augsburg und erlebte trotz der inzwischen starken Konkurrenz durch Eucharius Rös(s)lins (1470-1526) Lehrbuch ‚Der schwangeren Frauen und Hebammen Rosegarten' (1513) zwei weitere Auflagen (Freiburg bei Hans Wörlin 1525; Augsburg bei Melchior Raminger 1525).[85]

Ob die Ortolfstraßen in München-Obermenzing (westlich von Schloss Nymphenburg) und Berlin-Altglienicke dem Andenken des Würzburger Wundarztes Ortolf oder einem Namensvetter gewidmet sind, soll hier offen bleiben. In Würzburg gibt es jedenfalls noch keine Ortolfstraße.

[82] REHN 1968.
[83] Analyse bei RIHA 1993b, 77-86.
[84] Inhaltliche Analyse und Vergleich mit Puff von Schrick (WELKER 1988) bei RIHA 1993b, 87-95.
[85] Faksimile von KLEIN 1910, kommentierte Ausgabe bei RIHA 1993b, 95-110.

## Ortolf aus heutiger Sicht

Für Mediävisten bedarf die Beschäftigung mit Ortolf keiner weiteren Begründung: Es handelt sich um einen sprachlich qualitätvollen Text, der gleichzeitig eine praktische, weil trotz aller Kürze umfassende Einführung in das medizinische Denken und Handeln des Mittelalters darstellt. Aber auch wenn sich die Leser auf dieses „andere" Denken einlassen (was gar nicht so leicht ist), erhebt sich doch ganz unwillkürlich immer wieder die Frage: „Gibt" es denn das, was Ortolf hier so überzeugend schildert? Gemeint ist: Kann man die beschriebenen Phänomene auch mit der Brille der heutigen Medizin beobachten? Und wenn ja: Was „ist" es, was Ortolf da beschrieben hat?

Mit dieser Frage begeben wir uns auf ein Feld, das umstritten ist, nicht nur innerhalb der Medizingeschichte, sondern noch viel mehr in der Körper- und Geschlechtergeschichte. Es ist hier nicht der Ort, diese seit vielen Jahren geführten Debatten zu referieren; das Spektrum der Antworten erstreckt sich von einer völligen Diskursivierung des Körpers, bei der es nichts Subjektives oder anthropologisch Konstantes in Eigen- oder Fremdwahrnehmung, sondern nur historische und soziale Konstrukte gibt,[86] bis hin zu einem dezidierten Plädoyer für die Unmittelbarkeit leiblicher Empfindung, die unabhängig von ihrer jeweiligen „wissenschaftlichen" Deutung existiert.[87]

In der Medizingeschichte ist die Thematik insofern präsent, als das Fach lange Zeit mit mehr oder weniger phantasievollen retrospektiven Diagnosen – in der Regel nicht von Historikern, sondern von Klinikern gestellt – konfrontiert war (vor allem, wenn es um Krankheiten berühmter Persönlichkeiten ging[88]) und sich dazu bei Nachfragen irgendwie positionieren musste. Auch die berühmten hippokratischen ‚Epidemien' waren ein beliebtes Feld für diagnostische Spekulationen.[89] Insofern ist man in der Medizingeschichte heute mit ahistorischen Deutungen von Krankheitszeichen sehr vorsichtig, da man sich der medizintheoretischen Grenzen zwischen inkommensurablen Modellen bewusst ist.[90]

Nun behält Ortolfs Text seinen historischen Wert, auch wenn es nicht im heutigen Sinn „stimmt", was er geschrieben hat. Dass heute beispielsweise nicht mehr mit einer im Körper umherwandernden Gebärmutter gerechnet wird (Kap. 132/133), relativiert nicht die Bedeutung von Ortolfs Werk als Zeugnis für mittelalterliche Heilkunst. Trotz aller Vorsicht scheint mir aber Ortolf trotzdem ein gutes Beispiel dafür zu sein, dass die mittelalterliche Medizin bei aller Theorielastigkeit und der damit verbundenen Voreingenommenheit der „Realität" gegenüber trotzdem auch genau hingesehen hat: Auch wenn Ortolf die beobach-

---

[86] Ich nenne nur BUTLER 1993 und 1997.

[87] Die Untersuchung von DUDEN 1987 hat national und international große Aufmerksamkeit erregt.

[88] So z.B. KERNER 1963 und OBER 1979.

[89] Gründlicher Forschungsüberblick bei GRAUMANN 2000.

[90] Eine ausgezeichnete Darstellung der Problematik bei LEVEN 1998.

teten Erscheinungsbilder auf der Basis der Säftelehre interpretiert und damit zu anderen „Diagnosen“ kommt als moderne naturwissenschaftliche Modelle, so ist doch das, was er rein phänomenologisch an Beschwerden schildert – Schmerzen, Blutungen, Schwellungen, Übelkeit, Husten, Durchfall, Krämpfe usw. – durchaus nachvollziehbar und macht nicht den Eindruck, reines Bücherwissen zu sein.

Was die Therapie angeht, so haben wir bereits Ortolfs rationale Grundprinzipien beschrieben; Genaueres hierzu wird im drogenkundlichen Anhang erläutert. Hier sei noch angemerkt, dass gar nicht so wenige der beschriebenen Verfahren als „Hausmittel“ die Jahrhunderte überlebt haben. Noch immer nimmt man Malzbonbons (bei Ortolf: Gerstenzucker) bei Husten (Kap. 106) und Salmiakpastillen bei Halsbeschwerden (Kap. 103) und man vertraut nach wie vor auf Quarkumschläge bei geschwollenen Gelenken (Kap. 165). Die entzündungshemmende Pappelsalbe (Kap. 167) hat sogar Karriere gemacht, seit man weiß, dass in den frischen Sprossen Salicin enthalten ist, das in der Leber zu Salicylsäure, dem Wirkstoff von Aspirin®, verstoffwechselt wird. Dennoch sei vor einer Nachahmung gewarnt: Die durchschlagende Wirkung vieler Kräuter erklärt sich aus deren Reizwirkung auf Haut und Schleimhäute sowie aus ihrer Giftigkeit – als „sanft“ ist Ortolfs Medizin nicht zu bezeichnen.

## Das Arzneibuch Ortolfs von Baierland

(Übersetzung)

Erster Teil: Die Grundlagen der Medizin

### 1 Vorbemerkung

Salomon spricht in der Prophezeiung: Der ewige Gott hat die Medizin geschaffen, weil sie kostbar und wirkkräftig ist, und der Weise soll sie nicht verschmähen.[1] Dass die Heilkunst edler ist als jede andere Wissenschaft, das ersieht man gut daran, dass, wenn ein Meister [eines anderen Faches] krank wird, ihm sein eigenes Wissensgebiet nicht helfen kann; darum begehrt er die Medizin, damit er seine Gesundheit zurückbekommt. Deshalb will ich, Meister Ortolf, aus Bayern gebürtig, Arzt in Würzburg, ein deutsches Buch machen aus allen lateinischen medizinischen Büchern, von denen ich je gehört habe, und zwar zuerst von den vier Elementen. Danach [sage ich], wie man die Konstitution jedes Menschen erkennen kann, wie man ferner einen Gesunden unterweist, dass er nicht krank wird, und schließlich wie man ihm helfen soll, falls er [doch] erkrankt.

### 2 Von den vier Elementen

Gott hat vier Elemente geschaffen: Das sind Feuer, Luft, Wasser und Erde. Daraus werden alle Menschen und alle Geschöpfe auf der Welt gemacht und geboren und vergehen wieder dazu. Gäbe es nur ein Element, z.B. das Feuer, dann könnte vor Hitze nichts wachsen. Gäbe es aber nur das Wasser oder die Luft, so verdürbe vor zu viel Feuchtigkeit und Nässe alles auf der Welt. Gäbe es aber nur die Erde, so könnte vor Trockenheit und Kälte nichts wachsen, wie man im Winter sieht, wenn es zu kalt ist, oder [falls es nur das Feuer gäbe] im Sommer, wenn es zu heiß und zu trocken ist. Deshalb hat Er die vier Elemente geschaffen: Eines heiß wie das Feuer und eines feucht wie die Luft und eines kalt wie das Wasser und eines trocken wie die Erde. Die hat Gott so geschaffen, damit sich die Hitze des Feuers mit der Kälte des Wassers und die Trockenheit der Erde mit der Feuchtigkeit der Luft gleichmäßig vermische und vermenge, so dass als Folge ihrer Mischung alle Kreaturen geschaffen und geboren werden.

### 3 Wenn ein Element die Oberhand gewinnt

Wenn jedoch ein Element die Oberhand gewinnt, z.B. das Feuer, dann verbrennt die Kreatur, es sei Mensch oder Tier oder welches Geschöpf es auch sei, wie du im Sommer siehst, wenn es zu heiß oder zu trocken ist. Das Gleiche sieht man

---

[1] Es handelt sich nicht um ein wörtliches Bibelzitat, aber die Anspielung lässt sich verifizieren. In Sirach 38,4 heißt es: „Der Herr lässt die Arznei aus der Erde wachsen, und ein Vernünftiger verachtet sie nicht."

im Winter, wenn die Kälte überhand nimmt, dass alles erfriert, das da ist. Sind aber die feuchten, trockenen, kalten oder warmen Anteile gleich und an einer beliebigen Kreatur gleichmäßig vermischt, dann wächst sie und nimmt zu, wie du im Mai siehst, wenn es weder zu kalt noch zu feucht noch zu warm noch zu trocken ist. Das Gleiche sage ich dir vom Menschen: Wenn er die vier Elemente zu gleichen Teilen hat, so dass er weder zu kalt noch zu feucht noch zu warm noch zu trocken ist, dann ist der Mensch frohgemut und gesund und sieht gut aus.

Hat aber der Mensch von einer Qualität ein bisschen mehr, von Kälte oder Hitze, Feuchtigkeit oder Trockenheit, schadet ihm das nicht sehr. Wenn er ein bisschen zu kalt ist, dann kann man ihm ein wenig „Warmes" geben, damit es hilft und die Kälte vertreibt. Ist aber der Mensch ein bisschen zu heiß, dann kann man ihm ein wenig „Kaltes" geben, damit es hilft.

Nimmt aber Kälte oder Hitze, Trockenheit oder Feuchtigkeit so sehr überhand, dass sie die Feuchtigkeit [bzw. die jeweils anderen Qualitäten] in der Kreatur vertreiben, dann stirbt sie und man kann ihr nicht helfen. Und deshalb hat Gott die Medizin geschaffen: Für den Fall, dass der Mensch heiß ist, dass man ihm „kalte" Arznei gibt und einem Kalten „heiße", einem Feuchten „trockene" und einem Trockenen „feuchte". Wie man das erkennen kann, das will ich mit Gottes Hilfe auf der Grundlage lateinischer Bücher in aller Kürze auf Deutsch lehren.

### 4 Wenn jemand von einem Übermaß an Blut krank wird

Merk dir: Wenn der Mensch an seinem ganzen Körper von zu viel Blut krank sein sollte, dann wird der Harn rot, dick und trüb sein. Der Puls ist groß und schlägt schnell, vorn an der Stirn hat er Schmerzen, der Speichel im Mund ist weich und süß, morgens geht es ihm schlechter als zu den anderen Tageszeiten und sein Gesicht ist rot.

Ist aber der Mensch krank durch Hitze und Trockenheit, dann wird der Harn rot und dünn sein. Der Puls ist klein und schlägt schnell. Am Vormittag geht es ihm schlechter als zu Mittag und zu anderen Tageszeiten. Zunge und Kehle sind trocken und er hat großen Durst. Der Speichel und was er trinkt, kommt ihm bitter vor und er träumt von roten Dingen.

Ist er durch Kälte und zu viel Feuchtigkeit krank, dann ist der Harn weiß und dick, der Puls ist langsam und groß, ihm geht es schlechter um Mitternacht, er ist bleich im Gesicht und seine Träume haben mit Wasser zu tun. Er kann gut schlafen, hat wenig Durst und viel Speichel im Mund.

Ist er aber durch Kälte und zu viel Trockenheit krank, dann ist der Harn weiß und dünn, der Puls ist langsam und klein und sein Gesicht ist schwarz. Ihm geht es nachts schlechter als zu Mittag und es fängt zur Abendzeit an, und er leidet an Angstträumen.

**5 Von einem Gesunden**

Jetzt habe ich gesagt, durch welchen Überschuss einer Primärqualität der Mensch krank geworden sein kann, ob von Kälte, Hitze, Feuchte oder Trockenheit. Nun möchte ich darlegen, wie man an einem gesunden Menschen erkennen kann, welches Temperament er hat.[2]

Wenn er mehr vom Blut hat, das bedeutet von Wärme und Feuchtigkeit, dann ist er fröhlich, singt gern und ist freigebig. Sein Harn ist golden und mäßig dick. Sein Gesicht hat eine schöne Farbe und ist wohlgestalt und er hat einen guten Charakter.

Hat er von Hitze und Trockenheit mehr als von Kälte und Feuchtigkeit, so ist er jähzornig und der Zorn ist schnell vorbei und er ist in seinen Angelegenheiten unstet. Sein Körper ist mager und klein, sein Harn ist mäßig rot und dünn, sein Puls ist klein und schlägt schnell. Er ist mit seinem Eigentum großzügig und gibt es aus, was ihn danach reut, und er ist tollkühn.

Hat aber jemand mehr Feuchtigkeit und Kälte als Hitze oder Trockenheit, dann ist sein Harn mäßig weiß und mäßig dick. Er ist im Gesicht feist, sein Haar ist glatt und hell, sein Puls groß und langsam. Er ist immer wohlbeleibt und schläft viel. Er hat reichlich Speichel im Mund. In seinem Wesen ist er bedächtig, er ist auch nicht tapfer.

Hat er aber von Kälte und Trockenheit mehr als von Hitze oder Feuchtigkeit, dann ist er oft traurig. Er fürchtet sich sehr. Was er Schlechtes tut, das tut er heimlich. Sein Gesicht ist schwarz. Über schlimme Dinge lacht er. Sein Harn ist weiß und mäßig dünn. Er hat viele böse Gedanken.

**6 Noch einmal von einem gesunden Menschen**

Nun habe ich erläutert, wie man das Temperament eines Menschen erkennen soll, ob er nun krank oder gesund ist. Jetzt möchte ich sagen, wie man [grundsätzlich] einen gesunden Menschen erkennen kann: Ist die Gesichtsfarbe des Menschen weiß und rot gemischt und wenn das Gesicht weder zu feist ist, als ob es geschwollen wäre, noch allzu mager und wenn er um den Mund nicht zu blass ist und sein Puls weder zu schnell noch zu langsam schlägt und sein Harn weder zu weiß noch zu rot noch zu dünn ist: Das bedeutet einen gesunden Menschen.

Ist aber der Mensch allzu mager, kommt das von großer Hitze und zu viel Trockenheit, und infolgedessen muss man um den Menschen Angst haben wegen der Schwindsucht. Ist aber der Mensch allzu dick, kommt das von zu viel Kälte und zu viel Feuchtigkeit, und bei diesem Menschen muss man den plötzlichen Tod befürchten. Ist aber jemandem der Körper schwer und öffnet er vor Müdigkeit kaum die Augen, bedeutet das in der Zukunft die Fallsucht. Merk auch: Wenn ihm die Augen zu tief im Kopf stehen, dann sind bei ihm Feuchtigkeit und Blut verschwunden. Sind aber die Augen im Kopf zu groß und tränen

[2] Übersicht zur mittelalterlichen Temperamentenlehre bei SCHÖNFELDT 1962. Zur Diskussion um das Verhältnis von Säften und Persönlichkeit bei verschiedenen mittelalterlichen Autoren ein Überblick bei DERSCHKA 2013.

sie stark, bedeutet das einen Überschuss an Feuchtigkeit. Wenn jemandem der Atem stinkt und das nicht von den Zähnen kommt, bedeutet das einen Fäulnisprozess irgendwo in diesem Menschen.

### 7 Von den vier Hauptorganen

Merk dir, dass es vier Organe im menschlichen Körper gibt, die Herrscher und Ursprung aller Strukturen im Menschen sind: Das ist das Gehirn, die Leber, das Herz und die Nieren. Das Gehirn gibt allen Körperteilen Wahrnehmungsfähigkeit, weil die fünf Sinne darin sind. Das Herz gibt allen Körperteilen Hitze und mit der Seele das Leben. Die Leber gibt allen Körperteilen Feuchtigkeit zu trinken, denn sie zieht alle zugeführte Flüssigkeit an sich. Die Nieren sind der Ursprung der Fortpflanzung, und der Same kommt aus allen Regionen zu ihnen, und das natürliche Verlangen, das ein Mann nach einer Frau hat und eine Frau nach einem Mann, bringt sie [bzw. ihr Produkt] an die richtige Stelle, dass daraus Nachkommen entstehen.

### 8 Vom Gehirn

Wie Meister Almansor[3] in seinem Buch schreibt: Gott hat den Knochen über dem Gehirn stark und fest gemacht, damit es durch Schläge oder Stürze nicht leicht beschädigt wird, weil dort Sinneseindrücke und Leben sitzen. Er hat auch von den Knochen manche klein, manche groß gemacht: Die einen groß wie die Beine, die den Menschen tragen müssen, manche klein wie die Finger, damit der Mensch alle Gegenstände angemessen halten kann.

### 9 Von den Öffnungen im Rachen

Zwei Öffnungen sind im Rachen: Durch die eine gehen Speise und Trank in den Magen, durch die andere gehen Luft und Atem zur Lunge, denn sie ist wie ein Blasebalg über dem Herzen, indem sie die kalte Luft an sich zieht und die Hitze mit dem Atem heraustreibt. Diese Öffnung hat einen Deckel: Wenn man Getränke und Essen zuführt, dann schließt er sich, und wenn man den Atem wieder ausstößt, dann öffnet sich der Deckel, damit der Mensch nicht erstickt.

### 10 Vom Magen

Der Magen ist wie ein Topf, damit die Speise darin verdaut wird und gart, und er ist wie ein Koch und ein Diener, weil er für alle Körperteile die Speise gut zubereitet. Die Feuchtigkeit hat er von den zugeführten Getränken, die Hitze und das Feuer hat er vom Herzen und von der Leber.

---

[3] Almansor ist nicht Verfasser, sondern Adressat eines kompakten medizinischen Lehrbuchs mit diätetischem Schwerpunkt, das der persische Arzt und Naturphilosoph Rhazes (um 864-925) 903 abschloss und dem Herrscher seiner Heimatprovinz Rayy widmete. Das von Gerhard von Cremona (1114-1187) übersetzte ‚Kitab al-Mansuri' und im lateinischen Europa ‚Liber regius ad Almansorem' genannte Werk besteht aus zehn Abschnitten, wobei Ortolf sich hier auf den ersten Teil (‚De figura et forma membrorum') bezieht.

## 11 Von den Körperteilen

Merk dir, dass, wie Meister Konstantin[4] im Buch ‚Pantechne'[5] sagt, manche Körperteile am Menschen heiß und trocken sind, manche kalt und feucht – heiß wie das Herz und die Leber und die Muskeln, dagegen ist die Milz kalt, wie auch Knochen und Sehnen, Gehirn und Fett. Merk dir, dass alle Körperteile am Menschen, die kein Blut in sich haben, von Natur kalt sind, wie Magen, Därme und Blase. Alle, die Blut in sich haben, sind von Natur heiß, wie die Leber und alle anderen Körperteile, die Blut in sich haben.

## 12 Wie sich der Mensch verhalten soll

Nun habe ich von der Beschaffenheit der Körperteile geredet, jetzt will ich lehren, wie sich ein Mensch verhalten soll, damit er gesund bleibe. Es ist viel sicherer, wenn sich ein Mensch auf diese Weise in acht nimmt, dass er nicht krank wird, als dass er krank wird und man ihm helfen muss. Deshalb: Wer seine Gesundheit behalten will, der soll immer dort wohnen, wo gesunde und frische Luft ist, und er soll sich hüten vor Gestank und vor schlechtem Geruch, denn wer von Gestank krank wird, dem ist schwer zu helfen, denn dieser geht mit dem Atem in alle Körperteile, und am meisten in das Gehirn und in die Brust.

## 13 Wie man sich nach der Jahreszeit richten soll

Man soll sich sehr nach der Jahreszeit richten: Wenn es im Sommer ist, soll man wenig „heiße" Speisen und Getränke zu sich nehmen, vor allem die Personen, die von Natur heiß sind. Im Herbst und im Winter kann man wegen der Kälte des Winters „heiße" Speise genießen und darf oft baden. Man soll aber nach dem Bad aufpassen, dass man nicht zu sehr abkühlt oder zu schnell danach isst oder trinkt. Im Mai darf man passenderweise Kost essen, die weder zu „kalt" noch zu „heiß" ist, denn dann ist auch die Zeit weder zu heiß noch zu kalt.

## 14 Von der Gewohnheit

Merk dir auch, dass Gesundheit stark mit den Dingen zusammenhängt, an die man gewöhnt ist. Denn wenn jemand hart gearbeitet und schlecht gegessen und getrunken hat und danach müßig geht und gut isst und trinkt, dann wird er krank, denn er ist daran nicht gewöhnt. Ich behaupte sogar: Hatte jemand mit üblem Geruch und schädlicher Luft zu tun und kommt dann an gute Luft, so wird er krank.

---

[4] Konstantin von Afrika (1017-1087), bedeutender Übersetzer und Bearbeiter griechischer und arabischer Medizinliteratur, zuletzt Laienbruder im Kloster Monte Cassino. Seiner Arbeit verdankt die Medizinschule im unweit gelegenen Salerno ihren Ruhm als Zentrum der hochmittelalterlichen Medizin.

[5] Verfasser dieses die „ganze ärztliche Kunst" (so die Bedeutung des Titels) umfassenden Werks, das Konstantin nur übersetzt hat, war der persische Arzt Haly Abbas (gest. 994).

## 15 Von der Speise

Merk dir, dass man immer die guten und weichen Speisen, die sich im Körper leicht verdauen lassen, zuerst essen soll und die harten danach, damit die harten Speisen den weichen nicht im Weg sind, wenn die natürliche Darmbewegung sie in Richtung Stuhlgang treibt. Man soll sich davor hüten, ohne Appetit zu viel zu essen oder zu trinken, bevor die vorige Mahlzeit verdaut ist. Man soll auch nach dem Essen nicht viel herumlaufen, damit nicht dadurch die Nahrung unverdaut aus dem Magen getrieben wird. Hüte dich auch davor, dich sofort nach dem Essen schlafen zu legen, und leg dich zuerst auf die rechte Seite, damit das Herz, das auf der linken Seite ist, nicht durch die große Menge an Speis' und Trank erdrückt wird.

## 16 Vom Aderlass

Wisse und merk dir, dass der Aderlass sehr gesund ist, wenn jemand ihn nötig hat und man ihn zur richtigen Zeit durchführt. Wenn jemand ihn braucht, sollst du das folgendermaßen erkennen: Seine Glieder sind schwer, er hat am ganzen Körper Hitze, der Harn ist rot und dick, der Puls ist schnell und groß, und er hat Schmerzen vorn an der Stirn. Wenn aber jemand ihn nicht braucht und noch dazu mager ist, dann schadet ihm das Lassen, er wird davon schwächer und bekommt dadurch schlimme Krankheiten. Merk vor allem: Wird jemand stärker durch Aderlass, dann soll er oft lassen, und es bedeutet, dass er zu viel Blut hat. Wird aber jemand schwächer, dann soll er nicht lassen, denn er hat zu wenig Blut und wird dadurch schwächer.

Merk dir, dass man bei einem Kind, das jünger als zehn Jahre ist, keinen Aderlass durchführen soll und [auch nicht] bei einem alten Menschen, der von Natur ganz kalt ist, denn er hat wenig Blut. Wenn er aber daran gewöhnt und wohlbeleibt ist, dann darf man ihn ruhig lassen, wenn man sieht, dass er das braucht. Man soll auch nicht zur Ader lassen, wenn es zu heiß ist, denn dann schwitzt der Mensch und so vermindert sich das Blut in den Adern und er wird geschwächt.

## 17 Wenn jemand von schlechtem Essen krank wird

Wenn jemand aus anderen Gründen krank wird, z.B. weil er verdorbene und schlechte Speise gegessen oder weil er zu viel Schleim im Magen hat, sollst du das folgendermaßen erkennen: Er hat nämlich keine Lust zu essen, es wird ihm übel und bisweilen gibt er die Speise von sich, die er gegessen hat, und er hat Schmerzen in Bauch und Magen. Dem soll man mit einem Trank helfen, damit er erbricht, dann wird er gesund.

## 18 Vor diesen Leuten und diesen Krankheiten soll man fliehen

Vor diesen Leuten und diesen Krankheiten, genauer: vor allen, die diese Krankheiten an sich haben, soll man fliehen, denn sie werden von einem Menschen auf den andern übertragen. Das betrifft z.B. den Aussatz oder Leute, die sehr husten oder ein offenes Bein haben oder faule Wunden oder die Fallsucht oder denen die Augen schmerzen oder die wahnsinnig sind. Und das kommt vom Gestank, vom unreinen Aussehen und von unreiner Ausdünstung, die von den Menschen ausgeht.

### 19 Wenn eine Frau ein Kind erwartet

Wenn eine Frau ein Kind erwartet, soll sie sich hüten vor bitteren Speisen, vor Aderlass, vor zu viel Springen und vor Schlägen auf den Bauch. Sie soll zuträgliche Kost essen, die ihr gutes Blut gibt, wie Hühner, Rebhühner oder Fleisch von Zicklein. Sie soll guten Wein trinken, der ihr den Widerwillen vertreiben kann. Sie soll auch nicht zu schwer arbeiten. Wird sie jedoch krank, dann soll man sie nicht mit Aderlass oder mit Abführtränken behandeln, die sie im Leib weich machen.

### 20 Von den Säuglingen

Wird jedoch das Kind geboren, so soll man ihm oft die Ohren zusammendrücken und ihm die Nasenlöcher und den Kopf oft mit warmem Wasser waschen. Man soll ihm auch nicht zu viel zu saugen geben, vor allem, wenn es erbricht und Durchfall hat. Man soll auch seine Augen mit einem Tuch bedecken und vor dem Licht schützen, damit es nicht schwache Augen bekommt und blind wird. Wenn es aber im Bauch zu weich wird, dann soll man ihm einen Umschlag aus Kreuzkümmel und Rosen mit ein bisschen Essig machen und auf den Bauch legen.

### 21 Von der Amme

Die Niederkunft der Amme soll nicht zu lang [und nicht zu kurz] zurückliegen, damit sie nicht zu alte Milch hat bzw. zu neue. Gib auch acht, dass sie nicht krank ist oder unrein an der Haut, denn das Kind saugt die Krankheiten von der Amme und wird dadurch selbst krank. Sie soll auch keine versalzenen Speisen und verdorbene Kost essen und soll Gutes trinken. Sie soll auch nichts Bitteres essen, denn das verursacht bei den Kindern Schmerzen. Sie soll auch keusch sein, denn durch Geschlechtsverkehr verändert sich die Milch. Sie soll auch nicht zu dick oder zu dünn sein.

### 22 Gegen jede Krankheit, die der Mensch haben kann

Jetzt will ich lehren, wie und zu welcher Zeit man gegen jede Krankheit Mittel einsetzen soll. Merk dir, dass Gesunde keine Arznei und keinen Abführtrank nehmen noch zur Ader gelassen werden sollen, es sei denn, sie verspürten einen Anflug von Schwäche, denn sie sind aus den vier Elementen zu gleichen Teilen gemischt. Wenn du jemandem dann „heiße" Arznei gibst, vermehrt sich die Hitze und er wird dadurch krank; gibst du ihm „kalte", wird er zu kalt. Wenn du ihn zur Ader lässt, dann wird das Blut zu wenig, an dem das Leben hängt, und der Mensch wird dadurch schwächer.

Wenn du aber unbedingt einem Gesunden einen Abführtrank geben willst, dann tu das im Herbst oder im Frühling, denn dann ist die Jahreszeit weder zu heiß noch zu kalt. Wenn aber jemand krank ist und es ist Winter, dann soll man ihm frühmorgens den Abführtrank verabreichen, denn dann kann sich der Mensch in einer Stube besser vor Frost schützen als nachts. Ist es aber im Sommer, dann soll man ihm den Abführtrank abends verabreichen, damit ihm die Hitze des Tages nicht schaden kann. Und wenn jemand den Trank eingenommen hat, soll er weder essen noch trinken, bis sich der Durchfall legt und er weniger zu Stuhl geht. Hat er jedoch von der Arznei keinen Stuhlgang, dann gib ihm da von mehr oder gib ihm einen kräftigen Schluck heißes Wasser, das macht ihm die Därme und den Magen weich. Danach soll man sich tagsüber vor zu viel Essen und Trinken hüten wie jemand, der zur Ader gelassen wurde.

Wenn es aber im Sommer ist, soll er sich vor zu viel Hitze in acht nehmen, und wo er sich aufhält, da soll man Weidenlaub oder Rosen ausstreuen und die Stelle ein bisschen begießen. Ist es aber im Winter, dann soll man sich sehr vor Kälte hüten. Danach kann man ihn am nächsten Tag baden und am dritten Tag zur Ader lassen, wenn er kräftig genug ist.

**23 Wie man die Arznei verabreichen soll**

Merk dir auch, dass manche Leute sich so vor Arznei fürchten, dass sie sich nicht trauen, sie zu nehmen. Diesen Patienten soll man sie heimlich geben, z.B. in einem Käsewasser oder in einem Mus oder worin es auch sei. Es gibt auch zahlreiche Leute, die die Arznei sofort wieder von sich geben. Denen soll man eine geröstete Brotrinde mit Salz geben oder sie ihnen vor den Mund halten und man soll scherzhaft mit ihnen reden, damit sie die Arznei vergessen.

**24 Von den Pillen**

Merk auch: Wenn man Pillen verabreicht, soll der Patient sich gleich zum Nachtschlaf hinlegen. Gibt man sie jedoch in Wein oder in anderen Substanzen, soll er nicht sofort schlafen. Merk dir auch, wenn man jemandem einen Abführtrank geben will, dass man ihm Veilchensirup gibt, wenn die Beschwerden von Hitze kommen. Kommen die Beschwerden dagegen von Kälte, dann soll man ihm vorher fünf Tage lang drei Löffel Sauerhonig mit vier Löffeln warmen Wassers geben, denn das macht weich und er hat umso sanfteren Stuhlgang. Hat er aber zu heftigen Stuhlgang, dann soll man ihm Rosenzucker geben. Danach koch ihm ein altes Huhn mit einem Quäntchen[6] Gummi arabicum, Tragant und Sumach, alles gleich viel, und gib ihm den Sud zu trinken: Das stärkt ihm den Magen. Hat er aber nach dem Trank starkes Leibgrimmen, dann nimm Leinentücher, tauch sie in warmes Wasser und leg sie ihm heiß, wie sie sind, auf den Bauch.

**25 Wenn jemand Stuhldrang hat**

Manchmal kommt es jemandem nach einem Abführtrank so vor, als könne er gut zu Stuhl kommen, und es schmerzt ihn sehr im Bauch, aber wenn er dorthin

[6] 128 Quäntchen sind ein Pfund.

kommt, dann will nichts heraus. Den sollst du in ein Wasserbad setzen, in dem Malven gekocht sind, und setz ihn im Bad auf die Malven. Oder nimm Malven und Weizenkleie, koch sie miteinander und lass den Kranken darauf sitzen, solange sie noch heiß sind: Das hilft sehr. Manchmal bekommt jemand nach einem Abführtrank großen Durst, dann soll man ihm Granatäpfel verabreichen oder Tragantlatwerge oder Salat mit Essig, denn das kühlt sehr und stillt den Durst.

Manchmal hat jemand keine Lust zu essen, und das kommt bisweilen davon, dass die Arznei in ihm verblieben ist. Wenn er kräftig genug ist, dann gib ihm in diesem Fall mehr davon, damit er nochmals Stuhlgang hat. Manchmal hatte der Mensch zu starken Stuhlgang und kann vor Schwäche nicht essen, dann gib ihm Latwergen, die ihn stärken, wie Rosenzucker oder *Diarrodon abbatis* oder das Perlenmittel. Manchmal hat ein Patient nach einem Abführtrank starken Durchfall; dann sollst du ihm gekochtes Wasser geben, in dem ein bisschen Gummi arabicum oder Mastix eingesotten sind. Und gib ihm Rosenzucker oder *Rosata novella* und mach ihm einen Umschlag aus Rosen und geröstetem Brot, die mit Essig gekocht wurden, und leg ihn auf seinen Bauch.

**26 Vom Schluckauf**

Manchmal befällt jemanden nach einem Abführtrank der Schluckauf, wenn der Betreffende zu sehr Stuhlgang hatte, und das ist sehr zu fürchten und tödlich. Dem sollen wir folgendermaßen helfen: Koch ihm ein altes Huhn mit etwas Mastix und gib ihm die Brühe zu trinken und leg ihm ein warmes Tuch auf den Leib. Gib ihm Rosenzucker, wenn es von Hitze kommt, oder die Perlen- oder die Kreuzkümmel-Latwerge und reib ihn mit Eibischsalbe ein.

**27 Vom Krampf**

Der Krampf kommt auch manchmal von einem Abführtrank und ist absolut tödlich. Schütz den Patienten vor Kälte und setz seine Füße in warmes Wasser, in dem Malven und Eibischwurzeln gekocht sind. Und reib ihn überall mit Eibischsalbe ein. Wenn er trotzdem Durchfall hat, dann gib ihm Rosenzucker mit etwas Mastix oder Quittenkonfekt, wenn es von Hitze kommt.

Es geschieht auch manchmal, dass jemand nach einem Abführtrank derart schwach wird, dass er ohnmächtig wird, und das passiert bisweilen durch eine böse Ausdünstung und durch die erschlaffende Wirkung der Arznei, bevor der Mensch Stuhlgang hatte. Dann sollst du ihm warmes Wasser zu trinken geben und ihn tüchtig auf und ab laufen lassen, damit er erbricht und Stuhlgang bekommt. Hatte er aber zu starken Stuhlgang, dann gib ihm mehrmals weiche Eier und Brühe von einem alten Huhn, in der Kreuzkümmel und Kardamom gekocht sind, und gib ihm das Perlenmittel oder Rosenzucker: Es hilft.

**28 Wenn eine Krankheit jemanden bedroht**

Wenn jemanden eine Krankheit oder ein großes Leiden bedroht und der Patient sehr schwach wird, dann sollst du sorgfältig darauf achten, ob das von überschüssigem Blut kommt oder von einem anderen Übel. Ist es von Blut, dann ist der Harn rot und der Puls am Arm und am Kopf schlägt heftig. Dann soll man ihn sofort zur Ader lassen, bevor der Mensch seine natürliche Abwehrkraft verliert. Ist aber der Patient am Anfang sehr schwach, wenn ihn die Krankheit befällt, und wenn der Puls klein ist und die Glieder schwer, dann gib ihm alsbald etwas, damit er abführt, wenn er das aushalten kann und wenn die Beschwerden von zu viel Essen und Trinken gekommen sind.

Hat aber der Kranke zwei oder drei Tage gelegen und seine Kraft verloren, dann – so sagt Hippokrates[7] in den ‚Aphorismen' – soll man kein Abführmittel geben, weil seine körperliche Verfassung und seine Kraft zu schwach geworden sind. Ist die Krankheit und die Hitze sehr groß und hat der Mensch starken Durst, so gibt es – sagt Galen[8] – auf der Welt nichts Besseres als Gerstenwasser, denn es kühlt und stärkt die natürliche Feuchtigkeit. Man kann dem Patienten auch einen Granatapfel geben.[9]

Man soll ihm auch nicht zu viel zu essen geben, denn in seiner Verfassung kann er das nicht verdauen, vor allem wenn die Krankheit kurz ist. Das erkennst du daran, dass die Hitze groß ist und der Harn sich verändert und sich die Trübung im Harn zu Boden senkt.

Wenn aber die Krankheit lang ist und die Hitze nicht besonders groß und sich das Leiden hinzieht: Worauf dann der Kranke Lust hat, es sei Wein oder was auch immer, davon soll man ihm ein bisschen zu versuchen geben. Gewinnt er dadurch große Kraft, dann gib ihm davon gefahrlos mehr; wird er aber schwächer, dann gib ihm nichts mehr davon.

### 29 Von der Krankheit und vom Fieber

Merk dir auch: Wenn jemand eine Krankheit oder ein Fieber hat, dann sollst du ihm, während das Fieber steigt, weder zu essen noch zu trinken geben, bis die Hitze ein wenig nachlässt. Ist aber der Kranke schwach und das Siechtum lang, so dass man um den Kranken fürchten muss, dann gib ihm ein bisschen, worauf er Lust hat.

### 30 Wenn es jemandem besser geht

Wenn es jemandem besser geht, ohne dass er im Zuge der Genesung ordentlich geschwitzt hat, so dass er dennoch große Schwäche spürt, dann soll man ihm leichte Speisen geben, wie gekochtes Fleisch von Zicklein oder dotterweiche Eier und gute, mit Wein und Eiern zubereitete Süppchen. Er soll sich auch vor

---

[7] Von dem berühmtesten aller antiken Ärzte (um 460 –377 v. Chr.) wusste man im Mittelalter nicht viel mehr als den Namen, aber man kannte seinen Ruhm als Begründer der rationalen Medizin.

[8] Galen (um 130 – nach 215) hat ein riesiges Oeuvre hinterlassen, von dem im Mittelalter nur ein kleiner Ausschnitt bekannt war. Er war nicht nur der bedeutendste Hippokrates-Kommentator, sondern hat auch die Vier-Säfte- und die Qualitätenlehre so systematisch dargestellt, dass sich diese Konzepte bis ins 19. Jahrhundert hielten.

[9] Zur kulturellen und medizinischen Bedeutung des Granatapfels GRABHORN 2007 und DÖLL 2008.

starkem Wein, Schweißbad und Geschlechtsverkehr hüten. Er soll ferner zu großen Hunger und Durst vermeiden. Er soll aber auch nicht zu viel essen und nur mit Appetit, denn wer ohne Appetit isst, der holt sich eine schwere Krankheit. Und er soll sich auch hüten vor zu viel „heißer“ Kost, z.B. vor Pfeffer und Knoblauch, auch wenn er an sich keine übermäßige Hitze spürt. Ist aber der Harn rot und der Puls groß: Hat er dann Kraft genug, dann darf man ihn ein wenig zur Ader lassen, damit das verbrannte und böse Blut aus den Gefäßen kommt.

## Zweiter Teil: Harnschau[10]

### 31 Von Isaaks Buch

Isaak[11], ein Nachkomme von König Salomon, schrieb in Arabien ein Buch über den Harn – das Beste, das Gott jemals schuf. Davon hörte ein Meister, der Konstantin hieß, ein Mönch von Monte Cassino, und er übersetzte es aus dem Griechischen ins Lateinische. Jetzt will ich, Meister Ortolf, mit Gottes Hilfe und im Namen des ewigen Gottes dieses Buch zum Heil meiner Seele in die deutsche Sprache übertragen, und zwar zuerst, wie sich unsere [Speisen und] Getränke in die jeweilige Beschaffenheit des Harns verwandeln.

### 32 Was wir essen und trinken

Was wir essen und trinken, das geht alles in den Magen und gart darin wie ein Essen, das in einem Topf kocht. Danach nimmt der Magen von Speis’ und Trank, was ihm zusteht, und ernährt sich davon. Den Rest drückt er in den Darmabschnitt, in den der Magen übergeht. Und der Darm nimmt wiederum seine Nahrung und transportiert den Rest in einen weiteren Darmabschnitt. Und wenn das Essen und Trinken in den Darm kommt, zieht die Leber die gleichsam dort ausgeschwitzte Flüssigkeit an sich, genau wie ein Magnet, der das Eisen zu sich zieht. Sobald die Flüssigkeit zur Leber kommt, verwandelt sie sich und wird zu Blut. Die Leber zieht auch das wertvollste Blut an sich und ernährt sich davon.

Aus der Leber führt auch eine große Ader. Wenn diese ein wenig von der Leber entfernt ist, teilt sie sich in zwei Gefäße, und das eine steigt auf und teilt sich weiter in verschiedene Adern zu allen Körperregionen am Menschen, damit sie sich auf diese Weise ernähren, weil das Leben am Blut hängt. Das Gleiche tut die Ader, die nach unten führt. Sie schickt auch dem Herzen ein Gefäß mit dem Besten [aus dem Blut]. Die Lunge zieht den Schaum des Blutes an sich, die Galle das heiße Blut, die Milz das verdorbene Blut. Danach sammelt sich der Rest

[10] Vgl. zu Verfahren und Stellenwert der Harnschau im Mittelalter die erste Übersicht bei CHRISTOFFEL 1953 sowie nunmehr insbesondere STOLBERG 2009.

[11] Isaak ben Salomon Israeli, lat. Isaac Judaeus (ca 850-932), hat eine umfangreiche Monographie über die Harnschau verfasst, die Konstantin von Afrika (vgl. Anm. 3) ins Lateinische übersetzte.

in den Adern in Richtung Nieren und fließt durch sie und wird zu Harn. Danach senkt es sich in feinen Gefäßchen wie eine Art Schweiß in die Blase.

Die Blase hat zwei Muskeln, die sie zusammendrücken. Wenn die Blase voll wird, so rücken die Muskeln durch das Gewicht des Harns auseinander und der Harn geht ab. Danach drücken sie die Blase zusammen, damit der Harn nicht ständig aus dem Menschen fließt.

Die Speise geht von einem Darmabschnitt in den nächsten, bis sie schließlich den Menschen auf natürlichem Weg verlässt.

**33 Wie man den Harn auffangen soll**

Man soll den Harn in zwei Gläsern auffangen, einmal zu Mitternacht und einmal am Morgen, damit der Arzt sehen kann, wie der Harn beschaffen ist, wenn er vom Menschen geht, denn er geht manchmal klar vom Menschen und wird danach trüb, und manchmal ist er dünn und wird danach dick. Man soll den Harn [immer] am Morgen untersuchen, denn auf diese Weise erkennt man den Zustand des Menschen besser. Seine Natur ist nämlich im Schlaf, wenn der Mensch ruht, stärker als wenn er wach ist, denn die Natur tritt im bewussten Zustand zurück. Man soll das Glas sauber waschen und es an eine Stelle setzen, die weder zu heiß noch zu kalt sein sollte, damit sein Inhalt nicht durch Kälte oder Hitze sein Aussehen verliert.

**34 Dass man den Harn nicht herumtragen soll**

Man soll den Harn nicht viel herumtragen und nicht in verschiedene Gefäße umgießen, damit er vom Tragen und Gießen nicht trüb wird und sich verändert. Man soll auch auf den Harn gut aufpassen, damit nichts hineinfällt, wovon er sich verändern könnte. Denn wärmt man ihn, dann wird er durch die Hitze rot und erreicht eine höhere Verdauungsstufe als ursprünglich und der Arzt wird getäuscht. Aber wenn es geschieht, muss man ihn bei einem Feuer oder in warmem Wasser wieder in den früheren Zustand versetzen.[12] Man soll nicht mehr als eine einzige Portion in einem Harnglas auffangen, damit man sehen kann, ob viel oder wenig Harn ausgeschieden wird.

**35 Wie die Harnmenge sein kann**

Wenn der Meister den Harn anschaut, soll er darauf achten, ob davon viel oder wenig da ist oder eine mittlere Menge, weder zu viel noch zu wenig. Eine große Harnmenge kommt bei Krankheit vor, zum Beispiel in einer Krankheit, bei der die Natur die überschüssige Feuchtigkeit heraustreibt. Oder es passiert bei einem gesunden Menschen, der viel isst und trinkt und wenig arbeitet und die Feuchtigkeit nicht verbraucht hat (deshalb haben die Kinder viel Harn, weil sie viel trinken und wenig arbeiten). Oder es kommt von einer Schwäche der Blase und der Nieren, so dass die Betroffenen den Harn nicht halten können.

---

[12] Hier hat Ortolf seine Quelle missverstanden, denn ist der Harn erst einmal künstlich erhitzt worden, ist das nicht mehr rückgängig zu machen.

Man soll auch darauf achten, ob die Harnmenge gering ist. Eine geringe Harnmenge kommt manchmal davon, dass der Mensch wenig isst und trinkt oder schwere Arbeit hat, wodurch er erhitzt wurde. Oder es kommt von allzu starkem Schwitzen oder von reichlichem Stuhlgang, denn wer reichlich Stuhlgang hat, der hat wenig Harn. Merk dir: Wenn jemand krank ist und viel trinkt und keinen Stuhlgang hat und nicht schwitzt und wenn nicht ein Stein ein Abflusshindernis darstellt, dann ist [eine geringe Harnmenge] ein ganz schlimmes Zeichen. Es bedeutet nämlich, dass die Natur so schwach geworden ist, dass sie den Harn nicht aus dem Menschen herausbringen kann. Oder es bedeutet so große Hitze, dass das Blut und die Feuchtigkeit im Menschen verbrannt bzw. verschwunden sind. Wenn die Harnmenge weder zu gering noch zu groß ist, bedeutet das eine ausgeglichene Natur.

### 36 Wie der Harn beschaffen sein kann

Man soll darauf achten, ob der Harn weiß oder rot, dick oder dünn ist oder stinkt. Ist der Harn rot, dick oder trüb, bedeutet es, dass der Mensch durch eine feucht-heiße Qualität, das heißt durch das Blut, geschwächt ist, denn Hitze macht den Harn rot und Feuchtigkeit macht ihn dick. Ist der Harn weiß und dünn, hat der Mensch Beschwerden von kalt-trockener Natur, denn die Kälte macht ihn weiß, wie du im Winter siehst, wenn das Wasser gefriert und zu Eis und Schnee wird. Ist der Harn rot und dünn, kommt das von Hitze und trockener Qualität. Ist der Harn weiß und dick, dann hat der Mensch Beschwerden durch Kälte und Feuchtigkeit. Ist der Harn weder zu dick noch zu dünn noch zu rot noch zu weiß, bedeutet das einen gesunden Menschen. Merk dir, dass der Harn manchmal durch schlimme Krankheiten rot wird, die zum Beispiel in der Gebärmutter sitzen, oder durch große Leibschmerzen, aber er bedeutet trotzdem nicht Hitze. Dann schlägt der Puls langsam und der Mensch hat keinen Durst und nicht viel Hitze.

Achte auch auf den Geruch des Harns, ob er stinkt oder übel riecht. Stinkt er, dann kommt das manchmal davon, dass der Mensch stinkende Dinge gegessen hat. Ist das nicht der Fall und haben sie ständig stinkenden Harn, dann bedeutet es, dass die Säfte und das Blut im Patienten faulen, so dass er in Kürze ein Fieber oder sonst eine Krankheit bekommt.

### 37 Vom Harn der kleinen Kinder

Merk dir, dass der Harn der kleinen Kinder weiß und dick ist, weil sie von Natur [kalt und] feucht sind, und weil sie viel essen und trinken [und demgegenüber wenig arbeiten], soll die Harnmenge groß sein. Danach sind sie mit über fünfzehn Jahren von heißer Natur, dann soll ihr Harn schön golden sein. Der Harn alter Leute soll weiß und dünn sein, denn sie sind kalt und dadurch bleibt der Harn roh und unverdaut. Das Essen verändert auch den Harn, denn isst jemand „heiße“ Speisen und trinkt rote Getränke, dann wird der Harn umso röter. Isst er aber „kalte“ Speisen und trinkt „kalte“ Getränke, z. B. Wasser, dann wird der Harn weiß. Von Schweißbad, von zu harter Arbeit oder durch Zorn wird er auch umso röter [je stärker diese Einflüsse ausgeprägt sind] oder auch durch äußere Hitze wie im Sommer. Isst und trinkt aber jemand zu viel, dann wird der Harn roh und unverdaut, und der Meister vermutet [fälschlich], es komme von konstitutioneller Schwäche, und der Meister kann die Krankheit und die Verfassung des Betreffenden nicht gut erkennen.

**38 Vom fettigen Harn**

Ist der Harn oben fettig und schwimmt eine spinnwebartige Trübung darauf, dann kommt das manchmal daher, dass das Fett oberhalb der Nieren schmilzt und diese verdorren; dann hat der betroffene Mensch keine fiebrige Hitze. Wenn es aber ein Hinschwinden und Abnehmen und eine Schwäche des ganzen Menschen bedeutet, dann hat der Mensch an seinem Körper große, unreine Hitze. Und wenn der Mensch Wasser lässt, dann erscheint die Fettschicht und der Nebel erst, wenn der Harn eine Weile steht. Kommt es aber von den Nieren, dann erscheint die Fettschicht, sobald der Harn vom Menschen abgeht.

**39 Vom wasserklaren Harn**

Manchmal geht der Harn wasserklar und dünn vom Menschen und manchmal trüb und dick und manchmal weder zu dick noch zu trüb. Ist der Harn weder zu wässrig noch zu dünn oder zu trüb, bedeutet das eine gute Verfassung des Menschen. Ist aber der Harn zu wässrig, kommt das manchmal davon, dass der Mensch zu viel gegessen und getrunken hat, so dass die Natur das nicht verdauen kann. Kommt es aber durch eine Krankheit, dann bedeutet es, dass der Mensch eine schwache Leber hat und dass sie die verdickenden [Stoffe] aufgrund ihrer schwächlichen Anlage nicht von sich wegschaffen kann. Und davon bekommt der Patient Schmerzen in der rechten Seite und klagt manchmal über unnatürliche Hitze, z.B. über ein Fieber. Leidet aber jemand an einer Krankheit und ist der Harn weiß und wasserfarben, dann bedeutet es langes Siechtum durch Kälte. Wird aber zum Zeitpunkt der Besserung der Harn am Boden des Glases nicht trüb, dann bedeutet es, dass der Mensch später erneut krank werden wird, denn die Krankheit ist bei ihm geblieben, die mit der Trübung des Harns hätte aus ihm herauskommen sollen, und um diesen Menschen muss man sich Sorgen machen wegen der Länge des Siechtums und seiner Schwäche.

**40 Von der Veränderung des Harns**

Manchmal geht der Harn, er sei rot, gelb, weiß oder blass, dünn von dem Menschen und bleibt im Glas dünn, manchmal ist er dick und wird dünn. Geht der Harn dünn vom Menschen und wird nicht trüb und sind die Beschwerden groß, vor allem in einer Krankheit, dann bedeutet das langes Siechtum und dass dieses sich gegen die Natur wehrt, und der Meister kann nicht erkennen, wann das Leiden ein Ende hat. Wird aber der Harn trüb und senkt sich die Trübung im Harn nieder, dann sollst du wissen, dass die Natur mit der Krankheit kämpft, entweder in die Richtung der völligen Genesung oder des unabwendbaren Todes oder der Mitte dazwischen. Wie Meister Konstantin entsprechend dem Buch von Isaak, dem Nachkommen König Salomons, gesagt hat: [Es geht] in Richtung völliger Gesundheit, wenn die Trübung im Harn weiß wird und sich gemächlich in Form eines Kiefernzapfens – oben schmaler und unten breiter – zu Boden senkt und wenn sich die Trübung langsam auflöst, wenn man das Glas ein bisschen rüttelt.

Es bedeutet jedoch einen ganz schlimmen Ausgang, vor allem während einer Krankheit, wenn die Trübung und die Wolke schwarz werden. [Es bedeutet] ein Mittelding, wenn die Trübung und die Wolke rot sind. Sind jedoch die Trübung und die Wolke grün, dann muss man, wenn es während einer Krankheit passiert, bei einem Teil der Patienten fürchten, dass sich die Krankheit durch Hitze in den Kopf verlagern und der Mensch seinen Verstand verlieren könnte. Merk dir: Je schneller sich der Harn verändert und unten trüb und oben klar wird, desto schneller wird der Mensch gesund.

### 41 Vom schwarzen und dicken Harn

Ist der Harn schwarz[13] und dick und stinkt er, bedeutet das den Tod und insbesondere während einer Krankheit, wenn es nicht von der Blase kommt. Kommt es von der Blase, dann hat der Patient Schmerzen vorn im Unterbauch und nicht viel Hitze. Manchmal bedeutet es Schwäche seitens der Gebärmutter, dann soll der Harn, wenn er eine Weile steht, oben trüb werden und unten dick. Manchmal bedeutet es, dass sich die Natur bei dieser Gelegenheit reinigt und die Krankheit aus dem Menschen vertreibt, vor allem, wenn der Patient das Viertage-Fieber hatte; dann soll die Menge des Harns groß und seine Beschaffenheit dünn sein. Ist der Harn oben schwarz und unten dünn und hat der Mensch eine Krankheit und Kopfschmerzen, dann wird seine Genesung mit Nasenbluten einhergehen.

### 42 Vom weißen und klaren Harn

Ist der Harn weiß und klar wie Wasser, so bedeutet das eine Krankheit der Milz, dann soll der Patient in der linken Seite Schmerzen haben. Es bedeutet auch, dass der Harn unverdaut ist und eine kalte Natur des Menschen. Ist der Harn weiß und oben schwärzlich und bleigrau, bedeutet das die Wassersucht. Ist der Harn weiß und dünn, bedeutet das die Fallsucht, dann soll er oben bleigrau sein und schwarz. Ist der Harn weiß und dünn, bedeutet er eine Krankheit der Nieren. Ist der Harn weiß und dünn und liegen viele fleischartige Bröckchen wie Sand am Boden, bedeutet das eine Blasenschwäche und dass der Mensch den Harn nicht halten kann. Ist der Harn weiß und dünn in einer Krankheit, bedeutet er langes Siechtum durch Kälte, und um den Menschen muss man Angst haben.

### 43 Vom bleigrauen Harn

Eine Harnfarbe heißt lateinisch „lividus“, die ist bleigrau und nicht ganz schwarz. Sie entsteht manchmal, wenn jemand ein Dreitage-Fieber hat, das von Kälte und von Hitze kommt; die Kälte ist im Körper, die Hitze außen. Dieser

---

[13] Eine Monographie zum schwarzen Harn mit Erklärungsvorschlägen für dieses Phänomen aus heutiger Sicht ist VOSWINCKEL 1993.

Harn bedeutet auch Durchfall, dann soll die Harnmenge gering sein, weil der Patient oft Stuhlgang hat; die Harnmenge ist gering, weil [die Flüssigkeit, die sonst als Harn ausgeschieden würde] mit dem Durchfall abgeht. Hat der Kranke aber Fieber, so gibt es wenig Harn wegen der Hitze, die die Feuchtigkeit im Körper verbraucht.

Der Harn wird auch bisweilen bleigrau durch eine Lungenkrankheit, und diese wiederum kommt manchmal von einem Ausfluss aus dem Kopf, der auf sie niederrinnt und sie zum Faulen bringt, oder dadurch, dass sie zu voll oder zu feucht ist. Das sollst du folgendermaßen erkennen: Der Harn ist oben schaumig und der Kranke hat Schmerzen in der linken Seite. Kommt es aber von der Leber, dann ist der Harn bleigrau und dick und der Kranke hat Schmerzen in der rechten Seite. Manchmal wird der Harn bleigrau durch eine Störung im Bereich des Darmes. Das sollst du so erkennen: Er hat Schmerzen unter dem Nabel. Kommt es von Würmern, dann wird der Patient ohnmächtig und hat schlimmes Leibgrimmen, und der Harn soll trüb und rot sein. Kommt es jedoch von Durchfall, dann soll die Harnmenge gering sein.

Manchmal bedeutet es eine Geschwulst im Mastdarm, das ist in dem Darmabschnitt, wo die Speisereste den Menschen verlassen. Das sollst du so erkennen: Wegen der Schwellung kann er seinen Stuhl nicht absetzen und auch nicht Wasser lassen. Der Harn wird auch manchmal dadurch bleigrau, dass eine Frau von ihrer Periode manchmal zu viel oder zu wenig hat, dann soll der Harn dick sein und am Boden liegt weiße, kleieartige Masse und sie hat Schmerzen unter dem Nabel. Kommt es aber von der Blase, liegt am Boden [ebenfalls] viel weißes Zeug wie Kleie. Ist der Harn bleigrau, bedeutet er manchmal den Tod und manchmal nicht. Soll nun der Mensch genesen, dann wird der Harn oben klar und unten trüb. Bedeutet es aber den Tod, dann soll die Harnmenge gering sein und der Harn läutert sich nicht.

## 44 Von dem molkenfarbenen Harn

Hat der Harn während einer Krankheit die Farbe von Molke, bedeutet das den Tod oder das Leben: Das Leben, wenn der Patient schläft und bei Sinnen ist und ruhig atmet, den Tod, wenn er unruhig schläft und nicht bei Sinnen ist und schnell und mühsam Atem holt. Ist der Harn molkenfarben und dick und liegt viel Sand am Boden, bedeutet das den [Blasen-]Stein. Sieht er aber so aus und liegt kein Sand am Boden, bedeutet es eine Krankheit, die „Colica" heißt, das ist eine Erkrankung im untersten Darmabschnitt und manchmal eine Geschwulst. Ist es eine Geschwulst, erkennst du sie an der Schwellung, die dort ist. Kommt es aber vom Stein, so hat der Mensch keine große Schwellung und das Wasserlassen tut ihm weh. Manchmal ist der Harn molkenfarben von Durchfall, dann soll der Harn trüb sein und die Harnmenge gering. Ist der Harn bleich und molkenfarben und oben bleigrau und schweben darin viele Stäubchen, bedeutet er ein Geschwür im Körper und manchmal bedeutet er die Wassersucht.

## 45 Von der Harnfarbe „citrinus"

Eine Harnfarbe heißt auf Latein „citrinus", die sieht aus wie die Schale eines Granatapfels. Das bedeutet bei einem jungen Menschen ein Brustleiden, wenn der Harn oben viel Schaum hat, und ist ein Hinweis auf eine Auszehrung des Körpers. Ist der Harn aber dünn und ganz durchsichtig, bedeutet er eine Milzerkrankung. Hat er jedoch keinen Schaum und ist die Harnmenge groß, wobei der Mensch hartleibig ist und keinen leichten Stuhlgang hat, bedeutet das eine schwache Leber. Sieht der Harn aber am Anfang einer Krankheit so aus, bedeutet er ein langes Krankenlager, und deshalb muss man um den Menschen Angst haben und manchmal [muss man befürchten], dass er seinen Verstand verliert.

## 46 Vom goldenen Harn

Ist der Harn rot wie Gold und weder zu dünn noch zu dick, bedeutet das einen gesunden Menschen. Ist der Harn in einer Krankheit rot und die Menge nicht zu gering, ist das gut. Ist jedoch die Menge gering und die Wolke im Harn schwarz, ist das ein Todeszeichen. Ist der Harn rot wie Blut, ist das tödlich, besonders wenn die Zunge rau und [wie] verbrannt ist. Ist jedoch der Harn in einer Wassersucht rot und wenig, bedeutet das den Tod. Hat jemand am ganzen Körper große Hitze wie bei einem Fieber und ist dann der Harn dick und oben bleigrau und schweben darin Teilchen, die wie zerbrochene Weizenkörner aussehen, dann bedeutet das eine tödliche Krankheit, bei der man nicht helfen kann.

## 47 Vom Ring [auf dem Harn]

Man soll sich vier Aspekte beim Harn merken, die am Ring oben [am Hals des Harnglases] zu sehen und zu beachten sind. Dies sagt Aegidius[14] über den Ring, der an der Oberfläche des Harns erscheint: Ist der Ring breit, dick und wasserfarben, bedeutet er eine Krankheit im Hinterhaupt durch Kälte und Feuchtigkeit. Ist er aber rot und dick, bedeutet er eine Krankheit vorn an der Stirn durch überschüssiges Blut. Ist er jedoch rot und klein, bedeutet er eine Krankheit in der rechten Seite durch Hitze und Trockenheit. Ist er aber weiß und klein, hat der Patient in der linken Kopfseite Beschwerden durch Kälte und Trockenheit. Ist der Ring bleigrau und schwarz, bedeutet er eine schwächende Erkrankung des Gehirns und dass man jederzeit den Tod des Patienten befürchten muss. Verändert er sich jedoch vom Bleigrau und von der Schwärze in eine rote und helle Farbe, dann wisse, dass der Mensch von seiner Krankheit genesen ist. Wird er aber schwarz, nachdem er rot und hell war, muss man um den Patienten Sorge haben. Wird der Ring in einer Krankheit grün wie Gras, bedeutet dies, dass man befürchten muss, dass der Patient seinen Verstand verliert.

---

[14] Im zweiten Teil des Harntraktats (ab Kap. 41) benutzt Ortolf das Harngedicht von Aegidius Corboliensis (Gilles de Corbeil, um 1140-1224) als Quelle.

**48 Von der Blase [auf dem Harn]**
Erscheint eine Blase oben auf dem Harn wie bei Wasser, in das es hineinregnet, und vergeht diese nicht sofort, bedeutet das ein langes Siechtum, eine Krankheit der Nieren, einen gefährlichen Wind im Leib und einen geschwächten Kopf. Erscheint Schaum im Ring, klein wie Körnchen, bedeutet das einen Ausfluss des Kopfes auf die Brust oder auf die Lunge: Fließt er auf die Lunge, so hat der Patient Schmerzen in der linken Seite; fließt er auf die Brust, so hat er vorn an der Stirn Schmerzen. Erscheint oben auf dem Harn eine spinnwebartige Wolke, bedeutet das ein Leiden der Brust und der Lunge.

**49 Vom Harn mit viel Schaum**
Ist immer viel Schaum auf dem Harn, bedeutet das ein Brustleiden, eine Überhitzung der Leber und einen Gebrechen der Därme. Sieht aber der Schaum wie Safran aus, bedeutet er die Gelbsucht. Siehst du Eiter im Glas, bedeutet das eine Erkrankung der Nieren und der Blase, dann soll der Harn stinken und der Patient soll unter dem Nabel Schmerzen haben. Kommt es jedoch von der Leber, dann stinkt der Harn nicht und der Mensch hat in der rechen Seite Schmerzen.

**50 Vom trüben Harn**
Ist der Harn trüb, und zwar so, dass viele trübende Teilchen darin herumschweben: Erscheint die Trübung oben im Harn, bedeutet sie eine Brustkrankheit. Ist sie aber in der Mitte und senkt sich nicht auf den Boden, bedeutet sie eine Krankheit im Bereich von Magen und Därmen. Ist sie aber unten am Boden und ist der Harn roh, dann bedeutet sie eine Krankheit der Blase und der Nieren.

**51 Vom blutigen Harn**
Sieht man Blut im Harn, kommt das manchmal von der Leber. Dann sol das Blut rein sein und der Kranke hat Schmerzen in der rechten Seite. Kommt es aber von der Blase, dann soll es unten am Boden liegen und sehr stinken. Kommt es aber von dem Gefäß[15] am Rücken, dann ist es reichlich reines Blut und der Patient hat Schmerzen im Rücken und in der Nierengegend.

**52 Vom Harn mit Sand darin**
Sieht man Sand am Boden schweben, bedeutet das manchmal den Stein in Blase oder Nieren. Ist er in der Blase, dann ist der Sand weiß, und wenn man ihn mit den Fingern reibt, ist er hart, und der Harn ist molkenfarben und trüb. Manchmal kommt es von zu großer Hitze und Trockenheit oder wenn jemand ein scharfes Abführmittel genommen hat, das seinen Leib sehr in Unordnung gebracht hat, oder wenn sich jemand durch Geschlechtsverkehr oder sonst wie an den Nieren verletzt hat: In all diesen Fällen ist der Sand, wenn man ihn zwischen den Händen reibt, weich. Man soll im Übrigen den Kranken fragen, ob es von Frauen, von Arznei oder von Hitze gekommen ist.

---
[15] Vermutlich ist der Harnleiter gemeint.

### 53 Vom Harn mit Schuppen

Sieht man Schuppen oder etwas wie Kleie im Harn, dann kommt das manchmal von einem Geschwür in der Blase, dann soll er vorn am Bauch Schmerzen haben. Manchmal kommt es von verderblicher Hitze und von Trockenheit und von einer Verzehrung des ganzen Körpers. Dann ist dem Menschen schwer zu helfen und er hat üble Hitze und brennt am ganzen Leib.

### 54 Vom Harn mit kleinen Körnchen

Sind kleine Körnchen im Harn oder winzig kleine Schüppchen, so kommt das von drei Ursachen: Manchmal von einem Ausfluss und vom Leibgrimmen, dann soll der Harn trüb sein. Manchmal kommt es davon, dass eine Frau ein Kind unterm Herzen trägt, einen Sohn oder eine Tochter. Sind die Körnlein oder die Schüppchen rot, erwartet sie einen Sohn, sind sie aber blass oder weiß, dann erwartet sie eine Tochter. [Bei einer Schwangerschaft] soll der Harn klar sein, und ihr ist oft übel, ihre Brüste werden hart und der Puls schlägt schnell und unregelmäßig.

## Dritter Teil: Pulsdiagnostik

### 55 Vom Puls

Jetzt habe ich in aller Kürze vom Harn gesprochen. Nun will ich von der Kraft und von der Beschaffenheit des Pulses reden, wie man diese an einem gesunden Menschen und auch an einem Kranken erkennen soll. Wenn der Arzt den Puls tasten will, soll er an den linken Arm greifen, denn dort an der linken Seite liegt das Herz. Der Meister soll mit seiner linken Hand sanft die Hand des Kranken fassen, ohne sie und auch den Unterarm zu sehr abzubiegen, damit der Puls nicht behindert wird.

Und der Meister soll mit seiner rechten Hand mit fünf Fingern auf den Puls greifen und darauf achten, ob die Ader bzw. der Puls schnell oder langsam, klein oder groß, lang oder kurz schlägt. Ein langer Puls ist einer, den man unter fünf Fingern tastet, ein kurzer, den man nur unter zweien tastet. Ein schneller Puls ist einer, der sich schnell hebt und senkt, ein träger, der langsam schlägt. Ein großer Puls ist einer, der die Finger schnell und stetig von sich schlägt, ein kleiner, den man kaum wahrnimmt.

### 56 Von den Pulsarten

Merk dir, dass Männer einen größeren Puls haben als Frauen und Jüngere einen größeren als Alte und dass der Puls im Sommer schneller ist als im Winter. Merk auch, das die Menschen, die von Natur heiß und feucht sind, einen großen, schnellen und langen Puls haben. Wer von kalter und trockener Natur ist, hat einen trägen und kleinen Puls. Ist aber jemand von heißer und trockener Natur, dann ist der Puls klein und schnell. Ist aber jemand kalt und feucht, dann ist der Puls träg, kurz und groß: Hitze macht den Puls schnell, Feuchtigkeit groß, Trockenheit klein und Kälte träg.

**57 Wenn jemand dick ist**

Beachte, ob der Mensch dick oder dünn oder mittel ist. Ist der Mensch dick, soll man die Finger kräftig auf die Ader drücken, denn durch das Fett kann man den Puls schlechter tasten. Ist er aber mager, dann soll man sanft auf die Ader fassen, denn ein solcher Mensch hat wenig Fleisch über dem Puls und man könnte diesen behindern. Einem mittleren Menschen, der weder zu dick noch zu dünn ist, sollst du mäßig fest auf die Ader greifen.

**58 Wie man den Puls tasten soll**

Merk dir: Wenn du die Finger auf den Puls legst – wie Aegidius[16] im Buch vom Puls sagt –, sollst du sie nicht wegnehmen, bis er hundertmal geschlagen hat, denn der Puls ist manchmal zuerst schwach und wird danach stark. Das ist ein gutes Zeichen, denn die natürliche Lebenskraft stärkt sich und die Krankheit nimmt ab. Ist aber der Puls zuerst stark und vermindert sich von Schlag zu Schlag, ist das ein schlechtes Zeichen, denn die Krankheit nimmt überhand und die natürlichen Reserven und das Leben werden schwächer.

**59 Vom Herzen**

Merk dir, dass man die Kraft des Herzens und seine Schwäche und seine Beschaffenheit im Puls wiederfindet. Denn ist das Herz stark, ist auch der Puls stark, und ist es schwach, dann ist auch der Puls schwach.

**60 Was der Puls bedeutet**

Jetzt habe ich gesagt, wie man die Ader bzw. die Hand halten soll, wenn man den Puls tastet. Nun will ich sagen, was jede Pulsart bedeutet. Es lehrt Aegidius: Ist der Puls groß und stark bei einem Gesunden, bedeutet das ein gesundes Herz, eine freundliche Gesinnung, einen fröhlichen Menschen und dass die Organe von ihrer Natur her gesund sind. Ist der Puls aber groß und schlägt schnell während einer Krankheit, bedeutet das unreine und verderbliche Hitze, Schwäche aller Organe und große Probleme um Brust und Herz.

**61 Was ein kleiner Puls bedeutet**

Ein kleiner Puls bedeutet bei einem Gesunden eine kaltes Temperament, dazu Schwäche, ein Abnehmen des Körpers und ein trauriges Herz. Ist aber der Puls in einer Krankheit klein, ist das ein böses Zeichen, vor allem, wenn der Mensch eine unreine Hitze an sich hat und der Puls von Tag zu Tag geringer wird, denn es bedeutet, dass das Leben dahingeht und die Krankheit den Menschen verdirbt.

---

[16] Aegidius hat mit seinem Gedicht über den Puls auch die Vorlage für Ortolfs Pulstraktat geliefert.

**62 Was ein schneller Puls bedeutet**

Schlägt der Puls schnell bei einem Gesunden und ist klein, bedeutet das ein heiß-trockenes Temperament und einen jähzornigen Menschen, dessen Zorn schnell wieder vorbei ist. Ist der Puls aber klein und schnell in einer Krankheit und hat der Mensch viel Hitze, dann bedeutet er ohne Zweifel eine Erkrankung und eine große Schwäche der Brust und des Herzens infolge eines Übermaßes an Hitze.

**63 Was ein langsamer Puls bedeutet**

Ein langsamer Puls bedeutet bei einem Gesunden ein kalt-trockenes Temperament und dass der Mensch wenig Feuchtigkeit in seinem Körper hat. Ist aber der Puls weich und groß, bedeutet er ein kalt-feuchtes Temperament des Menschen. Manchmal erscheint die Ader groß und wenn man darauf greift, verschwindet sie und ist innen leer. Das bedeutet, dass die Feuchtigkeit des Menschen verschwunden ist und dass das Leben in seinem ganzen Körper abnimmt wie bei den Leuten, die lungenkrank und von zu großer Hitze ausgetrocknet sind. Manchmal ist der Puls groß und danach klein, manchmal träge und dann wieder schnell. Das bedeutet, dass die Natur des Menschen auf unterschiedliche Arten bedroht wird, und es weist auf vielerlei Krankheiten hin, wie man an einer Wasseroberfläche sieht, die Winde aus verschiedenen Richtungen hin und her treiben.

**64 Vom Puls**

Merk dir, was ich dir jetzt vom Puls sage, dann erfährst du die höchste Stufe der Kunstfertigkeit und kannst Gottes Gnade und den Ruhm der Welt gewinnen. Wenn du mit vier Fingern auf den Puls greifst: Schlägt er unter allen vier Fingern, ist das gut. Schlägt er aber nicht unter vieren, und insbesondere nicht unter den zwei Fingern Richtung Hand des Kranken, sondern schlägt der Puls nur in Richtung Ellenbogen, dann wisse, dass das das Ende und den Tod des Menschen bedeutet, denn seine Verfassung und seine Kraft können den Pulsschlag nicht weit genug vom Herzen wegbringen.

**65 Wie man verschiedene Pulsarten deuten soll**

Merk dir weiterhin: Wenn der Puls zuerst klein ist und dann von Schlag zu Schlag und von Tag zu Tag größer wird, bedeutet das ein Zunehmen des Körpers und des Lebens. Nimmt er aber ab und wird der Mensch von Tag zu Tag schwächer und hat er Hitze, dann wisse, dass der Mensch todgeweiht ist. Geht es aber dem Menschen besser, so dass er gut schlafen kann und kräftiger wird und die Hitze abnimmt und der Puls sanft und gemächlich schlägt, ist das ein gutes Zeichen, denn es bedeutet, dass der Kampf der Krankheit gegen die Natur vorbei ist und dass das Leben gewonnen hat. Merk dir: Wenn der Puls klein wird, so dass du ihn kaum spürst, und wenn er schnell schlägt und zittert, dann wisse, dass der Mensch dem Tod nahe ist.

### 66 Wenn man den Puls nicht tasten kann

Merk dir, dass als Folge übermäßiger Hitze der Puls nach einer Krankheit oft verschwindet, so dass man ihn nicht mehr wahrnimmt. Ob das den Tod bedeutet oder das Leben, das will ich dir sagen: Wenn der Harn des Menschen klar ist oder wird, wenn der Ring an der Harnoberfläche nicht schwarz ist bzw. wenn er rot oder schwarz war und danach hell wird und wenn die Wolke im Harn weiß wird und zusammensinkt, dann wisse mit Sicherheit, dass der Mensch genesen ist. Wenn du den Puls nicht tasten kannst, der Patient Hitze und Schwäche verspürt und der Harn übel aussieht – schwarz, bleigrau oder grün –, dann wisse, dass der Mensch stirbt.

## Vierter Teil: Hippokratische Lehren

### 67 Hier findest du viele Lehren von Meister Hippokrates

Meister Hippokrates, der größte Meister [der Medizin], der je geboren wurde, wie alle Gelehrten zugestehen, der sagt, dass das Leben kurz ist und die Kunst lang und schwer, denn das Leben nimmt von Tag zu Tag ab und die Kunst wächst durch die Lehren vieler Meister. Deshalb verfasste er in lateinischer Sprache folgende kurz gehaltene Lehrschrift, die ich in diesem Buch ins Deutsche übersetze.

Er sagt, dass allzu dicke Menschen früher sterben als die schlanken. Deshalb soll man ihnen weniger zu essen und zu trinken geben und ihnen ab und zu ein mildes Abführmittel verabreichen, und sie sollen auch körperlich arbeiten, denn das macht sie schlank. Merk, dass alle Krankheiten, die Folge von zu viel Trinken und Essen sind, gemildert werden, wenn man den Betreffenden wenig zu essen und zu trinken gibt. Sind sie jedoch durch Hunger krank geworden, dann werden sie von mäßigem Essen gesund. Alle Krankheiten, die von zu viel Durst und Hunger kommen, sind schlimmer als die Folgen von zu viel Essen und Trinken. Merk, dass es in allen langen Krankheiten schadet, wenn man den Betreffenden zu wenig zu essen und zu trinken gibt, denn dadurch kommt der Kranke um. Merk, dass bei allen Fiebern und in allen Krankheiten feuchte Kost von Nutzen ist.

Merk, dass man – wenn man einen Abführtrank einnehmen will – vorher den Leib mit Sirup oder womit auch immer weich machen soll, denn dann geht das Mittel umso sanfter durch den Leib. Merk, dass man in keiner Krankheit irgendeine abführende Arznei verabreichen soll, denn die Natur ist zu schwach und kann das nicht vertragen. Merk, wenn jemand während einer Krankheit wahnsinnig wird: Geht es ihm schlechter, wenn er schläft, ist das tödlich; wird ihm leichter, dann stirbt er nicht. Merk: Wenn jemand langsam abnimmt, nimmt er auch langsam wieder zu; wird er aber schnell schlank, dann wird er auch schnell wieder dick. Merk: Wo das Essen ohne Appetit einem Menschen zugeführt wird, verursacht es Krankheiten, denn die Natur ist zu schwach und kann es nicht verdauen.

Merk, dass niemand je so weise war, dass er mit Sicherheit sagen könnte: „Dieser Mensch wird gesund“ bzw. [„Dieser] stirbt“ oder: „Man darf ihn leichten Herzens ohne Beachtung lassen“ oder: „Man kann ihm helfen“. Merk hinsichtlich des Viertagefiebers: Da es von Kälte kommt, ist es im Herbst und im Winter lang und schwer zu vertreiben; im Sommer vergeht es wegen der Hitze problemlos. Das Dreitagefieber dagegen ist, da es von Hitze kommt, im Sommer besorgniserregend, im Winter vergeht es leicht. Merk: Wenn jemand gesund ist und oft Abführmittel nimmt, dann wird er krank.

Merk: Wenn das Wetter das Jahr über nicht so ist, wie es sein soll, so dass der Winter warm und regenreich ist und der Sommer kalt und feucht, dann entstehen böse und tödliche Krankheiten. Merk: Die Krankheiten im Herbst und im Winter sind kurz und tödlich, im Frühling sind sie leicht und kurz. Merk: Wenn eine Frau am Anfang ihrer Schwangerschaft steht und sie diese [erhalten und] unbeschadet überstehen will, dann soll sie nicht oft Abführmittel nehmen, denn am Anfang ist die Frucht schwach, wie du an einem blühenden Baum siehst, wo die Frucht durch ein bisschen Frost verdirbt. Wenn sie dagegen zu alt wird, reißt sie leicht ab.

Merk zu den verabreichten Medikamenten: Es ist gut, wenn sie im Sommer oben aus dem Menschen herauskommen und im Winter unten. Merk: Wenn es zu kalt oder zu heiß ist, ist es nicht gut, Abführmittel zu nehmen oder zur Ader zu lassen. Merk, dass jeglicher schwarze Harn und alles, was schwarz ist, wenn ein Mensch Stuhlgang hat, ein Todesbote ist. Merk, dass jeder kalte Schweiß langes Siechtum bedeutet und in einer Krankheit den Tod. Merk: Wenn jemand nach dem Schlafen schwitzt, bedeutet das, dass der Mensch zu viel isst und trinkt. Ist das nicht der Fall, bedeutet es, dass der Mensch eine Abführmaßnahme nötig hat.

**68 Wenn jemand von Tag zu Tag abnimmt**

Nimmt jemand von Tag zu Tag ab, so dass er körperlich dahinschwindet ohne ersichtlichen Grund, der stirbt bald. Sind im Menschen zwei Krankheiten, und zwar nicht an der gleichen Stelle, dann vertreibt die schwerere die leichtere. Für jede Krankheit, die von großer Arbeit kommt, gilt: Ruht sich der Mensch aus und entledigt sich der Arbeit, wird er gesund. Woran sich der Mensch gewöhnt hat: Lässt er von seiner Gewohnheit, wird er krank. Ist das Jahr sehr nass, regnet es also viel, dann entsteht viel Fieber und Krankheit und [die Krankheiten] dauern lang.

Erleidet jemand eine Krankheit und schwitzt an seinem ganzen Körper während der Genesung, ist das gut; schwitzt er aber nur am Kopf, ist das tödlich. Schwitzt jemand viel während einer Krankheit und wird er umso schwächer, je länger es dauert, ist das schlimm. Bei dem soll man den Schweiß verhindern, sonst bringt er den Menschen um und die Krankheit verlängert sich.

Wenn jemanden nach einem Abführtrank der Krampf oder der Schluckauf befällt, ist das tödlich. Wenn jemand lungenkrank ist und dann Durchfall bekommt oder ihm das Haar vom Kopf ausfällt, der stirbt ohne Zweifel. Ist jemand an den

Augen schwach und sind sie feucht, dem nutzt Schweißbad und das Trinken von klarem Wein. Wem der Kopf schmerzt und wer unreine Hitze hat, denen schadet Milch. Doch ist sie für diejenigen gut, die an Schwindsucht leiden, wenn sie nicht viel unreine Hitze haben. Wenn jemandem der Kopf weh tut und ihm Eiter oder Wasser oder Blut aus den Ohren oder aus den Nasenlöchern fließt, dann wird er gesund.

Hatte jemand lange Zeit Hämorrhoiden und lässt sie dann abtragen, ist das schädlich. Hat jemand den Schluckauf und niest dabei, dann vergeht ihm der Schluckauf. Hat jemand Durchfall und erbricht dann, so vergeht der Durchfall. Wird die Blase oder das Hirn verletzt oder der Dünndarm oder die Leber, ist das tödlich. Hustet jemand bei Wassersucht, ist das schlimm. Wird jemand bei Wassersucht wund, heilt das schlecht und ist tödlich. Bekommt jemandem Aderlass und Abführen gut, soll er oft vom Aderlass Gebrauch machen und Abführmittel nehmen; wer aber schwächer wird, soll sich davor hüten.

**69 Von der Krankheit**

Liegt jemand krank darnieder und verändert sich sein Gesicht nicht stark in Richtung Tod, bedeutet das sein Überleben. Hat es sich aber sehr verändert, so dass seine Nase spitz wird, die Augen tief im Kopf liegen, die Ohren kalt sind und das Gesicht grünlich oder schwarz wird und wenn er dabei nicht Durchfall hat und auch nicht [übermäßig] lang ohne Schlaf war, dann wisse, dass der Mensch todgeweiht ist. Und trifft es zu, dass jemand Helligkeit meidet, da ihm die Augen tränen, wenn er ins Licht schaut, oder wenn sie zittern und wenn ihm, wenn er schläft, die Augen teilweise offen stehen und wenn seine Augenlider schwarz werden und die Wimpern herabfallen: Wenn er zu diesem Zeitpunkt keinen Durchfall hatte, dann wisse mit Sicherheit, dass der Mensch stirbt.

Merk auch: Wenn jemand auf der rechten oder auf der linken Seite liegt und seine Beine und Arme anzieht oder streckt, ist das ein gutes Zeichen. Wirft er sich aber vom Kopfende des Bettes zum Fußende, weist das ohne Zweifel auf den Tod voraus. Wenn der Patient während einer Erkrankung auf dem Bauch liegt und er diese Gewohnheit nicht von Kindheit an hatte, ist das ein Todeszeichen.

**70 Wenn jemand krank darniederliegt**

Liegt jemand krank darnieder und knirscht mit den Zähnen, bedeutet das entweder den Tod oder dass er wahnsinnig werden wird. Ist er aber wahnsinnig und knirscht, dann stirbt er ohne Zweifel. Ist jemand krank und bekommt er ein Geschwür am Rücken und wird dieses schwarz oder grün und fließt nichts ab, ist das tödlich. Wenn jemand krank darnieder liegt oder eine Geschwulst in sich hat oder wahnsinnig ist oder Kopfschmerzen hat: Wenn er dann an den Kopf oder an die Wand oder in die Nasenlöcher oder auf die Kleidung greift, als ob er etwas davon abreißen oder Fäden herausziehen wollte, ist das ein Zeichen des nahenden Todes. Ist jemand schwach und holt schnell Atem und hebt und senkt sich die Brust schnell, so bedeutet das, dass er um Brust und Herz krank ist, und das ist mit Sicherheit tödlich, denn es bedeutet in einer Krankheit, dass der Mensch seine Besinnung verlieren wird. Wenn sein Atem kalt aus den Nasenlöchern kommt und er im Hals ständig röchelt, bedeutet das ohne Zweifel den Tod. Atmet jemand in einer Krankheit weder zu schnell noch zu langsam, ist das ein gutes Zeichen und spricht fürs Überleben. Liegt jemand krank darnieder und schwitzt während der Genesung an seinem ganzen Körper und ist der Schweiß warm, spricht das für Überleben und ist gut. Ist aber der Schweiß während einer Krankheit kalt oder schwitzt der Patient nur am Kopf oder am Hals, ist das zu fürchten und ist ein Todeszeichen. Jeder heiße Schweiß bedeutet in jeder Krankheit ein kurzes Krankenlager. Ist jemand in den Flanken geschwollen und hat eine Krankheit, stirbt aber nicht sofort und liegt bis zu zwanzig Tage lang so da und verringert sich weder die Krankheit noch die Hitze, dann bedeutet es, dass die Geschwulst im Körper Eiter bilden will. Jede Geschwulst in der linken Seite ist besser als in der rechten. Bildet ein Geschwür oder eine Geschwulst am Körper Eiter, ist das im Inneren des Leibes tödlicher als außerhalb. Bekommt jemand während einer Krankheit die Wassersucht, ist das schlimm und ihm kann man nur schwer helfen. Jede Wassersucht durch Hitze ist tödlich, wenn der Harn dabei rot und wenig ist und wenn das lange gedauert hat.

### 71 Vom Schlaf

Jeder Schlaf ist nachts gesünder als tagsüber. Es ist ein schlechtes Zeichen, wenn jemand nicht schlafen kann, und besonders während einer Krankheit, denn bei diesem Menschen muss man befürchten, dass er wahnsinnig werden könnte. Hat jemand Stuhlgang und ist dieser weder zu dünn noch zu dick, bedeutet es, dass der Betreffende in Brust und Bauch gesund ist. Hat jemand Stuhlgang und ist dieser beschaffen wie Wasser oder wie Weinhefe oder wie das, was man von Kutteln abschabt, ist das ganz schlimm. Wird der Stuhl aber schwarz und stinkt er auffällig, ist das ohne Zweifel tödlich, besonders wenn es lange anhält. Wenn jemand erbricht und ihm davon leichter wird, ist das nicht besonders schlimm. Wird das Erbrochene aber grün und schwarz und stinkt es ungewöhnlich, ist das tödlich.

Ist jemand an der Lunge oder im Bereich der Brust krank: Hustet er dann und kommt der Auswurf leicht, ist das hilfreich. Löst sich der Auswurf aber schwer und wird er schwarz oder grün, ist das schlimm und tödlich. Hat jemand Beschwerden an der Lunge und ist der Speichel zuerst rot wie Blut und fließt er leicht, ist das gut. Bekommt er aber Durchfall oder wird ihm nach einem Aderlass nicht leichter, bedeutet es, dass ein Geschwür in der Lunge sitzt und Eiter im Entstehen begriffen ist.

### 72 Von den Zeichen des nahenden Todes

Dieses Wissen fand man bei Hippokrates in seinem Grab[, wohin er es] aus wahrer Nächstenliebe [mitgenommen hatte], damit es niemand nach ihm [anwenden] könnte, und zwar ist es das Wissen, wie man erkennen kann, an welchem Tag ein Kranker sterben wird.

Wenn bei einem Kranken eine Blase in seinem Gesicht entsteht und sie schmerzhaft ist und wenn der Patient seine linke Hand auf seine Brust gelegt hat, dann sollst du wissen, dass der Mensch in neunzehn Tagen stirbt, wenn er noch dazu in seine Nasenlöcher greift. Entsteht eine Blase am Knie, die schwarz ist, dann stirbt der Mensch am achten Tag, wenn die Krankheit mit Schwitzen begonnen hat. Wächst einem Menschen eine Blase am Hals, dann stirbt der Betroffene am dritten Tag der Krankheit, wenn er großen Durst hatte, als die Krankheit anfing. Entsteht bei einem Kranken eine Blase, die schwarz ist, dann wisse, dass der Mensch am gleichen Tag stirbt, wenn er, als er krank wurde, Appetit auf „heiße" Speise hatte. Wenn ein Kranker eine schwarze Blase bekommt, die wie eine Feige aussieht, dann wisse, dass der Betroffene am nächsten Tag stirbt, wenn ihm an Anfang das Herz schwer war.

Wenn bei einem Kranken eine schwarze oder blasse Blase auf die linken Daumen wächst, die ihm nicht weh tut, dann stirbt er am sechsten Tag, wenn die Krankheit mit Durchfall begonnen hat. Wenn bei einem Kranken eine Blase auf der mittleren Zehe am linken Fuß entsteht, dann wisse, dass der Mensch am 22. Tag stirbt, wenn er zu Beginn der Krankheit fremden Besitz begehrte. Wenn bei einem Kranken die Nägel schwarz oder blass oder grün werden und eine rote Blase an der Stirn entsteht, dann stirbt er am vierten Tag, wenn die Krankheit mit Niesen begonnen hat. Entsteht eine Blase auf dem Daumen und musste er sich sehr jucken, als die Krankheit anfing, so stirbt er am fünften Tag, bevor die Sonne untergeht, wenn er zu Beginn viel Wasser lassen musste.

Wächst eine Blase hinter dem linken Ohr, dann stirbt er am 20. Tag, wenn er am Anfang viel Wasser lassen musste. Entstehen drei schwarze Blasen auf den Augenlidern, so stirbt er am 27. Tag, wenn er, als die Krankheit begann, viel Speichel im Munde hatte. Wächst eine schwarze Blase in der Größe einer Haselnuss auf einem Auge, so stirbt derjenige am nächsten Tag, wenn er zu Beginn der Krankheit schlecht geschlafen hat. Entsteht während einer Krankheit eine weiße Blase auf der rechten Hand, stirbt der Betroffene am dritten Tag, wenn er, als ihn die Krankheit befiel, keine Lust zu essen hatte. Wächst jemandem eine Blase hinter dem rechten Ohr, als ob er verbrannt sei, stirbt er in sieben Tagen, wenn er, als die Krankheit begann, sehr erbrochen hat. Bekommt ein Kranker eine Blase unter dem Kinn, die aussieht wie eine Bohne, stirbt er am dritten Tag, wenn er viel Speichel im Mund hat und ihm seine Geschlechtsteile weh tun.

## Fünfter Teil: Ein kurzer Aderlasstraktat

### 73 Vom Aderlass

Merk dir: Wenn die Krankheit neu ist, soll man den Kranken an derjenigen Seite zur Ader lassen, wo er keine Schmerzen hat, damit man die Krankheit nicht verstärkt. Ist jedoch die Krankheit alt, dann soll man an der gleichen Seite lassen, wo das Leiden sitzt. Merk: Wenn jemand schwach ist oder alt, soll man ihn nicht zur Ader lassen, es sei denn, er habe vorher gegessen und getrunken. Wird jemand durch Lassen schwächer und kränker, soll man ihn nicht mehr zur Ader lassen, denn es bedeutet, dass der Mensch zu wenig Blut hat.

Beim Aderlass soll man vier Dinge beachten: Ob der Mensch an Lassen gewöhnt ist, ob er zu jung oder zu alt ist, ob die Jahreszeit zu heiß oder zu kalt ist und ob etwa Neumond ist. Ist der Mensch zu alt oder zu schwach, soll man ihn zur Ader nicht lassen, es sei denn, der Harn wäre rot und der Puls schlüge sehr. Ist die Jahreszeit heiß wie im August, soll man nicht lassen, denn dann wird der Mensch durch übermäßige Hitze und durch Schwitzen schwach. Kann aber der Mensch auf Lassen nicht verzichten, dann soll man ihn an eine kühle Stelle setzen, die reichlich mit Weidenlaub oder mit Rosen bestreut und mit Wasser begossen sein sollte, damit ihm die Hitze keinen Schaden zufügen kann. Man soll auch nicht lassen, wenn es zu kalt ist, denn dann wird das verdorbene Blut in den Adern hart und das gute fließt heraus. Man soll auch nicht lassen, wenn der Mond neu ist, denn dann sind die Menschen schwach und haben wenig Blut, wie du am Meer siehst, das verschwindet und abnimmt, wenn der Mond neu ist.

Merk: Wenn das Blut, wenn es eine Weile steht, rot und trocken ist und wenn nicht viel Wasser darauf schwebt, zeigt es ein heiß-trockenes Temperament des Menschen an, und den Betreffenden soll man nicht viel zur Ader lassen, denn er hat wenig Blut. Ist das Blut rot, wenn es eine Weile steht, und ist oben weder zu viel noch zu wenig Wasser und nicht viel Schaum, bedeutet es eine gute Konstitution und einen gesunden Menschen. Ist das Blut jedoch schwarz oder beschaffen wie Talg oder blau oder grün: Das ist alles schlecht und bedeutet Fieber und künftige Krankheit. Den Betroffenen soll man oft zur Ader lassen und ihm Tränke mit Nelken und Gamander verabreichen, denn das reinigt das Blut.

Schmerzt jemandem der Kopf vorn an der Stirn, soll man ihn auf dem Daumen zur Ader lassen. Hat er aber Schmerzen hinten am Kopf, soll die Ader mitten auf der Stirn eröffnet werden. Hat er Schmerzen an der Schläfe oder an den Augen, soll man an der Ader hinter den Ohren lassen. Wem das Zahnfleisch oder die Zähne schmerzen oder wer einen schmerzhaften Katarrh hat, der soll die zwei Unterzungenvenen öffnen lassen. Hat jemand Beschwerden an der Lunge oder an der Milz, soll man ihn an der linken Hand beim kleinen Finger zur Ader lassen. Wer schwer atmet und wem die Brust weh tut, den soll man auf dem linken Arm an der Mittelader lassen: Das hilft sehr, vor allem wenn das Blut verdorben ist. Hat jemand an der rechten Seite Schmerzen oder an der Leber, soll er auf dem rechten Arm an der Leberader gelassen werden. Hat jemand Rückenschmerzen, soll man ihn an der Vene auf dem Rücken oberhalb der Nieren zur Ader lassen. Wem die Nieren und die Kniescheiben und die Füße weh tun oder eine Frau, die ihre Periode nicht bekommt, diese alle sollen unter dem Knöchel an den Füßen zur Ader gelassen werden. Wer die „Gicht“[17] hat, den soll man auf den Füßen bei der kleinen oder bei der großen Zehe zur Ader lassen.

---

[17] Das mittelhochdeutsche Wort ist mehrdeutig. Neben „unserer“ Gicht sind auch Lähmungen sowie vor allem Muskelschmerzen und Gelenkbeschwerden gemeint.

### 74 Von allen Krankheiten des Körpers

Von allen Krankheiten, die es vom Kopf bis zu den Füßen gibt: Wodurch sie entstehen, wie sie heißen, wie man sie erkennen kann, ob sie von Hitze oder von Kälte kommen und wie man den Betroffenen helfen soll, das will ich in aller Kürze lehren auf der Grundlage des Buches Gilbertina[18], Avicennas[19] und aller Bücher, die ich kenne, und nun zuerst vom Haar.

### 75 Vom Ausschlag am Kopf

Hat jemand einen Ausschlag am Kopf, dann soll er Malven in Wasser sieden und das Haupt damit waschen, das vertreibt die Schuppen vom Kopf. Das ist eine weitere Arznei für die grindige Kopfhaut: Nimm Alantwurzeln, sied sie in starkem Essig, zerstoß sie und drück den Brei durch ein Tuch. Gib zu einem Viertelpfund[20] des Safts ein halbes Pfund Schweineschmalz und ein Lot[21] Quecksilber. Vermisch es und gib zwei Lot Weinstein dazu. Reib den Kopf damit ein. – Es hilft den Leuten, die eine schlimme Kopfhaut haben und grindig sind, wenn sie ein halbes Jahr lang immer wieder den Kopf mit ihrem Harn waschen.

### 76 Eine weitere Arznei

Dies ist eine weitere Arznei: Nimm zwei Pfund ungelöschten Kalk und zwei Lot Rauschgelb, koch das miteinander in sieben Pfund Wasser, und zwar so lang, bis, wenn du eine Feder eintauchst, sofort das Gefieder abfällt. Dann seih es durch ein Tuch, nimm den klaren Sud und wasch damit dem Patienten in einer Stube den Kopf, dann fällt ihm das kranke Haar aus. Reib ihm danach den Kopf mit folgender Salbe ein: Nimm Honig, Schweine- und Gänseschmalz, jeweils ein Viertelpfund, vermisch es und reib den Kopf damit ein: Das heilt gut und bringt ihm reichen Haarwuchs.

---

[18] Gilbertus Anglicus (um 1180 – um 1250) war der Verfasser eines medizinischen Lehrbuchs (‚Compendium medicinae'), das Ortolf als Vorlage für den sechsten und siebten Teil seines Werks diente.

[19] Der persische Arzt, Naturphilosoph und Jurist Avicenna (Ibn Sina, um 980 – 1037) fasste das medizinische Wissen seiner Zeit in einem umfangreichen ‚Canon' zusammen, der an den europäischen Universitäten bis in die Neuzeit hinein benutzt wurde. Ortolf hat Avicenna wohl nur mittelbar über Gilbert vermittelt bekommen, denn die wenigen zitierten Rezepte aus dem ‚Canon' sind auch im ‚Compendium medicinae' zu finden.

[20] Das Pfund war ein in ganz Europa verbreitetes Gewichtsmaß, allerdings wurde es von Stadt zu Stadt anders definiert. Die Menge lag zwischen gut 400 Gramm („Karlspfund") und 510 Gramm (z.B. Nürnberger Krämerpfund). Das (Basler) Apotheker-Pfund, das ab dem Spätmittelalter in Medizin und Pharmazie relativ verbreitet war, lag bei 357 (350 bis 360) Gramm.

[21] Ein Pfund hatte 32 Lot.

**77 Vom Kopf**
Der Kopf wird manchmal aus eigener Schwäche krank, manchmal durch andere Organe, z.B. durch den Magen. Ist er aus eigener Ursache krank, dann schmerzt er ganz allein [und dauerhaft]. Kommt es jedoch vom Magen, geht es ihm manchmal besser, manchmal schlechter. Der Kopf erkrankt auch manchmal durch äußere Ursachen, z.B. von Stürzen oder Schlägen, manchmal durch innere Ursachen, wie durch ein Übermaß an Blut, bisweilen auch durch zu viel Kälte und Feuchtigkeit oder durch Hitze und Trockenheit.

**78 Wenn es von Blut kommt**
Kommt es von zu viel Blut, erkennst du es folgendermaßen: Die Stirn ist heiß, der Kopf ist schwer, die Ader an der Schläfe ist groß, der Speichel im Mund ist süß und der Harn ist rot und dick. Kommt es aber von Hitze und Trockenheit, dann hat er großen Durst und kann nicht schlafen; was er trinkt, kommt ihm bitter vor und der Harn ist rot und dünn. Kommt es jedoch von Kälte und Feuchtigkeit, dann hat er Schmerzen im Hinterhaupt, sein Gesicht ist blass, der Puls ist langsam und groß und er hat wenig Durst. Kommt es aber von Kälte und Trockenheit, hat er Schmerzen auf der linken Seite des Kopfes, sein Haupt ist kalt, sein Harn weiß und klar, der Puls schlägt langsam und ist klein und er leidet an bösen Träumen.

**79 Vom Kopf**
Kommt die Krankheit des Kopfes von Blut, dann soll man auf dem Daumen zur Hauptader lassen und ihm den Kopf mit Rosenöl einreiben, das man mit Pappelsalbe vermischt hat. Liegt er aber krank darnieder, soll man ihm nicht viel auf den Kopf auftragen und auch kein Abführmittel geben, damit man die Genesung nicht behindert. Achte auch darauf, dass du, wenn jemand irgendeinen Katarrh hat, ihn nicht badest oder ihm den Kopf wäschst, denn davon verstärkt sich der Ausfluss.

Hat aber der Patient keine Hitze und ist krank durch verdorbenes Blut, dann mach ihm diesen Sirup: Nimm ein Lot Purgierkassie, von Manna, Veilchen, Tamarinde und Pflaumen je zwei Lot, koch alles in zwei Pfund Wasser, seih es durch ein Tuch, tu ein Viertelpfund Zucker dazu und lass es zu einem Sirup eindicken. Gib davon dem Kranken morgens und abends immer drei Löffel voll in vier Löffeln heißen Wassers. Danach gib ihm dieses Pulver: Nimm ein Quäntchen Rhabarber und ein halbes Quäntchen Wolfsmilch in warmem Wein, dann wird er kräftigen Stuhlgang haben.

**80 Wenn es von Kälte kommt**
Kommt aber die Krankheit des Kopfes von Kälte und Trockenheit oder von Hitze, dann mach ihm diesen Sirup: Nimm Sennesblätter, Wurzel vom Tüpfelfarn, Pflaumen, Tamarinden und Veilchen, jeweils zwei Lot, zwei Quäntchen Rhabarber, je anderthalb Lot Myrobalanen der Sorten „citrinus“ und „kebulus“,

koch das alles in drei Pfund Wasser, reduziere es zu einem Drittel ein und drück es durch ein Tuch. Gib ein Viertelpfund Zucker dazu und koch es nochmals. Dann verabreiche dem Kranken immer drei Löffel voll in vier Löffeln heißen Wassers.

Dann gib ihm diese Pillen, die vertreiben alle chronischen Beschwerden des Kopfes: Nimm vier Lot Aloe, ein halbes Lot Mastix, ein Quäntchen Schwanzpfeffer, vermisch alles mit Wermutsaft oder mit Wein und mach erbsengroße Pillen daraus. Gib ihm morgens und abends je drei zum Einnehmen.

Danach mach folgendes Pulver, das stärkt alle Glieder, den Magen und den Kopf: Nimm je zwei Lot Kreuzkümmel und Ingwer, ein Lot Schwanzpfeffer, ein Quäntchen Koriander und Nelken, zerstoße alles zusammen und gib ein halbes Pfund Zucker oder mehr dazu. Gib ihm morgens und abends eine [Menge von] Walnussgröße.

## 81 Wenn der Kopf viel Hitze hat

Hat aber der Kopf viel Hitze, dann leg folgenden Umschlag darauf: Nimm eine Handvoll Hauswurz, ein bisschen Rosenwasser und Frauenmilch und bestreich seinen Kopf damit: Es hilft gut. Kommt es jedoch von Kälte, dann mach ihm diese ausgezeichnete Waschlotion: Nimm ein halbes Viertel Wein, je zwei Lot Laserkraut und Enzian sowie ein Lot Lorbeer, stoß es klein, koch es mit Wein, wasch ihm das Haupt damit und schlag dann ein Tuch darum: Es hilft ohne Zweifel.

Merk auch, dass, wenn der Mensch hartleibig ist, ihm die Pillen sehr helfen, die *Pillulae arabicae* heißen, wenn man ihm neun oder sieben gibt. Merk auch, dass man in einer Krankheit keine Arznei dem Kopf oder dem Leib verabreichen soll, denn man hält die Besserung auf und verlängert die Krankheit. Nimm den Saft von dem Kraut, das Portulak heißt, und bestreich den Kopf und vor allem die Stirn damit; es vertreibt [auch] schwere Krankheit.

Wird jemand aber durch Hinfallen oder durch Schläge auf den Kopf krank und hat nicht viel geblutet, dann tut ihm nichts so gut wie ein Aderlass auf der Hand aus der Hauptader. Merk auch, dass das Perlenmittel, *Pliris* und Rosmarinkonfekt den Kopf und den ganzen Körper sehr stärken, wenn die Krankheit von Kälte kommt. Kommt sie jedoch von Hitze, dann gib ihm Rosenzucker oder Tragantlatwerge.

## 82 Wenn jemand während einer Krankheit wahnsinnig wird

Wird jemand während einer Krankheit und nach einer eingetretenen Besserung wahnsinnig, so kommt das manchmal von einer Geschwulst im Kopf, manchmal von zu großer Hitze und von Ausdünstungen, die innen verbleiben. Kommt es von einer Geschwulst, sollst du das folgendermaßen erkennen: Dann ist der Harn blass und dünn, der Patient hat dauernd starke Hitze, schläft nicht, schaut mit den Augen grimmig umher und ist ganz und gar von Sinnen. Kommt es jedoch von unreiner Ausdünstung, dann ist der Harn nicht ganz so weiß und dünn, der Patient hat nicht so große Hitze und ist nicht ganz so verwirrt.

**83 So soll man ihm helfen**

Jetzt will ich dich lehren, wie du ihm helfen sollst. Merk, dass es nichts Besseres gibt, als den Kranken ins Dunkle zu legen und wenig mit ihm zu sprechen, denn wenn man viel mit ihm redet, wird er noch verwirrter. Dann nimm Essig und Salz und reib ihm die Hände und Fußsohlen damit ein. Wenn er hartleibig ist (so lehrt Gilbert in seinem Buch), dann mach ihm folgenden Einlauf: Nimm Malven und Eibischwurzeln, Leinsamen, Bockshornklee, Kleie und ein bisschen Salz, koch das in vier Pfund Wasser, seih es durch ein Tuch, gib etwas Honig und Olivenöl dazu und verabreiche dem Kranken ein Pfund davon mit einem Klistier von unten in den Leib.

Oder nimm – das ist genauso gut – einen Löffel Honig und genauso viel Salz, koch das miteinander, bis der Honig glänzend schwarz wird, nimm es vom Feuer, lass es ein wenig erkalten, mach dann fingerlange Zäpfchen daraus und schieb ihm eines oder zwei unten in den Leib, dann wird er weich.

Man soll auch ein Huhn nehmen und am Rücken aufreißen; leg es ihm auf den Kopf und besonders an die Stirn, es beruhigt sehr.

Das ist auch eine ausgezeichnete Arznei: Nimm Mohnsamen und weißen Bilsensamen, stoß es und vermeng es mit einem Eiweiß und mit Frauenmilch, streich es ihm auf den Kopf, besonders an die Stirn, in die Ohren, in die Nasenlöcher und an die Schläfen. Oder nimm zwei Lot Bilsensamen, zerstoß ihn in gutem Wein, streich das an die Stirn, in die Ohren und in die Nasenlöcher: Er schläft sofort.

Merk auch: Bekommt der Mensch die Schlafsucht, ist das gut; wirt er aber nach einer Schlafsucht wahnsinnig, dann stirbt er. Ist der Mensch aber in gutem körperlichem Zustand, dann lass ihm die Ader mitten auf der Stirn. Du kannst ihm auch Mandelmilch oder Gerstenwasser zu trinken geben. Du sollst ihn auch an eine Stelle legen, wo es kühl ist und wo rote Weiden und Rosen ausgestreut sind: Es hilft.

**84 Von der Schlafsucht**

Die Schlafsucht kommt oft von Kälte und Feuchtigkeit und befällt alte Leute. Du sollst sie folgendermaßen erkennen: Der Kranke hat ständig große Hitze, denn sie kommt von einem Geschwür, das hinten im Kopf sitzt. Sein Harn ist blass und dick. Er sieht aus, als ob er aus Schwäche und Verfinsterung des Kopfes schlafe, aber er schläft nicht. Wenn man ihn anruft, dann schweigt er; antwortet er aber, dann ist ihm nicht bewusst, was er sagt. Und er wirft sich im Bett herum, [sogar] den Kopf zu den Füßen.

**85 So soll man ihm helfen**

Diesem Kranken soll man folgendermaßen helfen: Man soll ihn oft zum Niesen bringen mit weißer Nieswurz und mit Pfeffer. Man soll ihm auch die Füße und die Hände mit Salz und warmem Essig einreiben und immer für leichten Stuhlgang sorgen mit den Zäpfchen, die aus Salz und Honig gemacht sind, wie ich oben gelehrt habe. Man soll ihn auch an einen hellen Ort legen und viel mit ihm reden, damit man ihn vom Schlaf abhält, und ihn kräftig an Bart und Haar ziehen. Hat er jedoch nicht viel unreine Hitze, dann kann man ihn gut in ein Schweißbad setzen, damit sich die Feuchtigkeit und die Ausdünstung in ihm vermindern.

Man soll ihm auch den Kopf waschen mit Wasser, in dem Kamille, Dill, Veilchen, Rosen und Wermut gekocht sind. Man soll ihm auch folgende Latwergen geben: das Drei-Pfeffer-Mittel, Galgantkonfekt oder *Pliris*, worin Bisam gesotten ist. Ist aber der Harn rot und schlägt der Puls schnell, dann wisse, dass die Krankheit von Hitze kommt, dann soll man ihm „kalte" Arzneien geben, wie Rosen- und Veilchenzucker. Merk, dass ihm ein Bad gut tut. Man soll aber den Kopf nicht mit Wasser in Berührung bringen, denn es verhindert das Schwitzen. Du sollst wiederholt Menschenhaar vor seiner Nase verbrennen: Es hilft sehr.

### 86 Von der Fallsucht

Die Fallsucht kommt von Kälte und übermäßiger Feuchtigkeit des Gehirns. Davon werden die Adern prallvoll; durch die Übermenge kann der Verstand, der im Gehirn sitzt, nicht in die Adern und zu den Gliedern gelangen. Dadurch wird die Natur verdunkelt und gerät in Wut und durch dieses Toben wird wiederum der Mensch überhitzt. Die Erhitzung ihrerseits vertreibt die Kälte und die Feuchtigkeit, und der Mensch steht auf und gewinnt sein Bewusstsein zurück. Merk, dass die Krankheit bisweilen von unreiner Ausdünstung kommt, die in das Gehirn eindringt. Kommt die Fallsucht von einer Schwäche des Gehirns, dann hat der Betroffene viel Schaum vor dem Mund, wenn er stürzt. Kommt sie vom Magen, dann erbricht er. Kommt sie jedoch von der Blase, dann nasst er ein.

### 87 Wie man die Krankheit vertreiben soll

Man soll ihnen folgendermaßen helfen, sagt Meister Gilbertus: Sobald der Mensch hinfällt, soll man ihn zur Ader lassen, an welcher Stelle man will, und soll ihm vier Quäntchen dieses Bluts mit einem weichen Ei vermischt zu trinken geben:[22] Das hilft sehr. Dies ist eine andere wirksame Arznei: Sobald er stürzt, erschlage einen Hund und gib ihm die Galle zu trinken; das Leiden befällt ihn nie mehr. Ist es jedoch ein Säugling, dann soll man die gesamte Arznei der Amme geben, denn das Kind saugt die Arznei von der Amme. Merk auch, dass Geschlechtsverkehr schadet, wenn jemand mit dieser Krankheit zu tun hat.

Kommt aber die Krankheit vom Magen, dann sollst du ihm etwas geben, damit er erbricht, denn das hilft ihm sehr. Ihm schadet auch schlechter Geruch. Das ist eine ausgezeichnete Arznei: Nimm gedörrtes Bibergeil und zerstoß es zu Pulver, tu genauso viel Spießglanz und Drachenblut dazu, zerstoß das [ebenfalls] und gib ihm davon jeden Tag ein halbes Quäntchen in warmem Wein oder wie du es [sonst] verabreichen willst: Es hilft und ist erprobt. Auch das ist ein bewährtes Mittel: Nimm einen Frosch, schneid ihn am Rücken auf, nimm die Leber heraus, wickle sie in ein Kohlblatt, verbrenn sie in einem neuen Tontopf

---

[22] Zu dieser Eigenblutbehandlung HESBERG 2002 mit Beispielen aus der Antike.

zu Pulver und gib ihm das in warmem Wein zu trinken. Hilft das nicht gleich, dann gib ihm davon so lange, bis er gesund wird: Es hilft gut.

Man soll ihm auch oft ein halbes Quäntchen Theriak mit Wein geben, in dem Bibergeil gekocht ist. Macer[23] sagt, dass Pfingstrosensamen große Hilfe bringen, wenn man sie den Kindern um den Hals hängt. Auch das ist eine wirksame, erprobte Arznei: Ist es ein Mannsbild, dann dörr das Herz eines Wolfs, zerstoß es und lass es einnehmen. Ist es aber ein Weibsbild, dann verabreiche ihr das Herz einer Wölfin.

## 88 Vom plötzlichen Tod

*Apoplexia* heißt auf deutsch der plötzliche Tod, und der kommt von übermäßiger Feuchtigkeit und von zu viel Essen und Trinken. Davon wird das Herz erstickt und getötet. Doch es gibt zwei Arten. Der eine Patient stirbt sofort, dem ist nicht zu helfen; der andere bessert sich kaum und ihm ist schwer zu helfen. Du sollst diesen folgendermaßen erkennen: Eine Seite von ihm ist sofort abgestorben und gelähmt.

So sollst du ihm helfen: Du sollst ihn zuerst auf der Hauptader lassen, wenn die Krankheit von Blut gekommen ist, und ihm ein halbes Quäntchen Theriak mit Wein geben, in dem Bibergeil, Salbei und Raute gekocht sind. Merk, dass du ihm, wenn die Krankheit von zu viel Feuchtigkeit und Kälte kommt oder von zu viel Essen und Trinken, ein Quäntchen Wolfsmilch in warmem Wein gibst, denn das vertreibt die Feuchtigkeit und die Krankheit aus dem Menschen. Ihm nützt es auch, wenn du ihm für den Kopf einen Umschlag aus Senf, Bibergeil und starkem Essig bereitest, der warm aufgelegt wird, nachdem das Haar abrasiert ist. Man soll die Betroffenen wiederholt mit einer „heißen" Salbe einreiben, wie z.B. mit Lorbeeröl, mit Eibischsalbe oder mit *Martiacon*. Man soll ihm auch „warme" Kost geben, z.B. Pfeffer, Ingwer, Galgant und Schwanzpfeffer im Essen.

## 89 Von der Lähmung

*Paralysis* heißt auf deutsch Lähmung, die kommt oft von Kälte, von Zorn, von zu viel Essen und Trinken, von [übertriebenem] Geschlechtsverkehr oder wenn die Gefäße durch einen Hieb zerschlagen sind, so dass sie die Wärme vom Herzen nicht zu den Gliedern weiterleiten können, weil sie [blind] zugewachsen sind. Dadurch bleiben die Gliedmaßen kalt und sterben ab, wie man an einer Röhre sieht, die in der Mitte eingebrochen ist: Wenn man oben etwas hineingießt, läuft es nicht durch. So geschieht es mit den Gefäßen: Wenn sie verstopft sind, können sie die Wärme und die Feuchtigkeit, von denen das Leben abhängt, nicht befördern.

---

[23] Der ‚Macer floridus' ist ein im Mittelalter sehr verbreitetes lateinisches Lehrgedicht über die Wirkung der bekanntesten pflanzlichen Heilmittel, das wohl um 1070 (vielleicht von einem sonst nicht bekannten Odo von Meung) verfasst wurde. Schon um 1200 existierte eine deutschsprachige Prosabearbeitung (‚Älterer deutscher Macer'), die sich ebenfalls großer Beliebtheit erfreute.

Man soll dem Patienten folgendermaßen helfen: Kommt es von zu viel Blut, dann soll man ihn am linken Arm zur Ader lassen, wenn die Krankheit am rechten Arm sitzt. Ist sie aber auf der linken Seite, soll man ihn am rechten Arm zur Ader lassen. Ihm tut es auch außerordentlich gut, wenn man ihm im Bad ein halbes Quäntchen Theriak mit warmem Wein gibt, in dem Bibergeil, Raute und Salbei gekocht sind. Ist der Betroffene jedoch fett und kommt es von zu viel Essen und Trinken, dann nimm Rhabarber und Herbstzeitlose, so dass von beiden ein halbes Quäntchen zusammenkommt, und ebenso viel Wolfsmilch. Gib ihm das auf einmal in warmem Wein zu trinken, wenn er kräftig genug ist. Lass ihn danach weder essen noch trinken, bis er keinen Stuhlgang mehr hat.

Ist er aber mager und schwach, dann gib ihm gute Latwergen, wie Ingwerkonfekt, das Alexandrinische Ingwermittel oder das Perlenmittel. Und salb ihn mit Eibischsalbe oder mit Ziegelöl (das das beste [Mittel] auf der Welt ist) oder mit *Martiacon* (das ist auch eine gute Salbe gegen die Lähmung). Merk, dass den Gelähmten auch Kauterisieren außerordentlich gut tut. Merk auch, dass alten Leuten schwer zu helfen ist. Wenn aber die Lähmung die Glieder derart zerstört, dass man es nicht spürt, wenn jemand darauf greift, oder wenn die Glieder mit Schwertern oder mit stumpfen Schlägen zertrümmert wurden, dann wisse, dass diesen Patienten nicht zu helfen ist.

Dies ist ein wirksamer Aufguss gegen Lähmungen: Nimm Wacholderbeeren und ein Kraut, das Wilde[24] heißt, oder Königskerzen und Dost und koch sie in Wein. Geh dann in eine Badstube, lass dich oben zudecken und gieß den Kräuterwein auf die heißen Steine und schwitz damit; tu das oft, es hilft.

Man soll sich auch hüten vor zu viel Geschlechtsverkehr, denn er schadet allen Gliedern des Menschen.

### 90 Vom Wahnsinn

*Mania* heißt auf Deutsch Wahnsinn und dieser entsteht manchmal durch übermäßigen Genuss von starkem Wein, manchmal durch giftiges Essen oder durch zu „heiße" Kost, wie z.B. durch Knoblauch oder durch zu viel Pfeffer, oder durch ein tollwütiges Tier, das einen Menschen gebissen hat, oder durch giftige Dämpfe oder durch Zorn oder durch übermäßige Traurigkeit. Manchmal kommt die Krankheit von zu viel Hitze und Feuchtigkeit, also von einem Übermaß an Blut, dann sind sie immer fröhlich und singen. Geschicht es jedoch, dass das Blut im Körper verbrennt, dann sind sie manchmal fröhlich und dann wieder zornig. Kommt es jedoch von Hitze und Trockenheit, dann toben sie oft; sie schreien und schlagen sich und andere Menschen.

Kommt es jedoch von Kälte und Trockenheit, dann sind sie ständig traurig und fürchten sich vor Dingen, die sie nicht fürchten müssten, und weinen und verstecken sich im Dunkeln. Oder sie bilden sich ein, dass sie Gott seien und man ihnen das Himmelreich genommen habe. Manche glauben, sie hätten viel

---

[24] Nicht zu identifizierendes Kraut, vielleicht identisch mit der andernorts verwendeten „Wilden Karde" (Kardendistel).

Wertvolles in der Hand, und niemand kann ihre Hand öffnen. Manchmal krähen sie, als ob sie Hähne wären, manchmal bellen sie und glauben, sie seien Hunde, oder [sie bilden sich ein,] sie hätten keinen Kopf.

### 91 Hilf ihnen folgendermaßen

Man soll ihnen folgendermaßen helfen: Wenn sie vor Trauer und Betrübnis wahnsinnig geworden sind, dann soll man sie fröhlich machen und ihnen viele schöne Dinge geben. Das Essen soll leicht sein, wie z.B. Fleisch von jungen Ziegen, junge Hühner, frisch gelegte Eier und feines Brot. Und wenn man ihnen Wein gibt, soll man ihn [mit Wasser] mischen. Man soll ihn baden und ihm Frauen versprechen, denn das nimmt ihm den Zorn und den Wahnsinn. Du sollst ihn auch bei der kleinen Zehe auf dem Fuß zur Ader lassen, das ist gut.

Dies ist die allerbeste Arznei gegen jede Art von Wahnsinn: Nimm jeweils drei Quäntchen Myrobalanen der Sorten „citrinus“, „kebulus“ und „indus“, Sandelholz und Veilchen, jeweils ein Quäntchen Zimt, Nelken, Aloeholz, Speik, Kassienzimt, Petersiliensamen, Fenchelsamen und schwarze Nieswurz, jeweils fünf Quäntchen Fenchelwurzel, Sellerie und Stachellattich sowie jeweils zwei Quäntchen Venushaar und Lattichsamen. Stoß alles miteinander und koch es in zwei Pfund Wasser, bis es um ein Drittel einkocht. Seih es durch ein Tuch und gib zu der Flüssigkeit drei Pfund Zucker. Koch es mit dem Zucker noch einmal, bis das Wasser verkocht. Gib davon dem Kranken vier Quäntchen in warmem Wein.

Hilft das dann [noch] nicht und hat der Kranke viel Blut, dann lass ihn mitten auf der Stirn zur Ader. Kommt es jedoch von übermäßiger Hitze, dann gib ihm Gerstenwasser, in dem Süßholz und Wegwarte gekocht sind. Und gibt ihm das Borretschmittel, das *Diaboraginatum* heißt, das reinigt das Blut. Man soll ihnen auch keinen Umschlag auf den Kopf legen, bevor man nicht den Leib gereinigt hat. Man soll ihm auch den Kopf mit einer Lauge waschen, in der Kamille und Eisenkraut gekocht wurden. Ist aber am Haupt große Hitze, dann bestreich es mit einer Mischung aus Hauswurz, Rosen und Frauenmilch.

### 92 Vom Schwindel im Kopf

*Scotomia* ist eine Krankheit des Kopfes, die sollst du so erkennen: Ihm ist im Kopf so schwindlig, dass er glaubt, dass sich die Erde um ihn dreht. Ihn schmerzen die Augen. Es kommt ihm vor, als ob Mücken vor seinen Augen tanzen. Dem soll man folgendermaßen helfen: Die Betroffenen sollen keinen starken Wein trinken und ihn kräftig mit Wasser mischen, wenn sie ihn denn trinken. Und man soll ihnen folgende Körnlein geben: Nimm zwei Lot Aloe und ein Quäntchen Mastix und gib ihm davon immer fünf auf einmal, die bohnengroß sind. Und gib ihm das Perlenmittel oder *Pliris* oder Rosmarinkonfekt, denn die stärken Kopf und Magen. Er soll immer milde Speisen essen und abends soll er sich vor zu viel Essen und vor starken Getränken hüten. Man soll ihm auch den Kopf mit Eibischsalbe oder mit Kamillenöl einreiben.

## 93 Vom Katarrh

*Catarrhus* heißt „Fluss des Haupts“ und er kommt manchmal von übergroßer Hitze bzw. übergroßer Kälte, manchmal kommt er von zu viel Essen und Trinken, manchmal von zu großer Schwäche des Kopfes. Man soll den Betroffenen folgendermaßen helfen: Kommt der Katarrh von Hitze, dann soll man helfen mit einem Aderlass auf der Hauptader und soll Kopf und Stirn mit Pappelsalbe und Rosenöl bestreichen. Kommt er jedoch von Kälte, dann soll man nicht zur Ader lassen und das Haupt mit Lorbeeröl, Eibischsalbe oder Kamillenöl einreiben.

Kommt der Katarrh von übermäßiger Feuchtigkeit, dann soll sich der Betroffene sehr vor zu viel Trinken und Essen in acht nehmen. Nimm jeweils ein Lot Senf, Pfeffer und Bertram, stoß es miteinander und nimm davon immer ein bisschen in den Mund, und zwar oben an den Gaumen, das trocknet den Kopf und vertreibt die Krankheit. Kommt er aber von zu großer Schwäche, dann ist der Mensch mager, und dann sollst du ihm Gerstenzucker oder Rosmarinkonfekt geben oder das Pulver, das bei der Krankheit des Kopfes geschrieben steht, denn das stärkt den Magen und kräftigt das Haupt. Du sollst ihn auch weder baden noch ihm den Kopf waschen, davon vermehrt sich der Ausfluss.

Merk auch, dass es auf Erden nichts Besseres gibt, als dass der Kranke ein Körnchen von weißem Weihrauch [über längere Zeit] im Mund behält. Er soll auch Weihrauch, Thymian und Myrrhe nehmen und alles auf heiße Kohlen legen, damit der Mensch den Rauch in Mund und Nase aufnehmen kann. Man kann ihm auch folgende Pillen machen, denn die helfen sehr: Nimm sechs Quäntchen Myrrhe, fünf Quäntchen Zistrosenharz und Weihrauch sowie je vier Quäntchen Bilsenkraut und Hundszungenwurzel, stoß es, vermeng es mit Honig und mach erbsengroße Körnchen daraus. Gib ihm von diesen fünf, wenn er schlafen gehen will.

## 94 Vom Nasenbluten

*Sanguis a naribus fluens* bedeutet, dass die Nase blutet. Das geschieht manchmal während einer Krankheit, und zwar in der Besserungsphase, dann soll man es nicht stillen, es sei denn, der Mensch blutet zu lange und wird schwach. So sollst du ihm helfen: Nimm eine Handvoll von dem Kraut, das *Sanguinaria* oder Hirtentäschel heißt, und halt es ihm vor die Nase: Es steht. Kommt es vom Kopf (dann hat er vorn an der Stirn Schmerzen durch den Blutfluss), dann hilft das Kraut. Hat er aber keine Hitze und ist nicht krank und blutet es zu stark: Kommt es [unter diesen Umständen] vom Kopf, dann eröffne ihm die Hauptader; kommt es jedoch von der Leber (dann hat er Schmerzen in der rechten Seite), dann lass ihn auf der rechten Hand zur Ader. Kommt es jedoch von der Milz (dann hat er Schmerzen in der linken Seite), dann lass ihn auf der linken Hand zur Ader. Das ist das wirksamste Mittel, das es je gab: Leg ihm keinen [engen] Gürtel um, lass ihm keine dicke Decke, so dass er nachts ganz nackt daliegt, gieß ihm eine Mischung aus gleichen Teilen Wasser und Essig an die Stirn und drück ihm die Nasenlöcher mit der Hand fest zu und bade seine Genitalien in kaltem Wasser.

## 95 Von der Nase

*Polipus* ist eine Nasenkrankheit und kommt von zu starkem Ausfluss des Kopfes. So sollst du ihn erkennen: Ihm wächst Fleisch in den Nasenlöchern, so dass er nicht mehr atmen kann. So sollst du ihm helfen: Ist die Nase groß und rot, dann eröffne ihm die Hauptader. Und nimm gedörrten Enzian, schneid ihn in die Form einer Spindel, führe ihn in die Nase ein und lass ihn einen Tag darin stecken, denn er quillt auf und macht die Nasenöffnung weit. Und trag dazu folgende grüne Salbe auf: Nimm vier Lot Schöllkrautsaft, ein Lot Grünspan, je zwei Lot Mastix und weißen Weihrauch sowie je ein Pfund Olivenöl und Schaftalg. Stoß die [restliche Enzian]Wurzel zu Pulver, misch alles zusammen und koch es ein bisschen. Die Salbe ätzt das wilde Fleisch aus und heilt alle Wunden, wenn man sie darauf streicht.

Kann man jedoch das Fleisch mit einem Zänglein fassen, dann soll man es herausziehen und abschneiden und soll dann die Nase mit der Weißen Salbe einreiben: Nimm acht Lot Bleiweiß, je zwei Lot Weihrauch, Mastix und Silberglätte, zerkleinere das und gieß je drei Lot Rosenwasser und Essig daran. Dann zerreib es in einem Mörser und gib ein Pfund Olivenöl dazu. Verrühre es nochmals genau so lange miteinander. Dann füll die Salbe in eine Büchse und bestreiche die Menschen damit, die unter den Augen und an der Nase schlimm aussehen, denn sie heilt alle Ausschläge.

### Gegen Ausschläge

Das ist auch eine wirksame Salbe gegen Hautkrankheiten und für alle, die an den Augen oder wo auch immer einen Ausschlag haben: Nimm drei Lot Schwefel, stoß ihn klein und gib ihn zu einem halben Pfund Schweineschmalz. Streich das an die wunden Stellen: Es hilft und ist erprobt.

## 96 Vom stinkenden Atem

*Foetor oris* heißt „stinkender Mund“. Das kommt manchmal von einer Fäule des Zahnfleischs, manchmal vom Magen. Kommt es vom Zahnfleisch, dann hat das Zahnfleisch faulige Stellen, und wenn man es abwäscht, stinkt der Mund nicht mehr. Kommt es aber vom Magen, dann kann man das Zahnfleisch spülen, wie man will, der Atem stinkt trotzdem. Kommt es jedoch von der Lunge, dann stinkt der Atem aus den Nasenlöchern, wenn man den Mund schließt. Kommt es vom Zahnfleisch, dann soll man es mit Salz und Essig reinigen. Dann nimm die allerbeste Arznei: Nimm zwei Lot Alaun und vier Lot Honig, stoß den Alaun, vermeng die Zutaten miteinander und streich das ans Zahnfleisch oder wo es dir weh tut: Es hilft gut. Kommt es aber vom Magen, dann purgiere ihn mit den Pillen, die die Goldenen heißen (gib ihm jeweils fünf) oder gib ihm ein Quäntchen Wolfsmilch in warmem Wein. Und mach folgendes Pulver: Nimm je ein Lot Kreuzkümmel, Ingwer, Nelken, Pfeffer, Kümmel und Safran, stoß es und verabreiche es ihm in seinem Essen: Das vertreibt den Gestank ganz und gar.

**97 Von den Zähnen**

*Dolor dentium* ist eine Krankheit der Zähne. Die kommt manchmal von zu viel Feuchtigkeit, dann sind Zahnfleisch und Gesicht geschwollen. Dann soll er Bertram oder Läusekraut nehmen und das mit den Zähnen kauen: Das zieht die Beschwerden und die überschüssige Feuchtigkeit heraus und ihm wird sofort besser. Dann lass ihn unter der Zunge zur Ader. Das ist eine weitere Arznei, die erprobt ist: Nimm Schafgarbenwurzel und zerstoß sie, gib ein wenig Butter dazu, wärme es miteinander und leg es in den Mund: Es zieht die Krankheit heraus. Sind aber Würmer in den Zähnen, dann nimm dieses ausgezeichnete Mittel: Nimm ein Quäntchen Grünspan und ein Lot Honig, vermeng es und streich es auf die Zähne: Die Würmer sterben sofort. Wackeln die Zähne aber sehr und sind schwarz und faul, dann ist es gut, wenn man sie herausbricht.[25]

**98 Von der Zunge**

Wenn die Zunge anschwillt und der Mensch dabei nicht krank ist und keine Hitze hat, dann gib ihm diese Arznei: Nimm Salmiak, Pfeffer, Ingwer, Senf, Bertram, Läusekraut, [fein gestoßenes] Glas und Dost, koch es in Wasser und spül den Mund damit. Pass aber auf, dass du es nicht verschluckst. Wisse, dass es alle Krankheiten vertreibt, die am Kopf und speziell an der Zunge sind. Dann lass ihn unter der Zunge zur Ader: Es hilft sehr.

**99 Gegen die Drüsen**

*Scrofulae* heißen die Drüsen, die am Hals und auch anderswo wachsen. Wie immer sie wachsen und wo sie sein mögen, streich etwas beißende Salbe darauf, die tötet sie ab. Dann stich mit einem Messer hinein, ätze die Stelle aus und behandle sie dann wie jede andere Wunde. Achte darauf, ob es eine bösartige Drüse ist und schon lange bestanden hat und ob sie sich, wenn man sie mit den Fingern anfasst, hin und her bewegen lässt. Wenn du keine Salbe hast, dann schneide vorsichtig von oben nach unten, damit du keine Ader triffst, nimm die Drüse heraus und leg ein Pflaster aus Werg[26] und Eiweiß darauf.

Blutet aber die Wunde sehr und sind Adern verletzt, dann nimm diese ausgezeichnete Arznei, denn sie stillt in allen Wunden das Blut: Nimm je ein Lot Myrrhe, Weihrauch und Tintenstein, zerstoß das alles fein und streu ihm davon ein bisschen in die Wunde. Dann erhitz ein Stück Filz, leg es noch heiß darauf, verbinde [die Wunde] fest und drück [dabei] mit zwei Fingern darauf, damit sich die Ader und die Wunde schließen; wisse mit Sicherheit, dass es hilft. Öffne schließlich den Verband vorsichtig am vierten Tag und behandle die Stelle wie jede andere Wunde. Merk dir auch diese Arznei: Nimm zu gleichen Teilen Honig und Regenwürmer, brenn sie in einem Topf zu Pulver und streu es auf die Wunde: Es heilt sehr gut.

---

[25] Zu den historischen Techniken und Instrumenten SCHIRMBECK/FAHRENBACH 2011.

[26] Pflanzliche Fasern, z.B. Flachsabfall.

## 100 Wenn jemand Beschwerden in den Ohren hat

An den Ohren gibt es vielerlei Krankheiten: Manchmal entsteht ein Geschwür in ihnen, manchmal fällt etwas hinein, so dass man nicht mehr hören kann, manchmal kriechen Würmer hinein, manchmal tönen sie, als ob Glocken darin wären, oder [sie rauschen] wie fließendes Wasser. Beachte auch, dass ihre Krankheit manchmal vom Magen kommt, manchmal vom Gehirn, manchmal von Hitze, manchmal von Kälte. Kommt sie von Hitze, vom Gehirn und vom Kopf, dann sind die Schmerzen ohne Unterbrechung und Gesicht und Ohren sind rot.

Hilf ihm dann folgendermaßen: Koch Malven, gib Veilchenöl dazu und mach damit einen Umschlag auf die Ohren: Es hilft. Oder nimm Hauswurzsaft, Frauenmilch und Rosenwasser, vermeng es, mach mit Baumwolle daraus ein Pflaster und leg es auf die Ohren. Kommt es jedoch von Kälte, dann nimm dieses erprobte Mittel: Nimm eine Zwiebel und höhl sie aus, gib Haselnussöl hinein, setz sie auf [heiße] Kohlen, damit es miteinander gart, drück es durch ein Tuch und streich es in die Ohren: Es hilft ohne Zweifel. Oder nimm dieses hervorragende Mittel, das für die Leute gut ist, die nicht gut hören: Nimm Ameiseneier, zerstoß sie, drück sie durch ein Tuch, gib Knöterichsaft dazu und träufle es in die Ohren: Es hilft. Das ist noch eine weitere edle Arznei für Schwerhörige: Nimm Hauswurzsaft, Olivenöl, Lauchsaft und Frauenmilch, füll das zusammen in ein Glas und gieß es in die Ohren.

Für die Ohren, die von Schlägen geschwollen sind: Nimm einen Brocken warmes Brot, halb so groß wie eine Faust, gib Honig dazu, leg es über die Ohren: Es hilft.

## 101 Von den Ohren

Wenn jemandem Eiter aus den Ohren fließt, sollst du ihm folgendermaßen helfen: Nimm Myrrhe und weißen Weihrauch, verreib es miteinander, füg ein wenig Wein dazu, seih es durch ein Tuch und gib davon zwei Tropfen in die Ohren: Es hilft. Wem Würmer in die Ohren kriechen,[27] dem sollst du so helfen: Nimm Pfirsichblätter oder -rinde und Wermut, zerstoß das und träufle den Saft in die Ohren: Sie sterben. Oder nimm einen wohlriechenden Apfel, erwärm ihn am Feuer und leg ihn mit dem Stielansatz vor die Ohren: Sie kriechen in den Apfel, [angelockt] vom Duft.

Wenn die Ohren sausen, kommt das manchmal von starken Winden und von zu viel Dämpfen im Kopf, von übermäßiger Hitze oder übermäßiger Kälte oder von zu viel Flüssigkeit im Magen. Dann gib ihm von den Pillen aus Aloe und Mastix jeweils drei morgens und abends. Oder gib ihm ein Quäntchen Wolfsmilch, die mit Honig angemacht und mit warmem Wein vermischt sein soll. Er soll sich auch davor hüten, gegen Abend viel zu essen oder zu trinken, und er soll den Kopf oft mit Laserkraut, Enzian und Lorbeer (in Wein gekocht) waschen.

---

[27] Zu diesem Phänomen DIMITRIADIS 1909 und KEIL 1960.

Kommt es jedoch von Hitze, dann gib ihm ein Lot von der edlen Latwerge, die *Electuarium de succo rosarum* heißt, in die zwei Heller[28] Purgierwinde hineingemischt sind. Mach ihm ein Pflaster aus zerstoßener Hauswurz und Nachtschatten über die Ohren und reib Kopf und Stirn mit einer Mischung aus Pappelsalbe und Veilchenöl ein. Kommt es aber von Blut (dann hat er Schmerzen vorn an der Stirn), dann öffne ihm die Hauptader am Daumen.

**102 Vom Zahnfleisch**

Wem die Lippen und das Zahnfleisch geschwollen oder aufgesprungen sind, dem sollst du folgendermaßen helfen: Nimm gleiche Anteile von Bockstalg, Harz, Gänseschmalz, Tannenharz, Wachs und Hirschtalg, vermeng es und reib die Lippe [damit] ein: Sie heilt. Ist sie aber sehr geschwollen, dann öffne die Unterzungenader: Es hilft. Dies ist eine andere ausgezeichnete Arznei gegen die Erkrankungen des Zahnfleisches, vor allem wenn es fault: Nimm ein Lot Alaun und zwei Lot Honig, vermeng es und streich es auf das Zahnfleisch: Es ist erprobt.

**103 Vom Zäpfchen**

*Uvula* heißt auf Deutsch das Zäpfchen. Das wird manchmal zu lang und fällt auf die Zunge, so dass der Betroffene nicht [mehr] richtig sprechen kann. So sollst du ihm helfen: Kommt es von zu viel Blut (ist es also rot, groß und lang und die Adern an der Stirn sind voll), dann soll man ihn zur Hauptader lassen. Kommt es aber von anderen Störungen, dann sol man ihm einen Löffel voll Maulbeer-Latwerge mit einem Löffel warmen Wassers zum Gurgeln in der Kehle geben, lass es aber wieder ausspucken und mach das dreimal am Tag.

Kommt es jedoch von zu viel Kälte und Feuchtigkeit, dann nimm diese Arznei: Nimm je ein halbes Lot Ingwer, Pfeffer, Bertram, Läusekraut und Salmiak, stoß es zu einem feinen Pulver und koch es in Wein. Nimm davon einen Löffel in dem Mund, gurgle kräftig damit und spuck es wieder aus. Mach es oft, es ist gut.

Es hilft auch sehr, wenn man die Unterzungenader schlägt oder öffnet. Hilft das nicht, soll man das Zäpfchen in der Mitte abschneiden, aber keinesfalls zu nah am Gaumen, denn scheidet man es zu knapp ab, dann verstärkt sich der Ausfluss, es kann nicht heilen und der Mensch stirbt. Nach dem Eingriff soll man ihm weißen Weihrauch in den Mund legen, der trocknet und heilt gut.

**104 Vom Fleisch in der Kehle**

Manchmal wächst Fleisch hinter den Zähnen im Hals und behindert den Menschen so sehr, dass er nicht atmen kann. Das sollst du mit einem eisernen Häkchen fassen und mit einem Messer herausschneiden, dann wird er rasch gesund.

---

[28] Sehr kleine Einheit: Ein Pfund hat 1024 Heller(gewicht).

## 105 Von der Geschwulst in der Kehle

*Squinancia* heißt eine Geschwulst, die sich manchmal in der Kehle, manchmal außen [am Hals] bildet. Die in der Kehle ist lebensgefährlich, denn sie erstickt den Menschen. Sollte sie innen sein, dann lass ihm umgehend unter der Zunge oder auf der Hauptader. Dann mach ihm diesen wirksamen Umschlag, der so manchen Menschen gerettet[29] hat: Nimm je eine Handvoll Holunderblätter und Rotkohl, zerstoß das, koch es mit einem Löffel Honig und einem Löffel Butter und binde das noch warm auf den Hals; tu es oft, es hilft.

Du sollst auch öfter folgenden Trank einnehmen: Nimm ein Lot Süßholz, je zwei Lot Feigen und Rosinen, zerstoß das Süßholz und koch alles in einem Viertel Wasser. Trink es oft: Es heilt die Kehle, vertreibt den Husten und tut der Brust gut. Es ist auch über alle Maßen gut, wenn man dem Patienten weißen Hundekot in kaltem Wasser zu trinken gibt. Man soll am Tag danach nicht viel schlafen und den Kopf hoch lagern und man soll ihn am Hals kräftig mit Eibischsalbe einreiben.

## 106 Vom Husten

*Tussis* heißt Husten. Der kommt von verschiedenen Ursachen, manchmal z.B. vom Kopf. Wenn man dann hustet, zieht man [den Auswurf] oben vom Kopf nach unten. Kommt es aber von der Lunge, dann hat der Kranke Schmerzen in der linken Seite und der Auswurf ist schaumig. Kommt es von der Leber, dann hat er Schmerzen in der rechten Seite. Kommt es jedoch vom Magen, dann ist der Auswurf dünn und rinnt heraus wie Wasser; kommt es vom Brustfell, dann löst er sich schwer.

Man soll ihnen folgendermaßen helfen: Kommt es von einem Übermaß an Blut, dann lass ihm an der Seite zur Ader, wo er keine Beschwerden hat. Dann gib ihm Mandelmilch und mach ihm diesen Trank: Nimm ein Pfund gestampfte Gerste und anderthalb Viertel Wasser, je ein Lot Süßholz, Feigen und Rosinen sowie ein Quäntchen Tragant, koch es, aber lass es nicht zu dick werden, und gib ihm davon zu trinken. Du sollst ihm auch die Tragantlatwerge oder Gerstenzucker geben.

Dies ist ein ausgezeichneter Sirup gegen jeden Husten und gegen alle Geschwüre im Körper: Nimm hundert Quäntchen Wacholder, zwanzig Quäntchen Süßholz, jeweils zehn Quäntchen Venushaar, Veilchen, Malven und Quittensamen, je fünf Quäntchen Melone, Mohn, Lattich, Tragant und gereinigte Gerste, koch es in zehn Pfund Wasser, seih es durch ein Tuch, gib zwei Pfund Zucker dazu und koch es nochmals. Gib ihm davon am Abend und am Morgen drei Löffel voll mit drei Löffeln warmes Wasser.

Du sollst dich auch mit dieser Salbe einreiben: Nimm Veilchenöl, Butter, Pappelsalbe, Pflanzenschleim, Flohkraut und Eibischsalbe, vermisch alles, reib ihn an den Flanken und auf der Brust ein und leg ein wollenes Tuch darüber: Es

[29] In der handschriftlichen Überlieferung steht „ernert“, also „ernährt“. Das würde die Einreibung als eine wichtige Einnahmequelle für den Behandler bezeichnen, aber es handelt sich ja nicht um eine Geheimmittel, deshalb meine freier Übersetzung.

hilft. Auch dies ist ein sehr gutes Pflaster gegen alle Krankheiten der Brust und der Flanken: Nimm je zwei Lot Eibischwurzel, Pappelblätter, Leinsamen, Bockshornklee und Feigen und koch das in Wasser. Dann zerkleinere es, gib Veilchenöl oder Butter dazu, mach damit einen Umschlag und leg diesen auf die Brust oder wo er Beschwerden hat.

Ist jedoch der Mensch alt und hat keine Hitze, aber kräftigen Auswurf, dann gib ihm das Konfekt, das *Diapiretrum* heißt; mach es so: Nimm 25 Quäntchen Bertram, je sechs Quäntchen Speik, Zimt, Anis, Fenchelsamen und Halskraut, zerstoß das und koch es mit Honig. Gib davon dem Kranken morgens und abends ein walnussgroßes Stück: Es vertreibt alle Krankheiten der Brust, des Magens, der Milz und der Nieren. Es zerbricht auch den Stein und vertreibt den Husten und alle Leiden, die von feuchter oder kalter Art sind.

Merk auch, dass alle Mittel, die ich hier beim Husten angesetzt habe, auch für die Leute gut sind, die ein Geschwür an der Lunge oder an der Leber haben. Wie du ein Geschwür erkennen sollst, das lehre ich dich mit folgenden Merksätzen: Er hustet stark und es sticht ihn sehr an der Stelle, wo das Geschwür sitzt. Ist es an der Lunge, sitzen die Beschwerden in der linken Seite und er holt mühsam Atem. Ist es an der Leber, sitzt die Krankheit rechts. Merk dir, dass alle, die ein Geschwür in sich haben, an großer und unreiner Hitze leiden wie bei einer [akuten] Krankheit.

### 107 Wem Blut aus dem Mund fließt

*Hämoptysis* ist eine Krankheit, bei der dem Menschen Blut aus dem Mund fließt. Das kommt manchmal von einem Übermaß an Blut; das sollst du so erkennen: Der Körper des Betroffenen ist prallvoll und rot und der Puls ist groß. Manchmal kommt es vom Magen, dann hat er Schmerzen vorn an der Brust. Kommt es von der Lunge, dann hat er Schmerzen in der linken Seite und hustet stark. Die Krankheit kommt manchmal auch von einem Sturz oder von zu lautem Schreien.

So soll man ihnen helfen: Sie sollen sich vor Zorn, vor Fasten, vor saurer und bitterer Speise und vor zu großer Anstrengung hüten. Man soll ihn an der Hand auf der gleichen Seite, wo die Beschwerden sitzen, zur Ader lassen. Und gib ihm diesen Sirup, der ist erprobt: Nimm je acht Quäntchen Zistrosenwürger, Quendel, armenische Tonerde, Schlehe, weiße und rote Korallen, Mumie, Minze, Granatapfelschale, Gallapfel, Granatapfelblüte, Gummi, Tragant, Beinwell, Vogelknöterich, Wegerichsamen, Sumachbeeren und -rinde, Wurzel vom Fünffingerkraut und Drachenblut. Koch das in Regenwasser, gib vier Pfund Zucker dazu, mach einen Sirup daraus und gib davon dem Kranken drei Löffel zusammen mit Wegerichsaft. Wisse fürwahr: Das heilt jeden Blutfluss, egal ob er oben oder unten abgeht; es ist erprobt.

Das ist eine weitere ausgezeichnete Arznei gegen die gleiche Krankheit: Nimm Wegerich und Wilde Karde, drück den Saft aus und gib ihn ihm in Regenwasser zu trinken: Es hilft. Hat aber das Kraut keinen Saft, dann koch es in Regenwasser, seih es durch ein Tuch, gib Zucker dazu und mach es zu einem

Sirup. Das ist noch ein edles Pulver, wenn man es im Essen zu sich nimmt: Nimm je zwei Quäntchen Zistrosenwürger, Schlehe und Granatapfelblüte, vermisch das mit Regenwasser und gib es ihm zu trinken.

### 108 Wer eitrigen Auswurf hat

*Empyema* ist eine Krankheit, bei der man eitrigen Auswurf hat. Dem soll man folgendermaßen helfen: Gib ihm Gerstenzucker oder Tragantlatwerge oder Mohnsirup. Merk dir: Wenn man den Eiter bzw. den Auswurf auf glühende Kohlen bringt und es stinkt, dann bedeutet es eine Lungenfäule und ist tödlich.

### 109 Von der Auszehrung

*Phthisis* heißt auf Deutsch Auszehrung oder Schwindsucht. Sie kommt von einem Geschwür oder einer Fäule der Lunge. Sie ist eine tödliche Krankheit und man kann sie auch schwer lindern, vor allem, wenn es junge Leute sind, die an böser Hitze leiden, und wenn Atem und Auswurf stinken. Du sollst sie so erkennen: Sie haben dauernd böse und übermäßige Hitze und großen Durst und nehmen stark an Körpergewicht ab, die Augen liegen tief im Kopf, sie husten sehr und haben Schmerzen in der linken Seite und im Brustbereich.

So sollst du ihnen helfen: Gib ihnen Gerstenzucker oder Tragantlatwerge und diesen Trank: Nimm ein Viertel Wasser, Süßholz, Anis und Ysop, koch das miteinander, seih es durch ein Tuch und gib ein Pfund Zucker dazu. Dann koch es noch einmal und mach einen Sirup daraus. Gib ihm davon immer morgens und abends zu trinken.

Das sind auch bewährte Pillen: Nimm je fünf Quäntchen Tonerde und Weizenmehl, fünf Quäntchen Bernstein, Süßdoldensamen, Koralle, Knochenasche und Blutstein, je sieben Quäntchen Gummi arabicum und Süßholz sowie Portulaksamen, pulverisiere das fein und vermisch es mit Wegerichsaft. Mach bohnengroße Pillen daraus, gib ihm davon immer eine in den Mund und lass sie darin zergehen; mach das viermal täglich.

Das ist eine weitere Arznei gegen die Auszehrung und für die Lungenkranken: Nimm 50 Quäntchen Rote Brustbeere, 20 Quäntchen Rosinen, drei Quäntchen Malvensamen, 20 Quäntchen Krebs[30], je fünf Quäntchen Venushaar, Kardendistel und Wegerich sowie zwei Lot Süßholz, koch es in drei Pfund Wasser um ein Drittel ein, seih es durch ein Tuch, gib zwei Pfund Zucker dazu, koch es nochmals und mach einen Sirup daraus. Gib ihm davon morgens und abends drei Löffel voll, eingerührt in drei Löffel warmes Wasser.

Merk auch: Wenn die Patienten keine Hitze haben, dann tut es ihnen gut, Milch zu trinken. Beachte auch, dass man ihnen kein starkes Abführmittel geben soll, denn davon werden sie ausgedörrt und sterben. Haben sie aber keinen Stuhlgang, dann mach ihnen die [oben beschriebenen] Zäpfchen aus Honig und Salz. Husten sie aber stark und ist das Blut verdorben, dass lass sie auf der Hand

[30] Es ist nicht sicher, ob *crebis* nicht ein früher Schreibfehler ist, der durch die Fehlassoziation mit „Krebs" zustande kam.

oder auf dem Arm zur Ader. Sie dürfen Schweinsfüße, junge Hühner, Lamm- und Zickleinfleisch essen sowie frisch gebackenes weißes Brot und klaren Wein trinken.

**110 Vom Herzstolpern**

*Cardiaca* heißt eine Herzkrankheit, und zwar speziell eine Art Zittern. Das ist manchmal mit böser Hitze verbunden, manchmal ohne Hitze, manchmal schwitzen die Betroffenen sehr. Kommt es von übermäßiger Hitze und von zu viel Blut, dann lass ihn auf der linken Hand zur Ader und reib ihn mit Pappelsalbe und Veilchenöl ein und gib ihm die Latwergen Rosenzucker oder *Rosata novella* oder *Diarrodon Julii*. Man soll ihnen auch leichte und hochwertige Kost geben und soll ihnen folgenden Umschlag machen: Nimm Rosen, Muskateller-Salbei, Veilchen und Balsamkraut, zerstoß das, koch es in Rosenwasser und leg es ihm auf den Magen.

Kommt es jedoch von Kälte, dann gib ihm das edle Pulver, das bei der Kopfkrankheit geschrieben steht, oder das Perlenmittel. Oder gib ihm folgende wirksame Arznei: Nimm je ein Quäntchen Zimt, Schwanzpfeffer, Nelken, Aloeholz und Hirschkreuzlein, ein halbes Quäntchen Flussperlen sowie einen Heller Bisam. Zerkleinere es und gib ein Viertelpfund Zucker dazu: Es stärkt aller Glieder. Kommt es jedoch von zu viel Schwitzen, dann verhindere das Schwitzen, denn er wird davon schwächer.

**111 Von der Gier**

*Bolismus* heißt die Gier: Sie haben dauernd Appetit auf Essen und man kann sie mit keiner Speise befriedigen, denn wenn sie satt sind, dann erbrechen sie alles und verlassen es wie ein Hund und dann haben sie wieder Hunger. Die Krankheit kommt manchmal von übermäßiger Kälte, dann haben sie keinen großen Durst. Kommt sie jedoch von Hitze, dann ist seine Zunge immer trocken und ihn dürstet sehr. Es kommt auch manchmal von Würmern, die die Speise im Körper auffressen. Kommt es von Kälte, dann gib ihm die Minzen- oder Andornlatwerge oder Ingwerkonfekt. Kommt es von Würmern, so soll man die Würmer töten, wie man es dich nachher lehrt, wenn wir von den Würmern reden, und gib ihm die Enzianlatwerge. Kommt es jedoch von Hitze, dann gib ihm Rosenzucker oder Veilchenzucker oder *Diarrodon abbatis* und verabreiche ihm saure Kost.

**112 Wer keinen Appetit hat**

*Fastidium* heißt eine Krankheit, bei der der Mensch keinen Appetit auf Essen hat. Sie kommt manchmal von zu großer Schwäche des Magens und aller Glieder, z.B. nach einer Krankheit oder wenn der Mensch Durchfall hat, und manchmal kommt sie von zu viel Essen und Trinken, manchmal von übermäßiger Kälte oder Hitze. Kommt es von zu großer Schwäche oder Hitze, dann gib ihm Rosenzucker (der hilft auch gegen Durchfall und stärkt den Magen) oder gib ihm *Diarrodon abbatis*. Kommt es aber von Kälte, dann gib ihm Quitten-

oder Ingwerkonfekt oder das Galgant- oder das Perlenmittel und reib ihn mit Eibischsalbe oder mit *Martiacon* ein.

Mach ihm ferner folgenden Umschlag auf den Magen: Nimm Minze und geröstetes Brot und Rosen, koch es in Wein und leg es auf den Magen. Und mach dieses edle Konfekt: Nimm je acht Quäntchen Enzian, Süßdolde, Diptam und Osterluzei, je neun Quäntchen Speik, Kostwurz, Wermut, Poleiminze, Beeren des Lorbeerbaums und Petersilie. Koch das mit Honig, damit es eine feste Latwerge wird, und gib davon dem Kranken morgens und abends ein nussgroßes Stück. Hat er aber keinen Appetit auf Essen und ist ihm sehr übel, dann koch Wasser mit etwas Meldensamen und Meerrettich. Gib ihm davon immer wieder einen großen Schluck, dann wird er erbrechen. Wenn es von zu viel Schleim im Magen kommt, dann gib ihm ein Quäntchen Wolfsmilch in warmem Wein. Dann mach ihm diese edle Tunke: Nimm Minze, Zimt und Pfeffer, verreibe das in scharfem Essig zu einer Würzsoße, damit der Kranke seine Speise damit essen kann.

Mach ihm diesen ausgezeichneten Umschlag, der bei Durchfall und Erbrechen oft erprobt ist: Nimm Galläpfel, Granatapfelschale und -blüten, Rosen, Mastix, Minze und geröstetes Brot, zerkleinere es miteinander, vermeng es mit Essig und leg es warm über den Magen. Kommt es von Hitze, dann gib ihm kaltes Wasser zu trinken: Es hilft gut. Es ist auch hilfreich, Zitwer zu essen.

**113 Vom Schluckauf**

*Singultus* heißt Schluckauf und kommt entweder von zu großer Leere des Körpers oder von Überfüllung des Magens. Kommt es von Leere, gibt dir der Kranke Auskunft, ob er lange nichts gegessen und getrunken hat oder ob er ein Abführmittel eingenommen hat, das ihn zu heftigem Stuhlgang trieb. So sollst du ihm helfen: Koch ihm ein altes Huhn, gib ein halbes Quäntchen Zimt und Mastix dazu und gib ihm den Sud zu trinken und das Huhn zu essen (oder auch Schweinsfüße) und gib ihm klaren Wein dazu.

Hat er aber nicht viel Hitze, dann gib ihm das Perlenmittel oder Quitten- bzw. Ingwerkonfekt. Hat er aber Hitze, dann gib ihm Rosen- oder Veilchenzucker oder Tragantlatwerge. Kommt es aber von zu viel Essen und Trinken und von Überfüllung des Magens, dann bring ihn zum Erbrechen. Gib ihm wiederholt Zitwer zu essen und rate ihm, mäßig bei Speis' und Trank zu sein.

Merk dir auch, dass jeder Schluckauf leicht durch einen großen Schreck vergeht; deshalb soll man ihnen schlimme Geschichten erzählen, von denen sie erschrecken: Es hilft.

**114 Vom Magengeschwür**

*Apostema* ist das Magengeschwür, das kommt manchmal von Hitze, dann ist seine Zunge trocken, er verspürt starken Durst und hat große Hitze. Dann sollst du ihn auf der rechten Hand zur Ader lassen. Gib ihm Mandelmilch zu trinken und reib ihn, wo es ihm weh tut, mit Rosen- und Veilchenöl ein. Mach ihm diesen bewährten Umschlag: Nimm je fünf Quäntchen Rosenwasser sowie Saft von Lattich, Portulak, Nachtschatten und Wegerich, vermeng das mit Veilchenöl, [tränke] Baumwolle damit und leg es warm über den Magen. Kommt es aber von Kälte, dann nimm Eibisch, Leinsamen und Bockshornklee, koch es miteinander, vermeng es mit Schweineschmalz und Butter und trag es auf seinen Leib auf. Und reib ihn mit Eibischsalbe und Kamillenöl ein. Ist der Kranke aber kräftig genug, dann bring ihn zum Erbrechen.

**115 Wenn man sich sehr heftig entleert**

*Colerica* ist eine Krankheit, bei der man derart erbricht und solchen Durchfall hat, dass man meint, das Gedärm will aus dem Leib fahren. Das kommt manchmal von übermäßig viel Essen und von giftiger Speise und tötet den Menschen oft innerhalb von drei Tagen. So soll man ihm helfen: Gib ihm Rosenzucker oder *Diarrodon abbatis* oder *Rosata novella* und reib ihn mit Rosenöl ein. Mach diesen Umschlag: Nimm Rosen, Eichengalläpfel, Mastix und Granatapfelschale, zerstoß das, koch es in Essig und leg es ihm über den Leib. Wenn die Krankheit von Hitze kommt, dann gib ihm einen Schluck kaltes Wasser. Kommt sie aber von Kälte, dann gib ihm die oben beschriebene Minzsoße und setz ihn in ein Bad mit Wasser, in dem Rosen, Wegerich und Dost gekocht sind.

**116 Blut im Stuhl**

*Dissenteria* bedeutet Blut im Stuhl und das kommt manchmal vom Darm, manchmal von der Leber. Kommt es aus der Leber, dann hat er Schmerzen in der rechten Seite und ihm ist schwer zu helfen. Ist das Blut aber aus dem Magen, dann hat er Schmerzen in der Magengrube. Ist es aus dem Dünndarm, hat er Schmerzen um den Nabel und das ist tödlich, denn durch die Zartheit der Wand in diesem Bereich ist diese schnell durchlöchert. Sind die Schmerzen unter dem Nabel, dann kommt es aus dem Dickdarm und dem Patienten kann man helfen.

Merk, dass man das Blut beim ersten Mal nicht schnell stillen soll, damit die verdorbenen Stoffe aus dem Gedärm herauskommen. Du sollst die Patienten auch erst einmal reinigen: Nimm je zwei Lot Veilchen, Pflaumen, Purgierkassie und Tamarinde, koch das in zwei Pfund Regenwasser um ein Drittel ein, seih es durch ein Tuch, gib ein halbes Pfund Zucker dazu und koch es noch einmal wie jeden Sirup. Dann nimm je ein Quäntchen Rhabarber und Myrobalanen der Sorte „citrinus“, stoß es zu einem Pulver und gib ihm davon morgens und abends ein Quäntchen mit drei Löffeln warmen Wassers.

Oder gib ihm Ziegenmolke und Gerstenwasser, das mit Honig gekocht sein soll, das heilt den Darm und die wunden Flächen. Dies ist eine ausgezeichnete Arznei: Nimm je ein Lot Linsen und Bockshornklee, koch es in vier Pfund Regenwasser auf die Hälfte ein, gib ein Pfund Honig dazu, koch es noch einmal und gib davon dem Kranken dreimal täglich drei Löffel voll: Das heilt den Darm ebenfalls sehr gut.

Wenn dann der Mensch Hitze haben sollte, dann gib ihm eine Mischung aus den drei Latwergen Mohnsirup, *Athanasia* und *Micleta* und verabreiche ihm davon abends und morgens eine walnussgroße Portion: Sie helfen über alle Maßen gut. Oder gib ihm ein Viertelpfund Rosenzucker und nimm je ein halbes Quäntchen Drachenblut, armenische Tonerde, Blutstein und Mastix, zerstoß das, vermisch es mit Rosenzucker und gib ihm davon ein walnussgroßes Stück mit Wegerichsaft. Man setze seine Füße in kaltes Wasser, worin Salz und Hauhechel gekocht sind, denn das bringt jeden Ausfluss zum Stillstand.

Und bereite ihm dieses hervorragende Bad: Nimm Rosen, Wegerich, Silberdistel, Beinwell, Blutwurz, Hauhechel, Kardendistel, Galläpfel, Rinde vom Speierling, Mispeln, Quitten, Granatapfel und Grünspan. Koch das alles in Regenwasser und setz den Kranken hinein. Auch das ist eine erprobte Arznei: Nimm frischen Käse und koch ihn in Regenwasser mit Honig, bis das Wasser verdampft. Gib ihm davon morgens, mittags und abends eine walnussgroße Portion: Es hilft gut. Nimm je ein halbes Pfund Kuhmilch und Minzensaft und trink das mit zwei Halmen: Es bringt den Ausfluss sehr gut zum Stehen und beruhigt das Gedärm.

Das ist auch ein wirksames Pulver: Nimm je ein Quäntchen Wegerich, Rosen, Weihrauch, Zimt, Mumie, Mastix, Blutwurz, Tonerde, Granatapfelblüten und Granatapfelschale, Drachenblut und Galläpfel. Zerstoß es, gib Zucker dazu und misch es ins Essen: Es ist heilsam. Kommt es aber von der Leber und ist der Patient kräftig genug, dann lass ihn auf dem rechten Arm zur Ader: Das hilft sehr.

Das ist das beste Bad gegen Blutungen und alle möglichen krankhaften Ausflüsse des Körpers; ein besseres wurde in der Medizin nie ersonnen: Bereite ein Bad aus Regenwasser und nimm je drei Lot schwarze Pflaumen, Mispeln, Kornelkirschen, Eicheln, Rosen, Wegerich, Beinwell, Braunelle, Granatapfelschale und -blüte, Heidelbeere, Speierling, Schlehen, Zistrosenwürger, [Rinde vom] Färberbaum, Minze, Zwetschgen, armenische Tonerde, Sumachbeeren, Wurzeln und Blüten von der Silberdistel, Fingerkrautwurzel und Eichelschalen sowie zehn Pfund scharfen Essig, zerkleinere alles und koch es, bis es dick wird. Setz den Kranken hinein und benetze zusätzlich ein Tuch und schlag es dem Kranken um den Leib.

Dies soll ihre Kost sein: Sie sollen gebratene Hühner und Tauben essen und nichts „Feuchtes“, es sei denn mit Thymian, Kümmel, Safran und Nelken zubereitet. Man darf ihnen auch unbesorgt in Essig gekochte Linsen geben sowie Rebhühner, die mit einer kleinen Menge neuem Wachs gebraten wurden. Und sie sollen Regenwasser trinken, in dem Mastix gekocht wurde.

### 117 Vom Durchfall

*Diarrhoe* heißt derjenige Durchfall, bei dem kein Blut dabei und die Speise verdaut ist. So sollst du ihnen helfen, wenn sie kräftig sind: Nimm je ein Lot Purgierkassie, Tamarinde, Myrobalanen der Sorte „citrinus“ und Tüpfelfarnwurzel, sechs Lot Lärchenschwamm sowie anderthalb Lot der Myrobalanensorte „kebulus“. Stoß es und koch alles zusammen in drei Pfund Wasser. Sied es mit Zucker und stell so einen Sirup her. Gib ihm davon jeden Tag drei Löffel mit drei Löffel warmen Wassers. Setz das fort, bis die verdorbene Materie heraus gekommen ist. Dann gib ihm nach Belieben irgendeines von den Mitteln, die wir oben beim blutigen Durchfall genannt haben. Merk auch, dass man nicht helfen kann, wenn das Blut steht und der Durchfall danach kommt und lang andauert, weil die Därme verletzt und abgeschilfert sind, und deshalb müssen die Betroffenen sterben.

**118 Vom Mastdarm**

*Colica* heißt eine Erkrankung des untersten Darmabschnitts, wo die Speiseüberreste den Körper verlassen. Sie kommt manchmal von einer Geschwulst, dann ist er im Bereich der Genitalien geschwollen und hat große Schmerzen. Manchmal kommt es vom Blasenstein, wenn dieser das Gedärm zusammendrückt, so dass die Speiseüberreste nicht herauskommen können. Manchmal passiert es, dass der Körperzustand so ausgetrocknet ist, dass der Speisebrei stockt. Kommt es von einer Geschwulst, sollst du das so erkennen: Er ist geschwollen und hat solche Schmerzen, dass er Tag und Nacht ohne Unterbrechung schreit.

So sollst du ihm helfen: Nimm Malve, Wermut und Bärenklau, koch das in zwei Pfund Wasser, gib eine Hand voll Kleie dazu, seih das durch ein Tuch, füg ein halbes Pfund Olivenöl dazu sowie ein bisschen Eibischsalbe und spritz davon ein halbes Pfund mit einem Klistier in den Leib. Reib ihn mit Veilchen- und Rosenöl ein oder – wenn es von Kälte kommt – mit Eibischsalbe.

Und bereite diese allerbeste Arznei: Nimm jeweils drei Löffel altes Olivenöl und alte Butter, Honig, Essig und Salz, vermisch es, koch es miteinander, bis es dick wird, gieß es auf ein Stück Filz oder Wolle und leg es ihm noch warm auf den Leib, wo er Schmerzen hat. Ihm tut auch ein Bad in Wasser gut, in dem Malven gekocht wurden.

Dies ist ebenfalls ein hervorragender Umschlag: Nimm Sadebaum, Salbei, Minze und Raute, zerstoß sie, koch das mit Salz und Olivenöl und leg es ihm noch warm auf den Leib. Und wenn er keinen Stuhlgang hat, dann mach ihm die erwähnten Zäpfchen aus Salz und Honig oder Zäpfchen aus Seife und schieb ihm eines in den Leib. Oder gib ihm ein halbes Lot der Latwerge aus Rosensaft, vermengt mit zwei Hellern Purgierwinde, und verabreiche es ihm in drei Löffeln warmen Weins. Hat er davon keinen Stuhlgang, dann gib ihm nicht mehr davon, denn er ist [dann offenbar] zugeschwollen und die Arznei kann nicht durch ihn hindurch gelangen und schadet, wenn sie in seinem Körper bleibt. Führ ihn dann mit Zäpfchen ab, das ist ihm zuträglich.

**119 Von den Spulwürmern**

*Lumbrici* heißen die Spulwürmer, die wachsen im Körper. Du sollst sie so erkennen: Er hat Schmerzen in der Nabelgegend und in den Därmen, und sie verlassen die Betroffenen manchmal unten und manchmal durch den Mund. Wovon immer sie kommen, hilf ihm folgendermaßen: Nimm ein halbes Lot gebranntes Hirschhorn und ebenso viel Salz, koch das in vier Löffeln Wasser, lass es ihn hinunterschlucken und wiederhole das öfter: Sie sterben. Das ist eine weitere erprobte Arznei: Nimm einen Eidotter, ein bisschen Kreide und vier Löffel starken Essig und flöße ihm das nüchtern ein. Tu das an drei Morgen: Sie sterben ohne Zweifel. Dann gib ihm ein Quäntchen Wolfsmilch, das schafft den Unrat und alle toten Würmer aus dem Menschen.

### 120 Wenn man keinen Stuhlgang hat

Tenesmen sind eine Erkrankung, bei der der Betroffene Stuhldrang verspürt, aber es kommt doch nichts heraus. Das geschieht manchmal durch starke Abführmittel, manchmal wenn jemand Blutungen hat oder wenn jemand nach einem Medikament im Körper zu stark erkaltet ist oder wenn jemand nicht auf sich aufgepasst hat. Wie dem auch sei, mach ihm ein Bad, in dem Malven gekocht sind. Und nimm eine Schüssel voll Kleie und Malven, koch sie miteinander und gib Butter dazu. Füll das in ein Säckchen und setz den Kranken im Bad darauf. Mach es öfter: Es hilft. Dann reib ihn mit Eibischsalbe und mit Butter ein und lass ihn unter dem Fußknöchel zur Ader.

Das sind die allerbesten Zäpfchen, die je erdacht wurden: Nimm zwei Quäntchen Myrrhe, je ein Quäntchen Weihrauch und Ammei und je ein halbes Quäntchen Sellerie und Safran. Zerstoß das, koch es mit Honig und führe es in seinen Leib ein. Das ist eine weitere Arznei: Nimm Pech und Weihrauch, leg es auf glühende Kohlen und stell das unter einen Stuhl mit durchlöchertem Sitz, damit der Rauch in den Kranken eindringt, wenn dieser sich darauf setzt. Das ist noch ein Mittel: Nimm je drei Löffel Honig und Milch, erwärme das und verabreiche es lauwarm mit einem Klistier in den Leib.

### 121 Von den Feigwarzen

*Hämorrhoida* heißt Feigwarze, die wächst in der Aftergegend. Das Leiden kommt manchmal von einem Übermaß an Blut. Dann soll man ihn unter dem Knöchel zur Ader lassen. Sind sie aber gerade entstanden und ganz frisch, dann nimm Olivenöl, erwärme es am Herd, drück ein grobes Leintuch hinein und leg das auf die Feigwarzen. Tu es öfter: Es hilft. Sind sie aber nussgroß und fließen nicht stark, so nimm ein glühendes Eisen und brenn sie bis auf den Grund aus. Dann heil sie mit Öl, das aus Eidotter hergestellt ist. Das ist ferner ein hilfreicher Umschlag: Nimm Lauch, Honig, Bockstalg und ein bisschen weißen Weihrauch. Zerstoß das zusammen und bind es warm darüber.

Merk dir noch zwei Dinge: Brenn ihm kein Loch bis auf den Darm, denn dann fließt der Kot [unkontrolliert] aus dem Leib und das lässt sich nicht heilen. Hippokrates sagt ferner, dass man die Hämorrhoiden nicht behandeln soll, wenn sie alt sind und lange bestanden haben, denn behandelst du die Betroffenen, dann wirst du sie töten. Sind die Feigwarzen jedoch im Leib und ragen nur ein wenig heraus, dann binde einen Faden herum, zieh sie heraus, so weit du kannst, und brenn sie aus. Heil sie danach mit dem Pulver aus weißem Weihrauch und mit Öl aus Eidotter: Es hilft.

### 122 Wenn jemandem der Darm vorfällt

*Exitus ani* ist eine Krankheit, bei der den Betroffenen der Mastdarm aus dem Leib tritt. Denen sollst du so helfen: Nimm je ein Lot Bockstalg, Bleiweiß, Silberglätte, Eichelschale, Blutstein, Tonerde und Drachenblut. Vermeng es und streich es auf den Mastdarm. Binde dann einen seidenen Faden um den Mastdarm, streu ein wenig Hirschhornpulver darauf und stopf ihn wieder hinein. Ist er jedoch angeschwollen, so dass er nicht hinein will, dann nimm ein halbes Pfund Knoblauch und koch ihn in einem Topf in einem halben Viertel Wasser. Stell den Topf unter den Kranken, damit der Dampf und die Hitze aus dem Topf an den Darm kommt, dann wird dieser weich: Drück ihn also wieder hinein. Wenn man später wiederum zu Stuhl gehen will, dann nehme man die Finger und drücke ihn nach innen, damit er nicht wieder austritt. Dann nimm Hirschhornpulver, Weihrauch und Mastix und streu es auf die Stelle, wo der Darm ausgetreten ist: Es hilft den Betroffenen und auch den Frauen, denen die Gebärmutter vorgefallen ist. Dann nimm Weihrauch und Kiefernharz, streu es auf glühende Kohlen und lass den Kranken darüber sitzen, so dass der Rauch von unten zu ihm aufsteigt: Es hilft.

### 123 Von der Leber

Die Leber wird manchmal durch Hitze, manchmal durch Kälte geschwächt. Wird sie durch Hitze krank, dann ist der Harn rot und dünn, die Zunge ist trocken, er hat großen Durst und er hat Schmerzen auf der rechten Seite unter dem Rippenbogen. Kommt es aber von Kälte, dann hat er keine große Hitze und kaum Durst. Kommt es von Hitze, sollst du ihm so helfen: Gib ihm sechs Tage lang drei Löffel Essigsirup mit drei Löffeln warmen Wassers. Und lass ihm auf dem rechten Arm zur Ader oder, wenn er schwach ist, auf der rechten Hand am kleinen Finger. Reib ihn mit Veilchenöl und Pappelsalbe ein. Doch es gibt nichts Besseres, als wenn du vier Löffel Hauswurzsaft und ebenso viel Rosenwasser nimmst; gib ein Quäntchen Kampfer dazu, benetz darin ein Tuch und leg es tropfnass über die rechte Seite, wo es ihm weh tut: Es hilft.

Auch das ist ein ausgezeichneter Sirup gegen jede Krankheit der Leber, die von Hitze kommt: Nimm je zwei Lot Endivie, Hirschzunge, Sandelholz, Elfenbeinspäne, Wegwarte und Leberkraut sowie ein halbes Lot Speik. Koch es in zwei Pfund Wasser um ein Drittel ein, gib ein halbes Pfund Zucker dazu und gib ihm morgens, mittags und abends davon drei Löffel mit drei Löffeln warmen Wassers. Dies ist ebenfalls ein bewährtes Pulver: Nimm je ein Lot Sandelholz, Elfenbeinspäne, Knochenasche und Speik, stoß es und tu die gleiche Menge Zucker dazu, gib ihm davon am Morgen ein Quäntchen.

Kommt es aber von Kälte, dann bade ihn mit Kräutern von „warmer“ Qualität und gib ihm ein Lot *Yerapigra* in warmem Wein. Gib ihm danach drei Tage lang je ein Quäntchen *Aurea Alexandrina*. Lass ihn dann am rechten Fuß unter dem Innenknöchel zur Ader: Das hilft gegen alle Krankheiten der Leber, der Milz und der Nieren. Und reib ihn mit Lorbeeröl ein.

Sollte jedoch eine Geschwulst in der rechten Seite sein, erkennst du das, wenn er unter dem rechten Rippenbogen geschwollen ist und große Hitze hat. Dann mach diesen Umschlag: Nimm ein Pfund Weizenmehl, vermisch es mit Veilchenöl und Butter und leg es auf die Schwellung, es weicht sie hervorragend auf. Das ist ein weiterer guter Umschlag: Nimm ein halbes Pfund Wacholderbeeren, stoß sie und koch sie in Wein. Leg sie darauf: Es hilft gegen jede Krankheit und Schwellung. Ist aber die Geschwulst aufgebrochen, erkennst du das daran, dass Eiter ausläuft. Dann gib ihm diesen Sirup: Nimm Wermut, Hirschzunge, Endivie, Kerne von Melone und Spritzgurke, koch das in Wasser, gib Zucker dazu und mach daraus einen Sirup. Gib ihm davon morgens und abends: Es hilft ihm sehr.

### 124 Von der Gelbsucht

*Ictericia* heißt Gelbsucht. Sie kommt manchmal von Hitze, manchmal von Kälte, manchmal von Durchfall, manchmal von Erbrechen, manchmal von Gift oder wenn ein tollwütiges Tier jemanden gebissen hat, oder von einem Übermaß an Galle oder nach überstandener Krise der Krankheit.

Kommt sie von Hitze, dann gib ihm diese erprobte Arznei: Nimm je eine Hand voll Wegwarte, Endivie, Leberkraut und Hirschzunge, zwei Lot Süßholz, ein Lot Elfenbeinspäne und koch das in drei Pfund Wasser. Gib danach Zucker dazu und gib davon dem Kranken morgens, mittags und abends einen kräftigen Schluck. Kommt sie jedoch von Erbrechen oder Durchfall, dann gib ihm ein Viertelpfund Rosenzucker, in dem ein Lot Elfenbeinspäne gekocht ist. Es tut ihm auch immer gut, wenn er ein Quäntchen Elfenbeinspäne in kaltem Wasser einnimmt. Auch das ist eine erprobte Arznei: Nimm einen Apfel, höhl ihn aus und füll ihn mit neuem Wachs. Brat ihn und gib ihn ihm in drei Portionen auf drei Morgen verteilt: Es hilft.

Kommt die Gelbsucht jedoch von Kälte, dann gib ihm diese gute Arznei, die oft erprobt wurde: Nimm eine Mischung aus je einem Pfund Apfelsaft, Wermutsaft und Wein, gib ihm davon morgens, mittags und abends einen kräftigen Schluck; tu das öfter: Es hilft. Kommt sie von einer Krankheit nach dem siebten Tag, ist das gut, denn die Natur treibt die giftigen Stoffe aus. Kommt sie aber von Gift, dann gib ihm Enzianlatwerge oder Theriak und hilf ihm ansonsten wie den Leuten, denen Gift verabreicht wurde, wie ich es später lehre. Oder binde ihm eine Schleie auf die Leber, das hilft sehr gut.

### 125 Wenn die Milz erkrankt

*Splen* heißt die Milz, die liegt links. Und sie wird manchmal krank durch ein Übermaß an Kälte, manchmal durch übergroße Hitze, manchmal durch Fieber, das täglich auftritt oder jeden dritten oder vierten Tag. Manchmal wird sie hart und schwillt an, manchmal wird sie weich durch eine übergroße Menge an Feuchtigkeit. Wenn man in diesem Fall darauf greift, verschwindet sie unter der Hand; ist sie hart, verschwindet sie nicht.

Kommt die Krankheit von Kälte, dann hilf ihm so: Nimm ein Pfund Sauerhonig und gib ihm davon jeden Morgen und jeden Abend etwas in drei Löffeln warmen Wassers. Wenn das aufgebraucht ist, gib ihm ein Lot *Yerapigra* mit warmem Wein. Wenn er kräftig genug ist, dann bereite ihm am nächsten Tag ein Bad aus Wasser, in dem einen Tag und eine Nacht Dost und Zwergholunder gekocht wurden. Dann reib ihn mit Eibischsalbe ein und mach ihm diesen bewährten Umschlag: Nimm je ein Pfund Salz und Kuhmist sowie zwei Lot Pfeffer. Koch es mit scharfem Essig und leg es ihm über die Seite.

Kommt es jedoch von Hitze, dann nimm Butter, Veilchenöl, Rosenöl und Eibischsalbe, vermisch das zu gleichen Teilen und reib ihn damit ein. Dann gib ihm in warmem Wein ein Lot von der Rosensaft-Latwerge, in die zwei Heller Purgierwinde eingerührt sind. Dann öffne ihm die Leberader auf dem linken Arm oder am linken Fuß unter dem Knöchel. Beachte auch: Wenn die Milz über längere Zeit geschwollen ist, ist da nur schwer oder gar nicht zu helfen.

### 126 Von den Nieren

*Renes* heißen die Nieren, die werden manchmal krank durch Hitze, manchmal von einem Übermaß an Blut und manchmal durch Kälte. Kommt es von Hitze und Trockenheit, dann ist der Harn rot und dünn und der Kranke hat große Hitze. Dann salb ihn mit Veilchenöl und Pappelsalbe. Danach bereite ihm ein Pfund Essigsirup und gib ihm davon jeden Morgen und jeden Abend drei Löffel mit drei Löffeln warmen Wassers. Dann verabreiche ihm in warmem Wein etwas von der Rosensaft-Latwerge mit drei Hellern Purgierwinde. Danach lass ihn unter dem äußeren Fußknöchel zur Ader.

Kommt es aber von Kälte, dann reib ihn mit Eibischsalbe ein und bade ihn in Wasser, in dem einen Tag und eine Nacht lang Katzenminze und Dost gekocht wurden. Danach lass ihn unter dem äußeren Fußknöchel zur Ader: Der Aderlass an dieser Stelle hilft gegen Krankheiten der Knochen ebenso wie gegen Nierenleiden. Hat jemand jedoch Beschwerden an der Milz, an der Leber, am Darm, an der Blase oder an der Gebärmutter, dann soll man diese Person am Innenknöchel zur Ader lassen. Du sollst ihn auch mit heißem Honig in der Nierengegend einreiben und schröpf ihn dort und mach ihm auch folgenden Umschlag: Nimm Fenchel, Sellerie, Kümmel, Karotte, Ingwer, Speik, Wermut, Weihrauch und Mastix, zerkleinere alles, koch es in Wein und leg es ihm auf die Nieren.

### 127 Vom Stein

*Lapis* heißt der Stein; der wächst manchmal in den Nieren, manchmal in der Blase. Sitzt er in den Nieren, hat der Betroffene Rückenschmerzen und der Rücken und die Füße sind taub. Sitzt er aber in der Blase, dann hat der Patient Schmerzen vorn im Unterbauch und kann nur mit Mühe Wasser lassen. Und er kommt manchmal von Kälte, manchmal von Hitze. Kommt er von Hitze, ist der Harn rot und es liegt viel Sand am Boden des Harnglases. Kommt er aber von Kälte, dann ist der Harn weiß und trüb und es liegt ebenfalls viel Sand am Boden, und der ist hart.

Kommt der Stein nun von Hitze, so gib ihm morgens und abends ein Lot Pflaumenmus mit drei Löffeln heißen Wassers und drei Löffeln Essigsirup. Danach gib ihm in warmem Wein ein Lot Rosensaft mit drei Hellern Purgierwinde. Bad ihn dann in Wasser, worin Bingelkraut, Wermut, Weidenlaub und Wegerich gekocht sind. Merk auch, dass die Latwerge, die *Justinum* heißt, den Stein wirkungsvoll zerkleinert, wenn man von ihr täglich morgens und abends ein Lot mit warmem Wein, in dem Petersilie gekocht wurde, einnimmt. Die gleiche Wirkung hat die Latwerge, die *Electuarium ducis* heißt.

Das ist ebenfalls ein edles Pulver gegen den Stein: Nimm jeweils zwei Quäntchen Nelken, Galgant, getrocknete Heuschrecken, Samen der Steinhirse, Petersiliensamen, Liebstöckelsamen, Steinbrech, getrocknetes Bocksblut und Schwammstein, zerstoß es zu einem feinen Pulver und gib ebenso viel Weichselkerne und Zucker dazu. Gib ihm davon morgens und abends ein halbes Lot. Auch dies ist eine erprobte Arznei: Nimm einen jungen Hasen, ertränke ihn in Essig, brenn ihn in einem neuen Topf zu Pulver und gib davon dem Kranken morgens und abends jeweils ein halbes Lot: Es hilft.

Spürt aber jemand Schmerzen beim Wasserlassen, dann gib ihm diese Arznei: Nimm Spitzwegerich und Poleiminze, koch sie in gutem Wein und gib das dem Kranken im Bad und auch sonst zu trinken: Es gibt nichts Besseres. Merk auch, dass niemand ohne Schneiden helfen kann, wenn der Stein zu voller Größe wächst und hart wird. Macht jemandem der Stein solche Beschwerden, dass er kein Wasser lassen kann, dann lege er sich eine Weile auf dem Rücken; dadurch fällt der Stein von der Harnröhrenmündung und der Patient kann besser Wasser lassen.

### 128 Wenn jemand blutigen Urin hat

*Sanguis cum urina exiens* ist eine Krankheit, bei der der Betroffene einen blutigen Urin hat. Das kommt manchmal von der Blase, manchmal von der Leber oder von dem Gefäß am Rücken. Kommt es von der Blase, dann stinkt der Harn und ist trüb, das Blut ist eitrig und der Mensch hat Schmerzen im Bereich der Genitalien. Kommt es jedoch von der Leber, so ist das Blut dünn und er hat Schmerzen auf der rechten Seite. Kommt es von den Nieren, so hat er Schmerzen im Rücken und in der Nierengegend. Kommt es von überschüssigem Blut, so ist der Puls groß und der Betreffende hat viel Hitze. Dann sollst du ihn auf dem rechten Arm zur Leberader lassen. Kommt es von den Nieren, so lass ihn unter dem äußeren Fußknöchel zur Ader; kommt es jedoch von der Blase, dann lass ihn innen.

Gib ihm täglich morgens und abends Mohnsirup oder Quittenkonfekt oder Rosenzucker. Dann gib ihm diesen Sirup: Nimm je ein Quäntchen Rosen, [Rinde vom] Färberbaum, Heidelbeeren, Granatapfelblüten, armenische Tonerde, Wegerich, Weihrauch, Mastix und Minze. Koch es in vier Pfund Regenwasser zur Hälfte ein. Dann gib ein Pfund Zucker dazu und gib ihm davon morgens und abends drei Löffel. Dann mach ihm einen Umschlag: Nimm je ein halbes Lot Weihrauch, Mastix, Mumie, Drachenblut, armenische Tonerde, Wegerichsamen und Rosen sowie eine Hand voll Mehl, vermisch es mit einem Eiweiß und leg es über die Stelle, wo es dem Kranken weh tut. Es hilft auch denen, die Blut im Stuhl haben.

### 129 Wer den Harn nicht halten kann

*Diabetes* heißt eine Krankheit, bei der man den Harn nicht halten kann, so dass dieser unwillkürlich abfließt. Das kommt von übergroßer Blasenschwäche und von übermäßiger Kälte. So sollst du ihnen helfen: Nimm ein Pfund Sauerhonig und gib ihm immer morgens und abends davon drei Löffel voll mit drei Löffeln warmen Wassers. Wenn der Sauerhonig aufgebraucht ist, gib ihm ein Lot *Benedikta*. Bereite ihm danach am dritten Tag ein Bad mit Wasser, in dem Dost, Katzenminze und Balsamkraut gekocht wurden. Gib ihm drei Heller Theriak mit Wein, in dem Bibergeil gekocht wurde. Und reib ihn in der Nieren- und Blasengegend mit Eibischsalbe, Kamillenöl oder Lorbeeröl ein.

### 130 Von der Gebärmutter

*Passio matricis* heißt ein Leiden der Gebärmutter bzw. der Frauen. Sie beginnt mit etwas über zwölf Jahren und dauert bis vierzig oder fünfzig. Und manchmal haben die Frauen zu viel und manchmal zu wenig davon. Bekommen sie davon zu viel, sind sie immer bleich und gelblich; bekommen sie jedoch davon zu wenig, fühlen sie sich immer schwer und haben Beschwerden in den Nieren. Das kommt manchmal von Hitze, manchmal von Kälte.

Kommt es von Hitze, ist der Harn rot und die Betroffene hat große Hitze an ihrem Körper. Dann nimm ein halbes Pfund Essigsirup und gib ihr davon morgens und abends drei Löffel in warmem Wasser. Wenn das aufgebraucht ist, gib ihr je ein halbes Lot *Rubea trociscata* und *Musa enea* mit warmem Wein, in dem Beifuß gekocht ist.

Kommt es jedoch von Kälte, dann gib ihr morgens und abends drei Löffel Sauerhonig in warmem Wasser. Danach gib ihr ein Lot *Theodoriton euperiston* in warmem Wein. Danach mach ihr am dritten Tag ein Bad mit Dost, Katzenminze und Beifuß. Gib ihr gleich darauf ein Lot *Aurea Alexandrina* in warmem Wein, öffne ihr die Leberader auf dem rechten Arm oder lass sie am rechten Fuß-Innenknöchel zur Ader und setz ihr Schröpfköpfe innen auf dem Oberschenkel oberhalb der Kniescheibe. Dann gib ihr Wein zu trinken, in dem roter Beifuß, Dost und Sadebaum gekocht sind.

Hat sie jedoch zu lange ihre Regel entbehrt und bekommt sie sie weiterhin nicht, dann nimm je ein Quäntchen Purgierwinde, Nelken und weiße Nieswurz, stoß das zu einem feinen Pulver, füll es in ein Säckchen, das so lang wie ein kleiner Finger sein sollte, bind einen Faden daran, damit es nicht im Leib verschwindet, und sag ihr, sie soll es in ihre Scham einführen: Es gibt nichts Besseres.[31]

---

[31] Eine Schwangerschaft ist bei jüngeren Frauen die häufigste Ursache eines Ausbleibens der Monatsblutung, und viele Maßnahmen gegen die Amenorrhoe sind eigentlich Abtreibungs-

### 131 Wenn eine Frau ihre Regel zu stark hat

Hat jedoch eine Frau ihre Regel zu stark und wenn sie noch dazu dick ist und viel Blut hat, dann öffne ihr auf dem rechten Arm die Leberader oder lass sie am Fuß-Innenknöchel zur Ader und setz ihr Schröpfköpfe in der Nierengegend zur Mitte zu. Dann mach ihr dieses Pulver: Nimm je ein Lot Granatapfelschale, Bohnenschalen, Galläpfel von der Eiche, Vogelknöterich, Hauhechel, Drachenblut und armenische Tonerde. Zerstoß das, koch es in Regenwasser oder mit Essig in einem Topf und setz die Frau darüber, damit der Dampf von unten in sie eindringen kann. Danach gib ihr diese erprobte Arznei: Nimm vier Lot *Athanasia* und gib ihr das [in Portionen zu] einem Lot mit Regenwasser und Wegerichsaft, worin je ein Quäntchen Blutstein, Tonerde und Drachenblut gekocht sind. Gib ihr auch Rosenzucker sowie in Ziegenmilch gekochten Reis oder Weizen. Es hilft ihr auch sehr, wenn sie an gebranntem und zerstoßenem Hirschhorn leckt.

### 132 Von der aufsteigenden Gebärmutter

*Suffocacio matricis* heißt das Hochwandern der Gebärmutter. Die stößt bei den Frauen bis hinauf ans Herz, so dass sie meinen, sie wolle ihnen das Herz wegdrängen. Das passiert manchmal, wenn eine Frau ihre Regel nicht bekommt, manchmal von zu viel Feuchtigkeit und manchmal, weil der Same in ihr verfault, wenn sie keinen Mann hat. Sie fällt dann nieder, als ob sie tot wäre oder die Fallsucht hätte. Wenn ihre Regel ausbleibt, dann hilf ihr, dass sie sie bekommt, wie ich dich vorhin gelehrt habe. Und lass sie unten am Knöchel zur Ader (das hilft auch, wenn der Same in Ermangelung eines Mannes in ihr verfault ist) und setz ihr Schröpfköpfe oberhalb der Kniescheibe an der Innenseite des Beins. Woher es auch kommt, mach ihr diesen Umschlag: Nimm Liebstöckel, Ysop, Wermut und Farn, zerkleinere das, koch es in wenig Wasser und leg es ihr unterhalb des Nabels bis ganz nach unten [zur Scham] auf. Und bring sie zum Niesen, indem du weiße Nieswurz reibst und ihr in die Nase bläst.

### 133 Von der absteigenden Gebärmutter

*Precipitatio matricis* heißt eine Krankheit, bei der sich die Gebärmutter von einer Stelle zur anderen bewegt. Und manchmal senkt sie sich nieder, dann spürt die Frau unten einen Schmerz, als ob sie ein Rasiermesser schneidet. Es passiert, wenn eine Frau ihre Regel nicht bekommt oder wenn sie auf einem kalten Stein saß oder kaltes Wasser getrunken hat.

Bekommt eine Frau ihre Regel nicht oder ist eine Lähmung die Ursache, dann nimm ein Pfund Sauerhonig und gib ihr davon [jeweils] drei Löffel voll in warmem Wasser. Wenn das aufgebraucht ist, gib ihr ein Lot *Benedikta*. Am dritten Tag danach mach ihr ein Bad aus Wasser, in dem Katzenminze, Dost, Lavendel, Ringelblumen, Kresse, Salbei und Schlüsselblumen gekocht sind. Lass sie da-

---

mittel. Hier könnten die starken Abführdrogen durchaus diesen Effekt erzielt haben. Vgl. zur historischen Praxis JÜTTE 1993.

nach unter dem Fuß-Innenknöchel zur Ader. Reib sie zum Schluss vorn am Leib und in der Nierengegend mit heißem Honig ein.

Das ist ein weiteres gutes Mittel: Nimm Honig, Olivenöl und gestoßenen Kümmel, koch es miteinander, [tränke] Baumwolle [damit] und leg ihr das auf den Leib, wo es ihr weh tut: Es hilft sehr gut. Dies ist noch eine gute Arznei: Nimm Süßdolde, Lorbeeren und gebranntes Hirschhorn, koch es in Wein und gib es ihr zu trinken. Und bring sie oft zum Niesen.

### 134 Wenn eine Frau keine Kinder bekommt

*Conceptionis impedimentum* ist die Krankheit, dass eine Frau keine Kinder bekommt. Das kommt manchmal von Hitze, manchmal von Kälte, manchmal von einem Übermaß an Feuchtigkeit. Kommt es von Hitze und Trockenheit, dann ist der Harn rot und dünn, sie hat einen bitteren Geschmack im Mund und großen Durst. Dann gib ihr ein Pfund Veilchensirup, und zwar täglich drei Löffel voll mit drei Löffeln warmen Wassers. Gib ihr danach Pflaumenmus oder Tragantlatwerge oder Veilchenzucker und reib sie mit Veilchenöl ein. Und gib ihr „feuchte" Kost, wie Schweinsfüße und Fleisch von Zicklein und Lämmern.

Kommt es aber von Kälte und Feuchtigkeit, so ist der Harn weiß und dick und sie hat keinen Durst. Dann gib ihr ein Pfund Sauerhonig, und zwar jeden Tag drei Löffel voll in warmem Wasser. Wenn das aufgebraucht ist, gib ihr in warmem Wein ein Lot *Benedikta* mit zwei Hellern Purgierwinde. Am dritten Tag danach bade sie in Wasser, in dem Dost, Katzenminze und Glaskraut gekocht wurden. Und gib ihr Quittenkonfekt oder das Alexandrinische Ingwermittel. Hat sie jedoch ihre Regel zu stark, dann hilf ihr, wie ich es dich vorhin gelehrt habe. Kommt es aber von Fettleibigkeit, dann soll man ihr wenig zu essen und zu trinken geben, damit sie das Übergewicht verliert.

Bleibt aber die Nachgeburt, die nach dem Kind kommen soll, aus, dann gib ihr einen Schluck Lauch und Poleiminze, dem ein wenig Poleiöl zugefügt wurde. Und gib ihr Borretschsaft und ein Quäntchen Diptam in warmem Wein; tu es öfter: Es hilft.

### 135 Von der Wassersucht

*Hydrops* heißt Wassersucht und kommt von einem Versagen der Leber, so dass sie die getrunkene Flüssigkeit vor Schwäche nicht aus dem Magen ziehen kann. Dadurch bleibt die Flüssigkeit im Magen und verteilt sich zwischen Haut und Muskeln. Daher haben die Betroffenen ständig Durst, denn die Körperteile bekommen ihre Flüssigkeit [normalerweise] von der Leber. Wenn diese davon nichts an sich gezogen hat, ist sie trocken, die Glieder finden keine Feuchtigkeit und der Durst wird nicht gelöscht. Die Krankheit kommt manchmal von Kälte, manchmal von Hitze.

Kommt sie von Kälte, ist der Harn molkenfarben und trüb. So sollst du ihnen helfen: Nimm ein Pfund mit Meerzwiebel angemachten Sauerhonig und gib ihm davon morgens und abends immer drei Löffel voll mit drei Löffeln heißen Wassers. Merk auch, dass es – wenn die Wassersucht von Kälte kommt – auf Erden nichts Besseres gibt als täglich fünf bohnengroße Pillen aus einem halben Viertel Aloe und einem Quäntchen Mastix. Mach ihm danach ein Schweißbad mit Dost und Königskerzen, damit er kräftig schwitzt. Mach ihm danach auch einen Einlauf: Nimm zwei Pfund Wasser und ein halbes Pfund Salz, koch es zu einem Drittel ein und gib zwei Lot *Yerapigra* dazu. Verrühre es gut miteinander, damit es sich auflöst, und spritz es in den Leib.

Auch dies ist eine erprobte Arznei gegen die Wassersucht: Nimm je eine Hand voll Nessel-, Petersilien-, Sellerie-, Zwergholunder- und Fenchelwurzel, koch das in einem anderthalb Vierteln Wein, seih es durch ein Tuch, füg eine kleine Menge Honig dazu und koch es nochmals. Gib ihm davon morgens und abends einen guten Schluck. Oder [gib ihm davon] in einem Bad, dann schwitzt er sehr.

Kommt aber die Wassersucht von Hitze, dann nimm ein Pfund Essigsirup und gib ihm morgens und abends davon drei Löffel voll in warmem Wasser. Gib ihm danach morgens und abends zwei Quäntchen Aloe mit fünf Löffeln Ziegenmolke; tu das öfter: Es hilft. Mach ihm außerdem ein Bad aus Weidenblättern und Veilchenkraut.

Mach ihm ferner einen Einlauf: Nimm je eine Hand voll Wermut, Malven und Veilchenkraut, koch es in zwei Pfund Wasser, seih es durch ein Tuch, gib eine Hand voll Weizenkleie dazu, seih es nochmals, gib zwei Lot Veilchenöl, zwei Lot reines Salz und ein Lot Rosensaft-Latwerge dazu und verabreiche ihm davon ein Pfund mit einem Klistier. Dann gib ihm ein halbes Lot Speik und ein Quäntchen Rhabarber, gekocht in drei Pfund Ziegenmolke. Verabreiche es jeweils morgens und abends; tu es öfter: Es hilft. Man kann ihm auch die Leberader auf dem rechten Arm eröffnen. Es ist auch gut, wenn der Betroffene möglichst wenig trinkt.

## 136 Vom Ausschlag am Körper

*Scabies* heißt eine Art Räude und ein Ausschlag am Körper und sie kommt manchmal von einem Übermaß an Blut. Dann ist der Ausschlag rot, der Mensch hat ein gerötetes Gesicht und wenn er sich juckt, blutet er. Dann soll man ihn zur Ader lassen. Dann mach ihm diesen Sirup, der oft erprobt ist: Nimm Saft von Purgierflachs, Odermennig, Alant und Wermut, koch das, seih es durch ein Tuch und gib Zucker dazu. Verabreiche ihm einen Schluck morgens und abends; tu das oft: Es hilft. Dann bereite ihn diese edle Salbe: Nimm ein Pfund frisches, ungesalzenes Schweineschmalz und drei Lot gestoßenen Schwefel, vermische es und reib ihn damit ein: Es hilft ohne Zweifel. Dann richte ihm ein Bad und nimm ein halbes Viertel Wein und sechs Lot Vitriol, koch es zusammen und reib ihn im Bad damit ein: Es hilft und heilt jeden Grind und jeden Ausschlag. Merk auch, dass die Weiße Salbe, die aus Bleiweiß gemacht wird, alle Leiden heilt, die durch Hitze ausgebrochen sind.

**137 Vom Aussatz**[32]

*Lepra* heißt der Aussatz. Der kommt von vielerlei Ursachen: Manchmal von vergifteter Luft, von verdorbenen Getränken, z.B. von fauligem Wein, oder wenn ein neugeborenes Kind von einer Frau mit schlechtem Blut gestillt wird, oder von finnigem, verdorbenem Fleisch, wie vor allem vom Schwein, und manchmal wenn eine Frau einen aussätzigen Mann hat: Wer danach zu ihr kommt, wird auch aussätzig. Man soll einen Aussätzigen folgendermaßen erkennen: Ihm fallen die Wimpern aus, die Augen werden kreisrund im Kopf. Er wird heiser in der Kehle und hat Knötchen im Mund unter und an der Zunge und der Ballen zwischen Daumen und Zeigefinger verschwindet. Wenn man ihn zur Ader lässt und das Blut ausstreicht, sieht man kleine Bröckchen darin, und wenn er zur Ader gelassen wurde und man dann Salzkörner auf das Blut streut, zergehen sie und werden zu Wasser. Und ihr Atem stinkt.

**138 So soll man ihnen helfen**

So soll man ihnen helfen: Nimm drei Pfund Saft aus Erdrauch-Kraut, koch das ein bisschen, nimm die festen Bestandteile heraus, gib Zucker dazu und mach es zu einem Sirup. Gib ihm morgens und abends einen guten Schluck davon. Wiederhole das öfter über eine längere Zeit: Es hilft gut. Nimm ferner je zwei Lot Thymian, Sellerie, Sennesblätter, Borretsch und Tüpfelfarn-Wurzel und sied das in drei Pfund Wasser, bis ein Pfund verkocht. Danach seih es durch ein Tuch, gib ein Pfund Zucker dazu und nimm es mit dem Erdrauch-Sirup ein. Bade ihn außerdem mit Erdrauch, Ampfer und Skabiose. Gib ihm dann ein Lot *Yera rufina* mit warmem Wein.

Mach ihm danach folgende Salbe: Nimm sechs Pfund Wein, sechs Lot gestoßenen Schwefel und ein Lot Vitriol, koch es miteinander und reib ihn im Bad damit ein: Es hilft sehr. Reib ihn ferner mit dieser Salbe ein: Nimm ein Pfund reines Schweineschmalz und vier Lot Schwefel, zerkleinere ihn und misch ihn unter; reib ihn damit ein: Es hilft sehr. Man soll ihnen auch innen und außen am Oberschenkel Schröpfköpfe setzen. Und man soll ihn immer wieder von Gamander, Nelken, Alant und Erdrauch trinken lassen, denn diese reinigen das Blut und heilen den Ausschlag.

**139 Von der Vergiftung**

*Toxicatio* heißt Vergiftung. Das Gift gibt man manchmal im Essen, manchmal in den Getränken, und manchmal ist es „kalt“ und manchmal „heiß“. So sollst du erkennen, ob die Vergiftung von Hitze ist: Dann ist der Harn rot, dem Patienten ist übel, es schmerzt ihn heftig im Bauch und abwechselnd befällt ihn große Hitze und dann wieder Kälte. So sollst du ihm helfen: Nimm Wasser, Öl und Salz, koch es miteinander und gib ihm davon eine große Menge zu trinken, damit er erbricht. Hilft das nicht, dann gib ihm zwei Eierschalen voll Saft von Holunderwurzeln und ebenso viel Wein, dann wird er erbrechen. Danach flöße ihm Milch

[32] Überblick zu Theorie und Praxis des Aussatzes bei RIHA 2004.

und Butter ein, das beruhigt sehr. Ist er aber hartleibig, dann gib ihm ein Quäntchen Wolfsmilch in warmem Wein. Manchmal beißen sie auf die Zunge und werden ohnmächtig, manchmal liegen sie wie tot, als ob sie schlafen, und ihre Zunge wird trocken.

Gib ihnen auch Kuhmilch, in der ein wenig Flohkraut gekocht ist, das ist gegen jedes Gift gut. Dann soll man ihn in ein Schweißbad setzen. Wenn er dann herausgeht und es von Kälte kommt, dann gib ihm ein Quäntchen Theriak in warmem Wein, in dem Bibergeil und Salbei gekocht sind; das ist gegen jedes Gift gut. Wenn er aber schwach wird, am ganzen Körper große Hitze hat und ohnmächtig wird und wenn der Puls klein ist und zittert, dann wisse, dass der Kranke bald stirbt. Merk auch: Wovon immer die Vergiftung kommt, es tut ihnen gut, wenn sie viel erbrechen. Danach gib ihm gute Latwergen: Wenn es von Hitze kommt, beispielsweise Rosenzucker, Tragantlatwerge oder *Diarrodon abbatis*; kommt es jedoch von Kälte, dann gib ihm die Perlenlatwerge, *Pliris* oder *Diacameron*.

### 140 Gegen den Hundebiss

Hat jemanden ein tollwütiger Hund gebissen oder was es an giftigen Tieren gibt: Ist die Wunde nicht groß, dann nimm ein gut schneidendes Messerchen und schneide in die Bisswunde, damit sie sehr blutet, und setz ein Horn oder einen Schröpfkopf darüber, damit das vergiftete Blut herauskommt. Dann nimm eine harte Brotrinde in der Größe der Bisswunde, tauch sie in heißes Olivenöl und brenn den Biss aus, so gut du kannst. Dann leg einen Verband aus Eiklar und Werg darüber und lass ihn bis zum dritten Tag liegen.

Dann mach dieses edle Pflaster darüber, das heilt alle Wunden und alle Bisse: Nimm ein halbes Pfund Wachs sowie je sechs Lot Olivenöl und Hirsch- oder Bockstalg, zerlass es miteinander, nimm es vom Feuer und gib ein Lot gestoßenen Weihrauch dazu. Man soll ihnen auch ein Quäntchen Theriak geben, der mit Wein, Salbei und Bibergeil gekocht wurde: Das hilft sehr. Will aber die Wunde nicht heilen und eitern, dann nimm reinen Speck, ein Eiweiß und Werg, vermisch es und leg es in die Wunde, so wird sie eitern und heilt gut. Du sollst auch folgendes Pulver reichlich auf die Wunde auftragen: Nimm weißen Weihrauch, Myrrhe, Aloe, Drachenblut und Mastix, stoß das klein und streu es in die Wunde: Es hilft sehr und heilt.

## Siebter Teil: Wundbehandlung

### 141 Vom Kopf

Der Kopf kann auf unterschiedliche Weise verletzt werden: Manchmal wird die Schädeldecke durchschlagen, manchmal wird nur die Haut verletzt, manchmal wird das Gehirn verletzt. Wenn die Schädeldecke verletzt wird, sollst du darauf achten, ob Knochenstücke in der Wunde liegen. Die sollst du vorsichtig herauslösen und dem Verletzten ein Seidentuch in die Wunde legen. Wenn du das nicht hast, dann leg ihm ein sauberes weißes Tüchlein hinein, das ein wenig mit reinem Speck bestrichen sein sollte, damit man es am dritten Tag umso leichter herausziehen oder -nehmen kann. Wenn das Gehirn verletzt sein sollte, dann achte darauf, dass du kein Eiklar in die Wunde bringst, denn wenn es fest wird, würde es mit dem Gehirn verkleben und der Mensch käme ums Leben. Beachte außerdem: Wenn du etwas in die Wunde legst, dann bestreich es ein wenig mit Speck, das ist bei allen Wunden gut, denn er bewirkt, dass sie eitern. Danach verbinde sie täglich zweimal. Du sollst auch das Haar um die Wunde herum abrasieren, damit es nicht hineingerät. Und wenn sie zu heilen beginnt, dann kannst du ein sauberes Tüchlein [unter dem eigentlichen Pflaster] hineinlegen: Das heilt schön und verhindert faules Fleisch.

**142 Wenn das Gehirn verletzt wird**

Wenn das Gehirn verletzt wird, sollst du das so erkennen: Er verliert seine Besinnung, seine Augen werden rot, was er isst, erbricht er gleich wieder, er hat keinen Stuhlgang, seine Zunge wird schwarz und er greift auf den Kopf und reißt das Pflaster und den Verband ab.

**143 Wenn jemand schwer verletzt wird**

Wenn jemand schwer verletzt wird, vor allem am Kopf, dann achte darauf, dass der Patient sich in erster Linie vor starken Getränken hütet, am meisten vor Wein, ferner vor Fleisch und vor rohem Obst, auch vor Geschlechtsverkehr sowie vor viel Reden, damit er nicht seinen Verstand verliert. Ist der Betroffene in der Lage zu essen, dann kannst du ihm etwas gekochtes Huhn oder Käsemolke geben. Man verabreicht ihm auch geeigneterweise ein Müslein, das aus Mandelmilch zubereitet ist, gebratene Äpfel, Hecht und Pfirsich. Dann gib ihm drei oder fünf Tage gutes Essen, worauf immer er Appetit hat, sofern er keine Hitze spürt.

**144 Wenn eine Wunde sehr blutet**

Wenn eine Wunde geschlagen wurde und sehr blutet, dann verbrenn ein Stück Filz und streu das Pulver in die Wunde. Und nimm das, was die Pergamenthersteller vom Pergament abschaben und leg das darüber. Und nimm Hanffasern, vermisch sie mit einem Eiklar und leg das darüber. Hilft das alles nicht, dann nimm weißen Weihrauch, Drachenblut, schwarzen Beinwell und Blutstein – alles klein gestoßen –, vermisch das mit Eiweiß und mach so ein Pflaster über die Wunde. Dies ist ein weiteres bewährtes Mittel: Nimm gepulverten Tintenstein, streu ihn hinein und drück mit dem Finger auf die Stelle, wo das Blut austritt, bis die Blutung steht. Lass sie dann bis zum dritten Tag in Ruhe. Merk dir: Wenn jemand am Kopf verletzt wurde und die Wunde stark eitert, trocknest du sie mit einem weichen Schwamm oder mit einem weichen Tüchlein aus, damit der Eiter nicht das Gehirn zum Faulen bringt.

### 145 Wie man das Rote Pulver herstellen soll

Danach sollst du das Rote Pulver folgendermaßen herstellen; es heilt alle Verletzungen und alle Fisteln, wenn sie vom faulen Fleisch gereinigt sind. Du kannst es auch mit sicherer Aussicht auf Erfolg bei Kopfverletzungen anwenden: Nimm je ein Lot schwarzen Beinwell und Blutstein, drei Lot Kiefernharz, je ein halbes Lot Mastix und weißen Weihrauch sowie je ein Lot Drachenblut und Mumie. Stoß alles zusammen klein, mach ein Pulver und heb es auf.

### 146 Wie man *Apostolicum* macht

So macht man *Apostolicum*: Nimm je ein Pfund schwarzes Pech und Kiefernharz, je ein Lot der *Ferula*-Harze *Galbanum, Seraphinum, Amoniacum* und *Opoponax*, sechs Lot Wachs und ein halbes Pfund Essig. Tu alles zusammen in einen Kessel und lass es ein wenig kochen. Dann nimm je ein Lot Mastix, klein gestoßenen Weihrauch und Tannenharz (d.i. *Terpentinum*) und vermisch das alles miteinander. Wenn es gut zergangen ist, gieß es auf ein Tuch und drück es in kaltem Wasser aus. Nimm es dann heraus und verknete es mit den Händen am Feuer mit Öl, damit es einigermaßen weich wird. Dieses Pflaster heilt alle Wunden, wenn man es darauf legt.

### 147 Die Apostelsalbe

Das ist eine Salbe, die Avicenna beschreibt, und sie heißt Apostelsalbe. Ihr kommt nichts gleich, denn sie heilt alle Fisteln und Drüsen, heilt die Wunden und verzehrt das unreine Fleisch darin. Nimm je vier Lot Kiefernharz, Wachs, Harz und *Amoniacum*, je ein halbes Lot *Opoponax* und Grünspan, je anderthalb Lot Osterluzei, weißen Weihrauch und *Bdellium*, je ein Lot Weihrauch und Myrrhe sowie zwei Lot Silberglätte. Die Harze musst du in einem Viertel starken Essigs erhitzen, bis sie weich werden. Dann vermisch Wachs, Pech und Harz, gib zwei Pfund Olivenöl dazu und lass das alles langsam zusammen zergehen, damit es nicht anbrennt, und verrühre es kräftig miteinander. Du kannst es dann auf ein Tüchlein aufstreichen: Leg das auf die Wunde, so heilt es sie und zieht die verdorbene Materie heraus.

### 148 Wenn die Nase verletzt wird

Geht ein Hieb auf die Nase durch die Nasenlöcher, dann sollst du sie mit einem feinen Faden, der aus Seide sein sollte (jedenfalls mit einem dünnen Faden), nähen. Du sollst ihm ein Pflaster bereiten aus einem Eiweiß und ein bisschen weißem Weihrauch und mit Werg (damit es ein Pflaster wird) und leg es über die Wunde. Lass es so lange liegen, bis du meinst, dass die Nase verheilt sein könnte. Du sollst ihm auch ein Röhrchen oder einen Federkiel in die Nasenlöcher einführen, damit sie nicht verwachsen, sondern dass der Atem durchgehn und das Wundsekret abfließen kann. Wenn jedoch die Nase auseinanderklafft und das Pflaster sie nicht heilt, dann nimm es ab, drück die Wunde mit deinen Fingern zusammen und leg noch einmal ein solches Pflaster darüber, bis es hart wird. Dann gib ihm folgenden Wundtrank aus Sanikel:

**149 Gib ihm diesen Wundtrank**

Nimm Sanikel, Nelkenwurz, Ochsenzunge, Wegwarte, Baldrian, blau blühendes Wundkraut und die beiden Arten heidnisches Wundkraut mit den gelben Blüten. Diese Kräuter sollst du mit Wein oder Bier kochen, wenn sie getrocknet sind. Sind sie jedoch grün, dann zerstoß sie und gib ihm jeweils drei Löffel mit Wein oder Bier zwei- oder dreimal am Tag. Und leg ein Weißkohlblatt über die Wunde, etwas Heilsameres gibt es nicht.

**150 Eine Wundsalbe gegen alle Schwellungen nach Schlägen**

Im Folgenden beschreibe ich dir eine Wundsalbe für alle Wunden und geschwollenen Schlagverletzungen; eine bessere gibt es nicht: Nimm zwei Pfund Wegerich, ein Pfund Schafgarbe und ein Viertelpfund Alant, Salbei, Sanikel, Fünffingerkraut und Wintergrün. Diese Kräuter sollst du miteinander zerstoßen. Nimm vier Pfund Fett und zwei Pfund Butter, lass das alles miteinander kochen und verrühre es mit einem Spatel, bis sich die Kraft der Kräuter mit dem Fett vermischt hat. Dann seih alles durch ein Tuch. Entferne die Kräuter und gib zum Fett oder Schmalz ein halbes Pfund weißes Harz, ein Viertelpfund Wachs sowie je ein Lot Weihrauch, Myrrhe, Bockshornklee und Mastix, fein gestoßen wie Mehl. Das sollst du alles vermengen. Diese Salbe heilt alle Wunden und ist gut für jede Schwellung, wenn man sie darauf streicht.

**151 Wenn jemand angeschossen wird**

Wenn jemand von einem Pfeil getroffen wurde, egal ob es im Gesicht oder sonst wo am Körper ist, dann sollst du den hölzernen Schaft nicht herausziehen, wenn die Pfeil tief steckt. Denn wenn man das Holz herauszieht, verliert man die Pfeilspitze und weiß nicht, wo man schneiden soll. Ist der Schaft [schon] draußen, dann nimm eine Sonde und führ sie in die Wunde ein. Greif dann die Pfeilspitze, wenn du kannst, und schneide die Wunde so weit auf, dass du die Spitze herausbekommst. Sitzt der Pfeil jedoch so tief, dass du ihn nicht ohne Lebensgefahr für den Verletzten sicher fassen kannst, dann ist es hilfreicher, ihn nicht herauszuziehen. Nimm in diesem Fall eine Enzianwurzel und steck sie in den Schusskanal, damit die Wunde weit und groß wird, so dass der Pfeil leicht herausgeht. Nimm auch *Apostolicum*, gib ein bisschen gestoßenen Magnetstein dazu, mach daraus ein Pflaster und leg es über die Wunde, dann zieht es das Eisen in seine Richtung heraus. Steckt jedoch der Pfeil in einem Knochen, hat ihn vielleicht sogar beinahe durchschlagen und ist der hölzerne Schaft noch daran, dann brich ihn ab, leg eine Scharpie in die Wunde und behandle sie mit dem Wundtrank wie jede andere Verletzung auch.

**152 Wenn jemand auf den Kopf geschlagen wird**

Wurde jemand auf den Kopf geschlagen, sei es mit einer Keule, einem Stock, einem Schwert oder womit auch immer, und hat er Kopfschmerzen, ist nahe daran, seine Besinnung zu verlieren (oder hat sie gar schon verloren), und ist die Stelle am Kopf sehr geschwollen, aber die Haut und der Knochen unverletzt, dann sollst du ihm folgendermaßen helfen: Öffne ihm auf der Hauptader, damit das aufgewühlte Blut herauskommt, und mach ihm auf die Beule ein Pflaster: Nimm Pappelknospen und Weizenkleie, koch sie miteinander, zerkleinere sie, gib ein bisschen Schmalz dazu, damit es geschmeidig wird, und reib es auf die Schwellung. Hilft das nicht, dann schneide die Haut auf und schau nach, ob nicht der Knochen zerschlagen wurde und Knochenstücke in der Wunde liegen, denn die musst du herausholen. Behandle dann die Verletzung, wie es oben bei den Kopfverletzungen beschrieben wurde. Wenn sie zu heilen beginnt, dann mach ein Pflaster aus *Apostolicum* und leg es darüber: Das zieht den Eiter heraus und heilt die Wunde sanft.

### 153 Wenn eine Ader am Hals durchtrennt wird

Wird eine große Ader am Hals durchtrennt, bei der man das Blut nicht zu stillen vermag, dann nimm Nadel und Faden, stich unter die Ader und vernähe sie mit dem Faden, damit das Blut nicht mehr heraus kann. Streu danach etwas Rotes Pulver in die Wunde und leg mit Eiklar vermischtes Werg darüber. Lass das bis zum dritten Tag liegen und heil die Verletzung dann wie jede andere Wunde.

### 154 Wenn jemand stürzt

Stürzt jemand so schlimm, dass ihm Kopf und Hals schief stehen und er nicht mehr sprechen kann, dann soll man ihm sofort den Mund gewaltsam öffnen und ein Stück Holz zwischen die Zähne legen. Dann soll ihm der Meister die Füße auf die Schultern legen und mit den Händen den Kopf kräftig in seine Richtung ziehen, bis das Haupt wieder gerade steht. Reib ihn danach mit Eibischsalbe ein.

### 155 Wenn jemandem die Augen schmerzen

Für den, dem die Augen weh tun und der ein Häutchen in den Augen hat: Nimm je ein Quäntchen Muskat, Nelken, Galgant, Ingwer, Aloe und Vitriol, das neunmal gebrannt und mit Wein abgelöscht sein soll. Zerkleinere zuerst das Vitriol, dann zerstoß die pflanzlichen Zutaten und verreibe das miteinander. Gib dann ein halbes Quäntchen Kampfer dazu, stoß alles noch einmal miteinander und reib es fein wie Semmelmehl. Tu es zweimal täglich in die Augen.

Sind Blasen in den Augen und eitern sie stark, dann sollst du keine starke Arznei hineinbringen, denn sie nehmen dadurch Schaden und die Blasen brechen auf. So sollst du ihnen helfen: Nimm drei Eier, koch sie in Essig hart, schäl sie und nimm das Eiweiß. Tu ein Quäntchen Harn von einem reinen Kind dazu, vermisch es, streich es durch ein feines sauberes Tuch, füll es in ein Glas und träufle es dreimal täglich in die Augen: Es hilft. Öffne ihm danach die Hauptader.

### 156 Gegen die eiternden Augen

Dies ist eine andere Arznei für die eiternden Augen: Nimm Wermutblätter, zerstoß sie in einem Eiweiß, so dass es ein dünner Brei wird, und leg das über die Augen. Dies ist eine weitere Arznei gegen die gleiche Krankheit: Nimm ein Eiweiß, ein wenig Frauenmilch, und zwei erbsengroße Stückchen Aloe, verreib es miteinander, mach daraus mit Werg ein Pflaster und leg es über die Augen: Es hilft. Dies ist eine bewährte Salbe gegen die Narben und die Häutchen: Nimm vier Lot reinen Honigseim, ein Lot Rosenwasser und ein Lot klein gestoßenen Tintenstein. Lass das miteinander kurz aufkochen und seih es durch ein Tuch; dann tu es in die Augen. Es vertreibt auch die Lidwarzen und das faule Fleisch. Merk dir auch, dass Enzianwurzel, neunmal gebrannt, mit Rosenwasser abgelöscht und fein pulverisiert, alle Krankheiten der Augen vertreibt, wenn man sie hineinstreut.

### 157 Eine gute Salbe gegen alle Augenleiden

Dies ist ein außergewöhnlich gutes Mittel bzw. eine Salbe gegen alle Krankheiten der Augen: Nimm ein Pfund Rosenwasser, ein halbes Pfund Honigseim sowie ein halbes Pfund Eiweiß, das gut durch einen Schwamm geläutert wurde, und füll alles zusammen in ein Metallgefäß. Dann nimm ein Quäntchen Muskatnuss und ebenfalls je ein Quäntchen Nelken, Muskatblüten, Tintenstein, Ingwer und Galgant sowie ein halbes Quäntchen Kampfer. Stoß diese Pulver ganz fein, binde sie in ein sauberes Tüchlein und gib das Päckchen zu den erstgenannten Zutaten. Stopf das Töpfchen fest zu, damit der Duft nicht herausgeht, und vergrab es drei Tage in der Erde, dann trag die Salbe auf den Augen auf. Merk auch, dass man den Menschen, wenn er einmal besser, einmal schlechter sieht und dabei Kopfschmerzen hat, mit den Goldenen Körnlein oder mit *Yerapigra Galieni* oder mit Schoten purgieren soll. Es hilft sehr gut, wenn man ihn an den Ohren kauterisiert.

Das ist ebenfalls eine gute Salbe gegen die Rötung der Augen: Nimm je ein Quäntchen Kreuzkümmel, Safran und Kampfer, stoß es klein und tu dazu vier Lot Rosenwasser. Binde das Pulver in ein Tüchlein und leg es in das Rosenwasser. Dann träufle davon einen Tropfen oder zwei in die Augen.

### 158 Vom Unterkiefer

Wenn jemandem der Unterkiefer ausgerenkt ist, sollst du das so erkennen: Dem Betroffenen steht der Mund offen und er kann ihn nicht schließen. So sollst du ihm helfen: Greif ihm mit dem Daumen kräftig hinten in den Mund und drück damit nach unten. Und pack mit den Fingern bei den Ohren an den Unterkiefer, heb ihn an und zieh ihn dann zu dir, damit er wieder ins Gelenk zurückspringt. Reib ihn dann mit Eibischsalbe ein.

### 159 Von der Salbe *Dialtea*

*Dialtea*, die Eibischsalbe, soll man folgendermaßen zubereiten: Nimm zwei Pfund Eibischwurzeln, je ein Pfund Leinsamen und Bockshornklee sowie eine halbe Mark[33] Zwiebeln. Das sollst du alles miteinander zerstoßen und in sieben Pfund Wasser so lange kochen, bis das Wasser fast verdampft ist. Dann füll es in

---

[33] Ein halbes Pfund.

ein Säckchen und drück es in heißem Wasser aus. Nimm vom Saft zwei Pfund und koch die mit vier Pfund Olivenöl, bis die Flüssigkeit [wiederum] verdampft ist. Gib dann ein Pfund Wachs dazu und wenn das flüssig ist, noch je vier Lot Tannenharz, *Galbanum* und Efeuharz. Füg noch je ein halbes Pfund Kiefernharz und weißes Harz bei, lass alles auf dem Feuer gut flüssig werden und seih es schließlich durch ein sauberes Tuch. Die Salbe ist gut für die Brust, für den Kopf und für alle Krankheiten, die von Kälte kommen. Sie taugt auch für die Wunden und macht alle Verhärtungen und Schwellungen weich, wenn man sie darauf streicht: Es wird gut.

**160 Vom Schultergelenk**
Ist das Schultergelenk bzw. der Oberarm ausgerenkt, sollst du ein Kissen nehmen, es fest verschnüren, dem Betroffenen unter die Achsel legen und den Arm fest gegen den Körper drücken. Dann pack seinen Ellenbogen mit einer Hand und nimm mit der anderen seine Hand und zieh sie ihm seitlich weg, und zwar so, dass du den Ellenbogen [gleichzeitig] anhebst. Und leg ihm dann seinen Arm auf den Kopf. Springt der Arm dann nicht wieder ein, dann setz den Patienten auf einen Stuhl und binde ihm die Hände oben irgendwo an. Dann kipp die Füße des Stuhls weg und lass den Patienten hängen, dann fährt der Arm sofort wieder ins Gelenk. Reib ihn dann mit Eibischsalbe ein.

**161 Wenn jemand angeschossen wird**
Wird jemand in die Brust geschossen oder sonst wohin, so dass die Wunde ins Körperinnere reicht, dann sollst du den Verletzten auf die Wunde legen, damit Blut und Eiter aus der Wunde fließen können. Kommt kein Eiter heraus, dann nimm ein Röhrchen, setz es auf die Wunde auf und blas kräftig in den Körper, dann drückt die Atemluft den Eiter heraus. Gieß dann ein wenig Wein in die Wunde, damit sie sich reinigen kann und nicht fault.

**162 Von tödlichen Verletzungen**
Ist das Gehirn verletzt oder das Herz, die Leber, die Blase oder der Dünndarm: Das ist alles tödlich. Wird aber der Dickdarm oder der Magen eröffnet, dann sollst du das mit einem feinen seidenen Faden nähen und so lange vom Roten Pulver darauf streuen, bis die Stelle verheilt. Dann sollst du die Wunde mit dem beschriebenen Wundtrank und mit Salben zu Ende behandeln.

**163 Wenn jemand einen schlimmen Ausfluss oder eine Fistel hat**
Hat jemand einen üblen Ausfluss, eine Fistel, eine böse Wunde oder ein offenes Bein, sollst du ihm folgendermaßen helfen: Ist die Wunde tief und eng, so dass die Arznei nicht hineinkann, dann nimm eine dürre Enzianwurzel und schneide sie so dünn, dass sie in die Wunde passt; steck sie hinein, dann wird die Wunde weit. Steck immer wieder Enzianwurzel hinein, bis die Öffnung so weit wird, dass du folgendes Pulver hineinstreuen kannst: Nimm zwei Lot gebrannten Spat und ein Lot Ingwer, zerstoß das miteinander und streu es in die Wunde, dann

wird der Kranke gesund. Hilft das nicht, dann nimm Menschenkot, brenn ihn zu Pulver, nimm davon zwei Lot und ein Quäntchen Pfeffer, stoß es und streu es in die Wunde: Es gibt nichts Besseres. Ist die Fäulnis jedoch so groß, dass das Bein schwarz geworden ist, dann schab alles ab, dann heilt es. Ist aber die Wunde nicht scharf abgegrenzt, dann nimm die Weiße Salbe und streich sie darauf, sie frisst es aus.

**164 Für ein gebrochenes Bein**

Was ein gebrochenes Bein betrifft, so zieh daran, damit [die Knochen] gerade aufeinander stehen. Dann nimm *Consolida maior* (das ist schwarzer Beinwell) in Pulverform in warmem Wasser und gieß es auf ein Tuch, das als Verband dem Bein am nächsten liegt. Insgesamt sollen es sechs kurze Tücher sein. Wenn man das Bein am dritten Tag aufbindet, [muss man unbedingt darauf achten,] dass man es nicht irgendwie bewegt. Verbinde es dann alle fünf Tage, dann heilt es gut. Vergewissere dich nach sechs Wochen: Wenn er das Bein anziehen und strecken kann, dann kann er ruhig auf Krücken gehen. Liegt der Bruch aber oberhalb des Knies, muss er sich zehn Wochen schonen.

**165 Von den Füßen**

Wem die Füße weh tun und geschwollen sind, dem sollst du so helfen: Nimm Schierling, zerdrück ihn in Fett, erwärme das und verbinde ihn damit. Oder nimm Knoblauch, zerdrück ihn in Schweineschmalz und mach damit einen Umschlag über der Schwellung. Das ist ein weiteres Mittel für alle Schwellungen der Füße und Glieder: Nimm hart und sauer gewordene gestockte Milch und mach damit einen Verband: Es hilft sehr gut. Folgendes Mittel ist erprobt bei allen Krankheiten der Füße und aller „Gicht", wo immer sie am Körper ist: Nimm Königskerzen, koch sie zerkleinert in Wein und verbinde ihn damit. Das ist ein noch besserer Umschlag gegen jede „Gicht" und jede Schwellung, die von Kälte kommt: Nimm je ein halbes Pfund Zwiebelsaft und Rettichsaft sowie je ein Lot Senf, Pfeffer und Kümmel, zerkleinere es, koch es in Wein, benetze darin ein wollenes Tuch und binde es über die betroffene Stelle. Oder nimm je eine Handvoll Salbei, Raute und Ysop sowie ein Lot Bibergeil, koch es in gutem Wein und gib davon dem Kranken zweimal täglich zu trinken. Und reib ihn immer mit Eibischsalbe oder mit der *Agrippa* Salbe ein: Es hilft sehr. Du kannst ihn auch unterhalb des Knies kauterisieren und lass ihn am Fußrücken an der großen oder bei der kleinen Zehe zur Ader. Und purgier ihn schließlich mit einem Lot *Benedikta* oder mit Wolfsmilch, denn beide vertreiben die überflüssigen Krankheitsstoffe.

**166 Von der Wundsalbe**

Diese Salbe ist gut für die Wunden, denn wenn man sie darauf streicht, lässt sie gutes Fleisch wachsen und füllt [das Gewebe] in gleicher Höhe neben der gesunden Haut auf, so dass keine großen Narben an der Stelle entstehen. Wenn du sie darum herum streichst, dann heilt sie [auch Narben]. Nimm vier Lot Olivenöl, drei Lot Honig, je zwei Lot Kiefernharz, [sonstiges] Harz und Tannenharz sowie je ein halbes Lot Mastix und weißen Weihrauch, zerreib es zu Mehl und vermenge alles. Zerlass es auf kleiner Flamme, damit es nicht verbrennt, verrühre es kräftig und bewahre es auf: Es hilft und ist erprobt.

**167 Wie man die Pappelsalbe macht**

So soll man die Pappelsalbe machen: Nimm ein Pfund Pappeltriebe sowie je eine halbe Mark Hauswurz, Mohnblätter und Nachtschatten, zerdrück das alles und koch es ein wenig mit vier Pfund Fett. Lass es dann vier Tage stehen, damit die Kraft der Kräuter in das Fett übergeht. Erwärme es danach, press es durch ein Tuch und bewahre es auf: Es heilt alle hitzigen Wunden und ist gegen alle hitzigen Krankheiten gut und auch für die, die nicht schlafen können. Du kannst die Salbe auch so machen: Nimm vier Pfund Butter und ein Pfund Pappeltriebe, zerdrück sie und press sie durch ein Tuch: Sie hilft der Brust, dem Kopf und der Leber und überhaupt bei allen Krankheiten.

## Verzeichnis der Drogen und Präparate

Viele Wörterverzeichnisse zu mittelalterlichen Texten erwecken den Eindruck, als sei eine Übersetzung lateinischer und mittelhochdeutscher Drogennamen und sonstiger Fachbegriffe problemlos möglich; dies ist jedoch eine benutzerfreundliche Vereinfachung. Zu Ortolfs Zeiten gab es nämlich keine verbindliche botanische oder chemische Nomenklatur, ebenso wenig wie im 14. und 15. Jahrhundert, als die überlieferten Handschriften geschrieben wurden. Bis zum heutigen Tag sind gerade die volkssprachigen Pflanzennamen vieldeutig und regional unterschiedlich; in der Übersetzung stehen daher möglichst allgemeine Bezeichnungen. Bei einigen pflanzlichen und mineralischen Drogen wird letztlich offen bleiben müssen, was „eigentlich" gemeint war. Wie die mittelalterlichen Benutzer mit dieser Schwierigkeit umgegangen sind, darüber kann nur spekuliert werden.

Grundlage der mittelalterlichen *Materia medica* war die etwa 1000 Drogen umfassende Arzneimittellehre des Pedanios Dioskurides (1. Jh. n. Chr.), die die spätantike und mittelalterliche Fachterminologie prägte; die Übersetzungen von BERENDES (1902) und AUFMESSER (2002) sind durch Nachdrucke und Digitalisierung leicht zugänglich, überspielen aber das grundsätzliche Problem der Mehrdeutigkeit und legen sich bisweilen geradezu ahistorisch fest.

Ein Blick in das Standardwerk für deutsche Pflanzennamen (MARZELL 1943-1979) zeigt die terminologischen Unschärfen eindrucksvoll; es sind hier nicht sämtliche angebotenen Varianten aufgenommen worden, ich habe mich vielmehr auf die plausibelsten beschränkt. Sehr aufwendig ist auch die pharmakobotanische Untersuchung von RICHTER (2004), die fünf Stufen von Identifikationssicherheit einführt und sowohl historische als auch heutige Vorstellungen zu den Wirkmechanismen berücksichtigt; letztere werden hier nur andeutungsweise wiedergegeben (nach RICHTER 2004 und besonders SCHÖNFELDER 1982). Eine ausgezeichnete Zusammenstellung von Belegen zur Verwendung der Drogen im Mittelalter ist MILDENBERGER 1997, wo auch die Grundlagen für die jeweilige Interpretation transparent gemacht werden.

Außer Einzeldrogen verwendet Ortolf auch komplizierte Zubereitungen, die er aller Wahrscheinlichkeit nach aus einer Apotheke bezogen hat, deshalb nennt er nur die Namen. Es handelt sich um Latwergen, also zähe, mit Honig oder Zucker konservierte mus- oder sirupartige „Konfekte", die oft nach ihrer „Leitdroge" oder nach sagenhaften Gewährsleuten benannt sind; die einzige heute noch hergestellte Latwerge ist Pflaumenmus. Die Rezepte für diese Mittel stammen aus dem ersten abendländischen Arzneibuch, nämlich dem aus der berühmten Medizinschule von Salerno stammenden ‚Antidotarium Nicolai'; dieses Rezeptar dürfte schon im 12. Jahrhundert verfasst worden sein und war in ganz Europa verbreitet. Ich verweise hier auf die Ausgabe von GOLTZ 1976.

Die Zusammenstellung zu Ortolfs therapeutischen Strategien geht von der – wie gesagt, möglichst allgemeinen – Übersetzung der Drogennamen aus. Sofern möglich, wird ein Vorschlag für die heutige Einordnung in die botanische Nomenklatur gemacht; falls andere deutsche Bezeichnungen ebenfalls geläufig sind, werden sie angegeben.

Danach folgt die von Ortolf benutzte Bezeichnung (bzw. die Bezeichnungen). Wenn die Deutung unklar ist, stehen hier auch die abweichenden Interpretationsmöglichkeiten. Dann folgt – soweit möglich und aus dem Text ersichtlich – die historische, bei Ortolf wichtige Einstufung als „warm“ oder „kalt“; die zweite Primärqualität („trocken“ bzw. „feucht“) ist bei ihm von untergeordneter Bedeutung. Danach werden die Belegstellen angegeben, um ein Nachschlagen im Text des Arzneibuchs zu ermöglichen; die jeweiligen Anwendungsgebiete bei Ortolf sind jedoch kurz charakterisiert. Wenn Mittel in fester Verbindung mit anderen oder als Alternative zu ähnlichen Arzneien empfohlen werden, wird auf diese Kombinationen hingewiesen. Abschließend wird eine kurze Erklärung für Ortolfs Überlegungen gegeben, ggf. mit einer Einschätzung aus heutiger Sicht, soweit dies seriös möglich ist. Es sei ausdrücklich darauf hingewiesen, dass diese Angaben nicht als therapeutische Empfehlung für die Selbstbehandlung zu verstehen sind.

(*Unguentum*) ***Agrippa***, eine nach „Agrippa“ benannte Salbe aus dem ‚Antidotarium Nicolai’ (Kap. 127 bei GOLTZ 1976).
Kap. 165: Gegen Lähmungen und Schwellungen durch Kälte.

(Echter) **Alant**, Helenenkraut, Glockenwurz, *Inula helenium* (AUFMESSER 2002, 38 und 179; MARZELL II, 1012f.; MILDENBERGER 1997, 58f. [dort auch der Hinweis, dass bisweilen durch Schreibfehler in der handschriftlichen Überlieferung eine Verwechslung mit Alaun vorkommt]; MÜLLER 1997, 30; RICHTER 2004, 139f.).
Bei Ortolf: *aland, alant, enula (campana)*, heiß-feucht.
Kap. 75: Wurzeln als Bestandteil einer Salbe bei Ausschlag der Kopfhaut.
Kap. 136: Bestandteil eines Sirups gegen Ausschläge.
Kap. 138: Bestandteil eines Tranks zur Blutreinigung bei Aussatz.
Kap. 150: Bestandteil einer Salbe gegen Schwellungen.
In der Phytotherapie wird der bittere Alant benutzt als reinigend, antiseptisch, hustenreizdämpfend und auswurffördernd, harntreibend, Gallefluss anregend (SCHÖNFELDER 1982, 120).

**Alaun**, meistens Kalium-Aluminium-Sulfat, aber auch Mischsulfate möglich (MILDENBERGER 1997, 59, 81f.; GLEINSER 1989, 31; RICHTER 2004, 379).
Bei Ortolf: *allaün, allavne, alumen.*
Kap. 96: Bestandteil einer reinigenden Zahnfleischsalbe.
Kap. 102: Gegen fauliges Zahnfleisch.
Zur „Reinigung“ wird die leicht ätzende bzw. adstringierende Wirkung genutzt.

**Alexandrinisches Ingwermittel** (MILDENBERGER 1997, 2362).
Bei Ortolf: *zinziberata Alexandrina*, warm-trocken.
Kap. 89: Stärkend.
Kap. 134: Gegen Unfruchtbarkeit durch Kälte und Feuchtigkeit.

**Aloe**; Arten nicht weiter differenzierbar (MARZELL I, 224; MILDENBERGER 1997, 72-75; MÜLLER 1997, 31; RICHTER 2004, 140-142), benutzt wird der eingedickte Saft aus den Blättern.
Bei Ortolf: *aloe*, heiß-trocken.
Kap. 80: Bestandteil von Pillen gegen hartnäckige Kopfschmerzen.
Kap. 92: Mit Mastix Bestandteil von Pillen gegen Schwindel.
Kap. 101: Gegen Ohrensausen durch Magenüberfüllung (Rückverweis auf Kap. 92).
Kap. 135: Gegen Wassersucht durch Kälte (Rückverweis auf Kap. 92) und (mit Ziegenmolke) bei Hitze.
Kap. 140: Bestandteil eines Pulvers zur Behandlung giftiger Bisse.
Kap. 155: Bestandteil eines Pulvers gegen Schmerzen und „Fell" in den Augen.
Kap. 156: Bestandteil eines Umschlags gegen eiternde Augen.
Aloe wirkt abführend, diese „reinigende" Wirkung wird analog auf Wunden übertragen.

**Aloeholz**, Paradiesholz, Holz vom Adlerholzbaum, *Aquillaria agallocha*, einem Seidelbastgewächs (MARZELL I, 358; MILDENBERGER 1997, 1079f.), ein besonders wertvolles Räucherholz.
Bei Ortolf: *lignum aloes*.
Kap. 91: Bestandteil eines Sirups gegen Wahnsinn.
Kap. 110: Bestandteil einer Arznei gegen Herzbeschwerden.

**Ameiseneier**
Kap. 100: Schwerhörigkeit (gleiche Indikation bei Heinrich von Pfalzpaint: RICHTER 2004, 375)
Wegen der Ameisensäure durchblutungsfördernd.

(Echter) **Ammei**, *Ammi visnaga*
Bei Ortolf: *ameos* (Gen.).
Auch möglich: Großer Ammei, Knorpelmöhre, *Ammi majus*. FOLLAN 1963, 177, vermutete eine Weizensorte, wahrscheinlich hatte er dabei Emmer im Auge.
Kap. 120: Bestandteil von Zäpfchen bei Tenesmen.
Echter Ammei wirkt harntreibend, dazu krampflösend und gefäßerweiternd, was zur Indikation bei Ortolf passt. Großer Ammei wirkt ebenfalls diuretisch und wird in der Phytotherapie bei Hautkrankheiten angewandt (vgl. SCHÖNFELDER 1982, 66).

***Amoniacum***, ein *Ferula*-„Harz" (MILDENBERGER 1997, 88f.). Die Gattung der „Steckenkräuter" (auch Rutenkräuter oder Riesenfenchel) ist u.a. im Mittelmeerraum verbreitet. Verwendet wird der eingedickte Pflanzensaft.
Bei Ortolf: *am(m)oniacum.*
Auch möglich: Ammoniakgummi, erhärteter Milchsaft von der persischen Ammoniakpflanze *Dorema ammoniacum* (MILDENBERGER 1997, 89). Ferner ist eine Verwechslung mit *Sal ammoniacum* (= Salmiak) in der Überlieferung möglich.
Kap. 146: Mit drei anderen *Ferula*-Harzen Bestandteil der Salbe *Apostolicum.*
Kap. 147: Mit anderen Harzen Bestandteil der Apostelsalbe (auch „Zwölfbotensalbe").

**Ampfer**, *Rumex*, z.B. Gartenampfer, *Rumex patientia* (MARZELL III, 1537; MILDENBERGER 1997, 1032f.; vgl. auch RICHTER 2004, 143) oder Krauser oder Hasenampfer, *Rumex crispus* (FOLLAN 1963, 183), oder Grind-Ampfer (!), *Rumex obtusifolius* (MARZELL III, 1512).
Bei Ortolf: *lapacium acutum*, heiß-trocken.
Auch möglich: Mit *lapacium* kann auch die Pestwurz, *Petasites hybridus* (oder eine andere Art) gemeint sein, die ebenfalls zur Wundbehandlung eingesetzt wurde (MÜLLER 1997, 118); infrage kommt als Schleimdroge auch der Huflattich, *Tussilago farfara* (MÜLLER 1997, 119f.).
Kap. 138: als Badezusatz gegen Aussatz.
Adstringierend, antiseptisch, abführend. Speziell *Rumex acetosa* wird wegen der Schleimstoffe bei Hautleiden eingesetzt (SCHÖNFELDER 1982, 160).

**Andornlatwerge** (Kap. 20 bei GOLTZ 1976), Zubereitung aus Andorn, *Marrubium vulgare* (MARZELL III, 59; MILDENBERGER 1997, 1496; MÜLLER 1997, 34).
Bei Ortolf: *diapra(s)sium.*
Kap. 111: Gegen Fressgier durch Kälte.

**Anis**, Frucht von *Pimpinella anisum* (MARZELL III, 751f.; MILDENBERGER 1997, 104f.; RICHTER 2004, 145-147).
Bei Ortolf: *anisum*, heiß-trocken.
Kap. 106: Gegen Husten mit Auswurf für alte Menschen (Zutat zur Bertramlatwerge *Diapiretrum*, die auch bei Steinleiden und „kalt-feuchten" Krankheiten helfen soll).
Kap. 109: Bestandteil eines Tranks gegen Auszehrung.
Anis ist auswurf- und sekretionsfördernd, darüber hinaus verdauungsfördernd, antiseptisch, hyperämisierend, krampflösend (SCHÖNFELDER 1982, 2 und 64).

**Apfel**, *Malus communis* (MARZELL III, 23-30), genauere Spezifizierung nicht möglich, evtl. *Malus domestica* (MILDENBERGER 1997, 112f.).
Kap. 101: Duft zum Anlocken von Ohrwürmern.
Kap. 124: mit Wachs gefüllt gegen Gelbsucht; Saft als Bestandteil eines Mittels gegen kältebedingte Gelbsucht.

Kap. 143: gebraten als Diät bei schwerer Kopfverletzung.
Äpfel sind stopfend, schleimhautschützend und blutgerinnungsfördernd (SCHÖNFELDER 1982, 48).

***Apostolicum***: Rezept in Kap. 146.

**Armenische Tonerde**, Armenische Siegelerde, (durch Eisenoxid rotes) Aluminiumsilikat (ROHLAND 1982, 375; GLEINSER 1989, 62; MILDENBERGER 1997, 243f.; RICHTER 2004, 379).
Bei Ortolf: *bolus, bolus armeni(a)cus*.
Kap. 107: Bestandteil eines Sirups gegen Bluthusten.
Kap. 109: Bestandteil von Pillen gegen Auszehrung.
Kap. 116: Bestandteil einer Latwerge und eines Pulvers sowie Badezusatz gegen blutigen Stuhl.
Kap. 122: Bestandteil einer Salbe bei Darmvorfall.
Kap. 128: Bestandteil eines Sirups und eines Umschlags gegen blutigen Urin.
Kap. 131: Bestandteil von Mitteln gegen zu starke Monatsblutungen.
Tonerde wurde als Farb- und Bindemittel benutzt und hat auch eine blutstillende Wirkung. Im Mittelalter war es die rote Farbe, die eine Verbindung zur Indikation „Blutung“ begründet hat.

***Athanasia***, Universalmittel aus dem ‚Antidotarium Nicolai‘, „das den Tod vertreibt“ (Kap. 4 bei GOLTZ 1976, dazu auch ebd., S. 60).
Auch möglich: Rainfarn, *Tanacetum vulgare* (HABEL/GRÖBEL 1959, 29; MÜLLER 1997, 170), wird phytotherapeutisch bei Verdauungs- und Menstruationsbeschwerden verwendet, obwohl giftig und abortiv wirkend, traditionelles Wurmmittel.
Kap. 116: Gegen Blut im Stuhl.
Kap. 131: Gegen verstärkte Monatsblutungen.

***Aurea alexandrina***, nach Alexandria (evtl. auch nach „Alexander“) benannte Zubereitung mit kostbaren Zutaten (Gold, Silber, Perlen) (Kap. 1 bei GOLTZ 1976, dazu auch ebd., S. 88f.).
Kap. 123: Gegen Leberleiden durch Kälte.
Kap. 130: Bei Ausbleiben der Monatsblutung.

**Baldrian**, *Valeriana officinalis* (MILDENBERGER 1997, 484f.).
Bei Ortolf: *driakel krawt*.
Kap. 149: Bestandteil eines Wundtranks.
Traditionelles Beruhigungsmittel (SCHÖNFELDER 1982, 158).

**Balsamkraut**, allgemeine Bezeichnung für aromatisch riechende Pflanzen.
Bei Ortolf: *balsamita*.

Mögliche Deutungen: Frauenblatt, Marienblatt, *Tanacetum balsamita*, oder verschiedene Minzen, z.B. Bachminze, *Mentha aquatica* (MILDENBERGER 1997, 176f.).
Kap. 110: Bestandteil eines Umschlags gegen Herzstolpern.
Kap. 129: Bestandteil eines Badezusatzes gegen Harninkontinenz.

(Wahrer) **Bärenklau**, *Acanthus mollis*, eine mediterrane Pflanze, die in den antiken Quellen sicher gemeint ist (AUFMESSER 2002, 164).
Bei Ortolf: *branca ursina*.
Auch möglich: (Wiesen-)Bärenklau, „Bärentatze", z.B. *Heracleum sphondylium* (MARZELL II, 820; AUFMESSER 2002, 189) oder eine andere *Heracleum*-Art, die auch nordalpin vorkommt.
Kap. 118: Bestandteil eines Einlaufs bei *colica*.

**Baumwolle**, wobei verschiedene *Gossypium*-Arten infrage kommen, die im Mittelalter in Süditalien und Sizilien angebaut wurden (MARZELL II, 736; MILDENBERGER 1997, 251).
Grundsätzlich auch möglich: Wollgras, *Eriophorum* (MARZELL II, 284); Ackerklee, *Trifolium arvense* (MARZELL IV, 765).
Kap. 100: Bestandteil eines Ohrenumschlags.
Kap. 114: Bestandteil eines Magenumschlags.
Kap. 133: Bestandteil eines Umschlags bei Gebärmuttersenkung.
Baumwolle wird mit den entsprechenden Drogen getränkt, ist also nur materialer Träger der Umschläge.

***Bdellium***, Falsche Myrrhe, Harz afrikanischer *Commiphora*-Arten (ROHLAND 1982, 359; GLEINSER 1989, 50; MILDENBERGER 1997, 183f.).
Bei Ortolf: *b(e)dellium*.
Kap. 147: Bestandteil der Apostelsalbe.

**Beifuß**, *Artemisia vulgaris* (MARZELL I, 434-442; MILDENBERGER 1997, 142f.; MÜLLER 1997, 52f.; RICHTER 2004, 154-157).
Bei Ortolf: *peyposz*, heiß-trocken.
Kap. 130: Mehrfach bei ausbleibender Monatsregel angewandt.
Beifuß ist appetitanregend, verdauungsfördernd, antiseptisch, kann Gebärmutterkontraktionen auslösen (SCHÖNFELDER 1982, 122) und wird deshalb zu den Abtreibungsmitteln der Alten Medizin gerechnet.

**Beinwell**, Wallwurz, *Symphytum officinale* (MARZELL IV, 537; MILDENBERGER 1997, 190f.; MÜLLER 1997, 73; RICHTER 2004, 157-160).
Bei Ortolf: *beinwelle, peinwel, symphitum, consolida (major)*.
Kap. 107: Bestandteil eines Sirups gegen Bluthusten.
Kap. 116: Mehrfach Badezusatz bei Blut im Stuhl.
Kap. 144: Bestandteil eines Pflasters zur Blutstillung.

Kap. 145: Bestandteil des Roten Pulvers zur Wundheilung.
Kap. 164: Bei Knochenbruch.
Beinwell wirkt „zusammenziehend", adstringierend, gegen Durchfall, entzündungshemmend, reizmildernd, blutstillend und wundheilungsfördernd (SCHÖNFELDER 1982, 72 u. 156).

***Benedikta***, ein „allseits gesegnetes" Nieren- und Blasenmittel aus dem ‚Antidotarium Nicolai' mit abführender Wirkung (Kap. 9 bei GOLTZ 1976, vgl. auch ebd., S. 60 u. 123; MILDENBERGER 1997, 196).
Kap. 129: Gegen Harninkontinenz.
Kap. 133: Bei Gebärmuttersenkung infolge Ausbleibens der Regelblutung.
Kap. 134: Gegen Unfruchtbarkeit durch Kälte und Feuchtigkeit.
Kap. 165: Als Abführmittel.

**Bernstein** (GLEINSER 1989, 161, s.v. *karabe*), Deutung unsicher!
Bei Ortolf: *caraba*, *cacabra*.
Auch möglich: Gummiharz des Wacholderbaums (FOLLAN 1963, 182) oder ein sonstiges Harz.
Kap. 109: Bestandteil von Pillen gegen Auszehrung.

(Deutscher) **Bertram**, Feuerwurzel, *Anacyclus officinarum* (MARZELL I, 251; MILDENBERGER 1997, 199f.), evtl. auch Römischer Bertram, *Anacyclus pyrethrum* (MARZELL I, 251; RICHTER 2004, 161f.).
Bei Ortolf: *wertram*, heiß-trocken.
Kap. 93: Bestandteil eines austrocknenden Mittels bei Katarrh.
Kap. 97: Abschwellend, gegen Zahnschmerzen.
Kap. 98: Bestandteil einer Mundspülung bei geschwollener Zunge.
Kap. 103: Bestandteil eines Gurgelmittels bei vergrößertem Zäpfchen (ähnliches Rezept wie in Kap. 98).
Kap. 106: Gegen Husten mit Auswurf für alte Menschen, bei Steinleiden und „kalt-feuchten" Krankheiten (Zutat zu *Diapiretrum*).
Fördert wegen des scharfen Geschmacks Speichelfluss und Auswurf, auch lokalanästhetisch wirksam, traditionelles „Zahnmittel" (SCHÖNFELDER 1982, 84).

**Bibergeil**, die stark riechende, unter dem Schambein liegende Duftdrüse des Bibers bzw. deren Sekret bzw. das daraus hergestellte Pulver (AUFMESSER 2002, 95 [fälschlich „Biberhoden"]; MILDENBERGER 1997, 211f.; RICHTER 2004, 375).
Bei Ortolf: *pibergeil*, *castoreum*, heiß.
Kap. 87: Zutat zu zwei Mitteln gegen Epilepsie.
Kap. 88: Zutat zu einem Mittel sowie einem Umschlag bei Schlaganfall.
Kap. 89: Badetrank bei Lähmungen (Rezept identisch mit Kap. 88).
Kap. 129: Mit Theriak und Wein gegen Harninkontinenz.
Kap. 139: Mit Theriak und Wein (und Salbei) gegen Vergiftung.
Kap. 140: Zur Behandlung giftiger Bisswunden (gleiches Rezept wie Kap. 139).

Kap. 165: Bestandteil eines Tranks gegen Lähmungen und Schwellungen durch Kälte.
Als „heißes“ Organotherapeutikum galt Bibergeil als besonders wirksam gegen „Kälte“. Wegen seines intensiven Geruchs wurde er ferner gegen Krankheiten eingesetzt, die mit giftigen Ausdünstungen in Verbindung gebracht wurden.

**Bier** (MILDENBERGER 1997, 213f.; RICHTER 2004, 383).
Kap. 149: Basis für Wundtrank.

(Weißes) **Bilsenkraut**, *Hyoscyamus albus* (MILDENBERGER 1997, 215-217 [Bilsenöl]; MÜLLER 1997, 54f.; RICHTER 2004, 165-167), wurde in Antike und Mittelalter ganz überwiegend verwendet, wächst allerdings nur im Mittelmeerraum und in Arabien.
Bei Ortolf: *jusquiamus*, kalt-trocken.
Auch möglich: (Schwarzes) Bilsenkraut, *Hyoscyamus niger* (AUFMESSER 2002, 240; MARZELL II, 925f.), wäre nördlich der Alpen verfügbar gewesen.
Kap. 83: Samen als Bestandteil von Einreibungen zur Beruhigung.
Kap. 93: Bestandteil von Pillen zum Einschlafen bei Katarrh.
Giftig! Wirkt betäubend und krampflösend (SCHÖNFELDER 1982, 114).

**Bingelkraut**, Schutt-Bingelkraut, *Mercurialis annua* (MARZELL III, 173-180; MILDENBERGER 1997, 1200f.), evtl. auch Wald-Bingelkraut, *Mercurialis perennis* (MARZELL III, 181f.).
Bei Ortolf: *mercurialis.*
Kap. 127: Badezusatz bei Steinleiden.
Giftig! Stark abführend und harntreibend (SCHÖNFELDER 1982, 214).

**Bisam**, penetrant riechender tierischer Duftstoff, oft mit Moschus gleichgesetzt.
Bei Ortolf: *pissem.*
Auch möglich: Moschusartig riechende Kräuter, wie Bisamkraut, *Erodium moschatum* (MARZELL II, 303); Bisam-Malve, *Malva moschata* (MARZELL III, 31; AUFMESSER 2002, 215).
Kap. 85: Beimischung zu *Pliris* gegen Schlafsucht.
Kap. 110: Bestandteil eines stärkenden Mittels gegen Herzstolpern.

**Bleiweiß**, (basisches) Bleikarbonat (AUFMESSER 2002, 32; ROHLAND 1982, 372; GLEINSER 1989, 59; MILDENBERGER 1997, 232; RICHTER 2004, 379).
Bei Ortolf: *cerusa.*
Kap. 95: Bestandteil der „Weißen Salbe“ gegen Nasenpolypen und Ausschläge.
Kap. 122: Bestandteil einer Salbe bei Darmvorfall.
Kap. 136: Gegen Ausschläge und „heiße“ Krankheiten nochmals Empfehlung der Weißen Salbe (Kap. 95).
Bleiweiß hat eine antiseptische Wirkung.

**Blut**, i.S.v. Eigenblutbehandlung.
Kap. 87: Gegen Epilepsie (bereits in der Antike belegt, vgl. HESBERG 2002).

**Blutstein**, Hämatit, Eisenglanz, Roteisenstein, häufigste natürlich vorkommende Modifikation des Eisen(III)-Oxids (MILDENBERGER 1997, 236). Die Farbe kann silbrig-grau, schwarz oder rotbraun sein.
Bei Ortolf: *ematit, ematis, ematix.*
Kap. 109: Bestandteil von Pillen gegen Auszehrung.
Kap. 116: Bestandteil einer Latwerge gegen Blut im Stuhl.
Kap. 122: Bestandteil einer Salbe bei Darmvorfall.
Kap. 131: Bestandteil eines Mittels gegen verstärkte Monatsblutungen.
Kap. 144: Bestandteil eines Pflasters zur Blutstillung.
Kap. 145: Bestandteil des Roten Pulvers als universellem Wundheilungsmittel.
Wenn man Hämatit unter Wasser schleift, scheint der Stein zu bluten, weil der Staub rötlich ist; aufgrund dieser „Signatur" wurde analog eine medizinische Wirkung bei Blutungen vermutet. Bei Ortolf wird Blutstein oft in Verbindung mit armenischer Tonerde und Drachenblut verwendet.

**Blutwurz**, Wiesenknöterich, Natterwurz, *Polygonum bistorta* (MILDENBERGER 1997, 1661).
Bei Ortolf: *tormentilla, sanguinaria*, kalt-trocken.
Auch möglich: Blutwurz, *Potentilla erecta* bzw. *P. tormentilla* (MARZELL III, 1014; MÜLLER 1997, 58; RICHTER 2004, 167-169: Blutstillend, adstringierend, gegen Durchfall); Großer Wiesenknopf, *Sanguisorba officinalis* (Hinweis aus dem Apothekergarten der Univ. Leipzig: Gegen Durchfall, entzündungshemmend). Ansonsten evtl. Synonym zu Hirtentäschel, siehe dort; die Stelle in Kap. 94 bei Ortolf ist zweideutig.
Kap. 94: Gegen Nasenbluten.
Kap. 116: Badezusatz und Pulverbestandteil bei blutigem Durchfall.
Gerbstoffreich, daher adstringierend, blutstillend, gegen Durchfälle, reizmildernd, entzündungshemmend (SCHÖNFELDER 1982, 144). Der lateinische suggestive Name deutet in jedem Fall auf die Indikation „Blutungen" hin.

**Bocksblut** (MILDENBERGER 1997, 238f.).
Bei Ortolf: *sanguis hirci.*
Kap. 127: (getrocknet) Bestandteil eines Pulvers gegen Steinleiden.
Bocksblut soll nach mittelalterlicher Vorstellung sogar Diamanten aufweichen können.

**Bockshornklee**(samen), *Trigonella foenum-graecum* (MARZELL IV, 802f.; MÜLLER 1997, 90f.; RICHTER 2004, 169-171), evtl. auch Schabziegerklee, *Trigonella caerulea* (MILDENBERGER 1997, 617).
Bei Ortolf: *fenum grecum*, heiß-trocken.
Kap. 83: Bestandteil eines „beruhigenden" Einlaufs.

Kap. 106: Bestandteil eines Brustpflasters.
Kap. 114: Bestandteil eines Magenpflasters bei „Kälte“.
Kap. 116: Heilend bei blutigem Durchfall.
Kap. 150: Bestandteil einer Wundsalbe.
„Erweichend“, leicht abführend, appetitanregend, entzündungshemmend, reizmildernd, antimikrobiell, schleimlösend (SCHÖNFELDER 1982, 134).

**Bockstalg**, Fett vom Ziegenbock (RICHTER 2004, 375).
Bei Ortolf: *pückin vnslit.*
Kap. 102: Bestandteil einer Salbe gegen schrundige Lippen und geschwollenes Zahnfleisch.
Kap. 121: Bestandteil eines Umschlags bei Hämorrhoiden.
Kap. 122: Bestandteil einer Salbe bei Darmvorfall.
Kap. 140: Bestandteil eines Pflasters zur Bissbehandlung.
Bockstalg ist die Trägersubstanz von Salben, in die die Drogen eingerührt werden.

**Bohne**, *Vicia faba*; am wahrscheinlichsten ist die einheimische Dicke Bohne bzw. Saubohne (MILDENBERGER 1997, 607; RICHTER 2004, 171f.).
Bei Ortolf: *faba*, kalt-feucht.
Kap. 131: Bestandteil eines Pulvers gegen zu starke Monatsblutungen.

**Borretsch**, Gurkenkraut, *Borago officinalis* (MARZELL I, 625-629; MILDENBERGER 1997, 246); vgl. auch die Borretsch-Latwerge *Diaboraginatum.*
Bei Ortolf: *borrago, porrago.*
Kap. 134: Zur Austreibung der Placenta.
Kap. 138: Bestandteil eines Sirups gegen Aussatz.
Borretsch ist harn- und schweißtreibend, entzündungshemmend, „blutreinigend” und stimmungsanregend; in der Phytotherapie wird er bei Ekzemen und Neurodermitis eingesetzt (SCHÖNFELDER 1982, 182).

**Borretsch-Mittel** aus *Borago officinalis, Diaboraginatum* (fehlt bei GOLTZ 1976).
Kap. 91: Gegen Wahnsinn.

(Kleine) **Braunelle**, *Prunella vulgaris* (MARZELL III, 1086; MILDENBERGER 1997, 369-371).
Bei Ortolf: *consolida minor.*
Auch möglich: (Ausdauerndes) Gänseblümchen, Maßliebchen, *Bellis perennis* (MARZELL I, 546).
Kap. 116: Teil eines Badezusatzes bei blutigem Durchfall.

**Brot** (MILDENBERGER 1997, 262f.; RICHTER 2004, 383).
Kap. 25: geröstet als Grundsubstanz für einen Umschlag zur Darm- und Magenberuhigung.

Kap. 91: feines (Weiß)Brot als Beispiel für eine leichte Speise.
Kap. 100: gewärmt als Ohrenumschlag nach Verletzungen.
Kap. 109: frisches Weißbrot als Diät bei Auszehrung.
Kap. 112: geröstet als Bestandteil eines Magenumschlags gegen Appetitmangel sowie gegen Durchfall und Erbrechen.

(Rote) **Brustbeere**, Judendornbeere, Frucht von *Ziziphus jujuba* (MILDENBERGER 1997, 940).
Bei Ortolf: *jujuba*.
Kap. 109: Bestandteil eines Mittels gegen Auszehrung.

**Butter**, meistens Kuhbutter, aber auch aus Schaf- oder Ziegenmilch denkbar (MILDENBERGER 1997, 284; RICHTER 2004, 383).
Kap. 97: Salbengrundlage.
Kap. 105: Bestandteil eines Umschlags bei Hals-Geschwür.
Kap. 106: Bestandteil eines Brustumschlags und Salbengrundlage.
Kap. 114: Bestandteil eines Magenpflasters gegen „Kälte".
Kap. 118: alte Butter als Bestandteil eines Umschlags bei *colica.*
Kap. 120: Bestandteil einer Sitzpackung und einer Einreibung bei Tenesmen.
Kap. 123: Bestandteil eines Umschlags gegen eine Lebergeschwulst.
Kap. 125: Bestandteil einer Salbe gegen hitzebedingtes Milzleiden.
Kap. 139: Zur Magenberuhigung nach Erbrechen bei Vergiftung.
Kap. 150: Bestandteil einer Wundsalbe.
Kap. 167: Grundlage einer einfachen Variante der Pappelsalbe.
Butter dient als Grundlage für Einreibungen bzw. Salben und Umschläge.

***Diacameron***, „lebensrettende" Latwerge, ein Universalmittel (Kap. 15 bei GOLTZ 1976).
Kap. 139: Gegen Vergiftung mit Kälte.

***Diapiretrum***, Mittel mit Bertram (siehe dort) als Leitdroge (fehlt bei GOLTZ 1976).
Kap. 106 (mit Rezept): Gegen Husten mit Auswurf für alte Menschen, bei Steinleiden und allg. kalt-feuchten Krankheiten.

***Diarrodon abbatis***, komplex zusammengesetztes Rosenmittel „eines Abtes", vielleicht nach dem Abt benannt, der am Hof des Herzogs Roger Borsa von Apulien (um 1060-1111) nachgewiesen ist („*abbas de Curia*") (Kap. 22 bei GOLTZ 1976; MILDENBERGER 1997, 451).
Kap. 25: Stärkend.
Kap. 111: Gegen Fressgier durch Hitze.
Kap. 112: Gegen Appetitmangel.
Kap. 115: Gegen *colerica.*
Kap. 139: Gegen Vergiftung mit Hitze.

***Diarrodon Julii***, nicht näher bekanntes „Rosenmittel nach Julius“ (fehlt bei GOLTZ 1976).
Kap. 110: Gegen Herzstolpern.

**Dill**, *Anethum graveolens* (MARZELL I, 305f.; MILDENBERGER 1997, 1967; MÜLLER 1997, 77f.; RICHTER 2004, 179f.)
Bei Ortolf: *tille,* heiß-trocken.
Kap. 85: Bestandteil einer Waschlotion gegen Schlafsucht.
Bakteriostatisch, spasmolytisch, gegen Blähungen, Verdauungsstörungen, Appetitlosigkeit und Schlaflosigkeit [!], harntreibend (SCHÖNFELDER 1982, 110).

**Diptam**, Weißer Diptam, *Dictamnus albus* (MARZELL II, 123; MILDENBERGER 1997, 457; RICHTER 2004, 180f.).
Auch möglich: Schwarzer Diptam, Diptamdost, Kretischer Dost, *Origanum dictamnus* (AUFMESSER 2002, 171; MILDENBERGER 1997, 457).
Kap. 112: Bestandteil einer Latwerge gegen Appetitmangel.
Kap. 134: Zur Austreibung der Plazenta.
Giftig! spasmolytisch, harntreibend (SCHÖNFELDER 1982, 170).

**Dost**, Wilder Thymian, Wilder Majoran, *Origanum vulgare* (MARZELL III, 448; MILDENBERGER 1997, 475f.; MÜLLER 1997, 82f.; RICHTER 2004, 182), (einheimischer) Bestandteil der heute als Oregano angebotenen Gewürzmischung.
Bei Ortolf: *tosten, origanum*, heiß-trocken.
Auch möglich: Verlesungen mit *costus* sind in der handschriftlichen Überlieferung möglich, siehe daher auch bei Kostwurz.
Kap. 89: Aufguss bei Lähmungen.
Kap. 98: Bestandteil einer Mundspülung bei geschwollener Zunge.
Kap. 115: Badezusatz bei *colerica* durch Kälte.
Kap. 125: Badezusatz bei Milzleiden.
Kap. 126: Badezusatz gegen kältebedingtes Nierenleiden.
Kap. 129: Badezusatz gegen Harninkontinenz.
Kap. 130: Badezusatz und Bestandteil eines Tranks bei ausbleibender Monatsregel (u.a. zusammen mit Katzenminze).
Kap. 133: Badezusatz bei Gebärmuttersenkung (u.a. zusammen mit Katzenminze).
Kap. 134: Badezusatz gegen Unfruchtbarkeit durch Kälte und Feuchtigkeit (u.a. zusammen mit Katzenminze).
Kap. 135: Schweißbad gegen Wassersucht durch Kälte.
Verdauungsfördernd, antimikrobiell, krampflösend, bei Unterleibsbeschwerden (SCHÖNFELDER 1982, 174).

**Drachenblut**, Blutharz, dunkelrotes oder rotbraunes Harz von *Dracaena cinnabari* (FOLLAN 1963, 190; ROHLAND 1982, 512; MILDENBERGER 1997, 1981), erst seit dem 15. Jh. vom kanarischen Drachenblutbaum *Dracaena draco* (MARZELL

II, 164), ab dem 18. Jh. auch ostindisches Drachenblut (Palmendrachenblut) von *Daemonorops draco* (RICHTER 2004, 383).
Bei Ortolf: *sanguis draconis.*
Kap. 87: Zutat zu einem Mittel gegen Epilepsie.
Kap. 107: Bestandteil eines Sirups gegen Bluthusten.
Kap. 116: Bestandteil einer Latwerge und eines Pulvers gegen blutigen Durchfall.
Kap. 122: Bestandteil einer Salbe bei Darmvorfall.
Kap. 128: Bestandteil eines Pflasters gegen blutigen Urin.
Kap. 131: Bestandteil zweier Mittel gegen zu starke Monatsblutungen.
Kap. 140: Bestandteil eines Pflasters zur Bissbehandlung.
Kap. 144: Bestandteil eines Pflasters zur Blutstillung.
Kap. 145: Bestandteil des Roten Pulvers.
Für das Mittelalter wies die rote Farbe als Signatur auf die Indikation Blutungen hin. Durch die klebrige Konsistenz wirkt das Harz blutstillend.

**Drei-Pfeffer-Mittel**, Latwerge aus drei Pfeffersorten sowie Anis, Thymian und Ingwer (fehlt bei GOLTZ 1976; MILDENBERGER 1997, 450).
Bei Ortolf: *diatrion piperion.*
Kap. 85: Gegen Schlafsucht.

**Efeuharz**, Harz von *Hedera helix* (MARZELL II, 756ff.; MILDENBERGER 1997, 749; MÜLLER 1997, 84f.).
Bei Ortolf: *gummi edere.*
Kap. 159: Zutat zur Eibischsalbe.

(Hühner)**Ei**
- hartgekocht.
Kap. 155: (Eiweiß) Bestandteil von Augentropfen.
- weichgekocht.
Kap. 27: Bei Durchfall mit „Krämpfen“.
Kap. 30: Kost für Rekonvaleszenten: 30,1d
Kap. 91: Beispiel für leicht verdauliche Speise.
- Eidotter, Eigelb (RICHTER 2004, 375).
Kap. 119: Bestandteil eines Tranks gegen Spulwürmer.
Kap. 121: Öl zur Nachbehandlung nach Kauterisieren von Hämorrhoiden (vgl. MILDENBERGER 1997, 520).
- Eiweiß (RICHTER 2004, 375), genutzt wird die Fähigkeit zu kleben.
Bei Ortolf: *eyer clar.*
Ergibt zusammen mit Fasern ein festes, abdichtendes Pflaster: Kap. 99, Kap. 140, Kap. 144, Kap. 148, Kap. 153.
Kap. 128: Bestandteil eines Pflasters gegen blutigen Urin.
Kap. 141: Streng verboten bei Hirnverletzungen.
Kap. 156, Kap. 157: Bestandteil von Augenmitteln.

**Eibisch**, *Althaea officinalis* (MARZELL I, 229-231; MILDENBERGER 197, 878f.; MÜLLER 1997, 208; RICHTER 2004, 186-188).
Bei Ortolf: *altea*, heiß-trocken.
Kap. 27: Wurzel als Beimischung zu einem warmen Fußbad bei „Krampf“.
Kap. 83: Wurzel als Bestandteil eines „beruhigenden“ Einlaufs.
Kap. 106: Wurzel als Bestandteil eines Brustpflasters.
Kap. 114: Bestandteil einer Salbe gegen Magengeschwür.
Kap. 159: Wurzel als Bestandteil der Eibischsalbe (siehe dort).
Entzündungshemmend, durch Schleimstoffe reizmildernd in Lunge und Magen-Darm-Bereich (SCHÖNFELDER 1982, 150).

**Eibischsalbe** (Kap. 128 bei GOLTZ 1976, dazu auch ebd., S. 151: wärmt, erweicht und feuchtet an).
Bei Ortolf: *dialtea* (Rezept in Kap. 159), heiß(-feucht).
Kap. 26: Gegen Schluckauf.
Kap. 27: Gegen „Krampf“ nach Abführmitteln.
Kap. 88: Bei Schlaganfall.
Kap. 89: Gegen Lähmungen.
Kap. 92: Gegen Schwindel.
Kap. 93: Bei Katarrh durch Kälte.
Kap. 105: Gegen Halsgeschwulst.
Kap. 106: Bestandteil einer Salbe gegen Husten.
Kap. 112: Gegen Appetitmangel durch Kälte.
Kap. 114: Gegen Magengeschwür.
Kap. 118: Bestandteil eines Einlaufs und Einreibung bei *colica.*
Kap. 120: Einreibung bei Tenesmen.
Kap. 125: Einreibungen gegen Milzleiden.
Kap. 126: Gegen kältebedingtes Nierenleiden.
Kap. 129: Gegen Harninkontinenz.
Kap. 154, Kap. 158, Kap. 160: Behandlung nach dem Einrenken.
Kap. 165: Gegen Schwellungen durch Kälte.

**Eichel**, Frucht der Eiche, *Quercus* (MILDENBERGER 1997, 517f.; RICHTER 2004, 188f.).
Bei Ortolf: *glans.*
Kap. 116: Badezusatz bei blutigem Stuhl.
Kap. 122: Bestandteil einer Salbe bei Darmvorfall.
Entzündungshemmend, antiseptisch, gerbstoffhaltig, daher traditionell gegen Durchfall eingesetzt (SCHÖNFELDER 1982, 204).

**Eichengallapfel**, Eichengallen (GLEINSER 1989, 111; RICHTER 2004, 189f.), siehe auch Gallapfel.
Bei Ortolf: *eichopfel.*

Kap. 115: Bestandteil eines Umschlags bei *colerica*.
Kap. 131: Bestandteil eines Pulvers gegen verstärkte Monatsblutungen.
Adstringierend, blutstillend.

**Eisenkraut**, *Verbena officinalis* (MARZELL IV, 1045f.; MILDENBERGER 1997, 2119-2121).
Kap. 91: Bestandteil einer Waschlotion gegen Wahnsinn.
Harntreibend, anregend (SCHÖNFELDER 1982, 172).

*Electuarium de succo rosarum* siehe Rosensaft-Latwerge.

***Electuarium ducis***, nach Herzog Roger Borsa von Apulien (um 1060-1111) benannte Latwerge (Kap. 39 bei GOLTZ 1976; vgl. MILDENBERGER 1997, 537).
Kap. 127: Gegen Steine.

(geschabtes) **Elfenbein**, Elfenbeinspäne, Stoßzähne von Elefanten (MILDENBERGER 1997, 540).
Bei Ortolf: *rasura eboris*.
Kap. 123: Bestandteil von Mitteln bei hitzebedingtem Leberleiden.
Kap. 124: Bestandteil von Mitteln bei Gelbsucht.

**Endivie**, *Cichorium endivia* (MARZELL I, 988; MILDENBERGER 1997, 545; RICHTER 2004, 191f.).
Bei Ortolf: *endivia*, kalt-trocken.
Auch möglich: Lattich-Arten, z.B. Stachellattich (MARZELL II, 1150) oder Giftlattich (MARZELL II, 1152).
Kap. 123: Bestandteil von Sirups bei hitzebedingtem Leberleiden und geborstenem „Leberabszess".
Kap. 124: Bestandteil eines Mittels bei hitzebedingter Gelbsucht.

**Enzian**(wurzel), höchstwahrscheinlich Gelber Enzian, *Gentiana lutea* (MARZELL II, 626f.; MILDENBERGER 1997, 553f.; MÜLLER 1997, 100; RICHTER 2004, 195f.).
Bei Ortolf: *enczian*, *gentiana*, heiß-trocken.
Kap. 81: Bestandteil einer Waschlotion gegen „Kälte" im Kopf.
Kap. 95: Gedörrte Wurzel als Quellmeißel gegen Nasenpolypen.
Kap. 101: Bestandteil einer Waschlotion gegen Ohrensausen.
Kap. 112: Bestandteil einer Latwerge gegen Appetitmangel.
Kap. 151, Kap. 163: Wurzel als Quellmeißel zum Erweitern der Wundöffnung.
Kap. 156: (In Rosenwasser) Gegen Augenleiden.
Bitter (daher appetitanregend, z.B. in Apéritifs), auswurf- und verdauungsfördernd, desinfizierend (SCHÖNFELDER 1982, 116).

**Enzian-Latwerge**, Zubereitung aus Gelbem Enzian (fehlt bei GOLTZ 1976; MILDENBERGER 1997, 444).
Bei Ortolf: *diagenciana, diagentiana.*
Kap. 111: Gegen Fressgier durch Würmer.
Kap. 124: Gegen Gelbsucht durch „Gift".

**Erdrauch**, *Fumaria officinalis* (MARZELL II, 505; MILDENBERGER 1997, 576).
Bei Ortolf: *fumus terrae.*
Kap. 138: Sirup, Badezusatz und Trank gegen Lepra.
Erdrauch galt als Spezifikum gegen den Aussatz. In der Phytotherapie genutzt, da galleregulierend, verdauungsfördernd, mild harntreibend und abführend, auch gegen chronische Hautkrankheiten (SCHÖNFELDER 1982, 168).

**Essig** (MILDENBERGER 1997, 605f.; RICHTER 2004, 383).
Bei Ortolf: kühlend.
Kap. 25: mit Salat kühlende Diät und gegen Durst sowie zur Herstellung eines Magen beruhigenden Pflasters.
Kap. 75: (stark) zur Herstellung einer Waschlotion gegen Grind.
Kap. 83: Einreibung zur Beruhigung.
Kap. 85: Einreibung bei Schlafsucht.
Kap. 88: (stark) Bestandteil eines Kopfumschlags bei Schlaganfall.
Kap. 94: Gegen Nasenbluten (mit Wasser verdünnt).
Kap. 95: Bestandteil der „Weißen Salbe" gegen Nasenpolypen und Ausschlag.
Kap. 96: Zum Waschen des Zahnfleischs.
Kap. 112: Bestandteil einer Würzsoße zur Appetitanregung sowie Bestandteil eines Pflasters bei Durchfall und Erbrechen.
Kap. 115: Bestandteil eines Umschlags gegen *colerica.*
Kap. 116: Badezusatz bei blutigem Durchfall.
Kap. 118: Bestandteil eines Pflasters bei *colica.*
Kap. 119: (stark) Bestandteil eines Tranks gegen Spulwürmer.
Kap. 125: (stark) Bestandteil eines Pflasters gegen Milzleiden.
Kap. 146: Bestandteil von Apostolicum.
Kap. 147: Bestandteil der Apostelsalbe.

**Essigsirup**, Sirup aus Zucker und Essig mit leicht abführender Wirkung (Kap. 66 bei GOLTZ 1976, dort auch S. 170: Granatapfelsaft als weitere Zutat; MILDENBERGER 1997, 1395).
Bei Ortolf: *oxizachara*, kühlend.
Kap. 123: Gegen hitzebedingtes Leberleiden.
Kap. 126: Gegen Nierenbeschwerden durch Hitze.
Kap. 127: Gegen Steine.
Kap. 130: Gegen zu schwache Monatsblutung durch Hitze.
Kap. 135: Gegen Wassersucht durch Hitze.

**Färberbaum**, Gerber-Sumach, *Rhus coriaria* (MARZELL III, 1334; MILDENBERGER 1997, 1907f.).
Bei Ortolf: *sumach.*
Kap. 24: Bestandteil eines Mittels gegen Durchfall.
Kap. 107: (Rinde) Bestandteil eines Sirups gegen Bluthusten.
Kap. 116: (Rinde) Badezusatz bei blutigem Durchfall.
Kap. 128: (Rinde) Bestandteil eines Sirups gegen blutigen Urin.
Sehr sauer, adstringierend (siehe auch unter Sumachbeeren).

**Farn**, Farnkraut (nicht näher spezifiziert, daher nicht eindeutig, z.B. Venushaar, Wurmfarn oder Tüpfelfarn; MILDENBERGER 1997, 2096f.).
Kap. 132: Bestandteil eines Umschlags bei aufsteigender Gebärmutter.

**Feige**, *Ficus carica* (MARZELL II, 431; MILDENBERGER 1997, 2151; RICHTER 2004, 199f.)
Bei Ortolf: warm-trocken.
Kap. 105: (mit Süßholz und Rosinen) Bestandteil eines Tranks bei Halsgeschwür und Husten.
Kap. 106: Bestandteil eines Tranks (wie Kap. 105) und eines Brustpflasters gegen Husten.
Mild abführend, süßes Geschmackskorrigens.

**Fenchel**(samen), *Foeniculum vulgare, Anethum foeniculum* (MARZELL II, 453-455; MILDENBERGER 1997, 616f. und 1155; MÜLLER 1997, 88f.; RICHTER 2004, 200f.).
Bei Ortolf: *feniculus, foeniculum, maratrum,* heiß-trocken.
Kap. 91: Bestandteil eines Sirups gegen Wahnsinn.
Kap. 106: Gegen Husten mit Auswurf für alte Menschen, Stein, kalt-feuchte Krankheiten (Zutat zu *Diapiretrum*).
Kap. 126: Bestandteil eines Umschlags bei Nierenbeschwerden.
Kap. 135: (Wurzel) Bestandteil eines Mittels gegen Wassersucht.
Auswurf- und verdauungsfördernd, spasmolytisch, blähungstreibend, antibakteriell (SCHÖNFELDER 1982, 108).

**Filz**
Kap. 144: zu Pulver verbrannt zur Blutstillung.

(Kleines) **Flohkraut**, Flohsame, Psilienkraut, Flohpfeffer, *Plantago afra* (= *Plantago psyllium*) oder Sand-Wegerich, *Plantago arenaria* (= *Psyllium arenarium*) (MILDENBERGER 1997, 1507).
Bei Ortolf: *psil[l]ium.*
Auch möglich: (Großes) Flohkraut, *Pulicaria dysenteriaca* oder *Pulicaria vulgaris* (MARZELL III, 1179; MILDENBERGER 1997, 1509).
Kap. 106: Bestandteil einer Salbe gegen Husten.

Kap. 139: In Milch gegen Vergiftung.
Abführend, schleimlösend (SCHÖNFELDER 1982, 216).

**Flussperle** (MILDENBERGER 1997, 200f.).
Bei Ortolf: *margarita.*
Kap. 110: Bestandteil eines Mittels gegen Herzbeschwerden.

**Frauenmilch**, (menschliche) Muttermilch (MILDENBERGER 1997, 2211; RICHTER 2004, 377).
Bei Ortolf: kühlend.
Kap. 81: Bestandteil eines Umschlags gegen „Hitze" im Kopf.
Kap. 83: Bestandteil einer Einreibung zur Beruhigung.
Kap. 91: Bestandteil einer Einreibung gegen Wahnsinn durch Überhitzung.
Kap. 100: Bestandteil eines Ohrenpflasters und von Ohrentropfen.
Kap. 156: Gegen Augenleiden.

**Froschleber**, verbrannt und pulverisiert.
Kap. 87: Gegen Epilepsie.

**Fünffingerkraut**, Kriechendes Fingerkraut, Gänsefuß, *Potentilla reptans* (MARZELL III, 1023f.; GLEINSER 1989, 110; MILDENBERGER 1997, 1417), oder eine andere Fingerkraut-Art, z.B. Gänsefingerkraut.
Bei Ortolf: *pentafolium.*
Kap. 107: Bestandteil eines Sirups gegen Bluthusten.
Kap. 116: (Wurzeln) Badezusatz bei blutigem Durchfall.
Kap. 150: Bestandteil einer Wundsalbe.
Gerbstoffdroge, daher bei Durchfall, Nasenbluten, Zahnfleischentzündung, schlecht heilenden Wunden (SCHÖNFELDER 1982, 104).

***Galbanum***, getrocknetes Harz aus den Sekretbehältern von *Ferula galbaniflua* bzw. *F. gummosa* (MARZELL I, 228; GLEINSER 1989, 110; MILDENBERGER 1997, 647; RICHTER 2004, 383f.).
Kap. 146: Bestandteil von *Apostolicum.*
Kap. 159: Bestandteil der Eibischsalbe.

**Galgant,** Wurzelstock von *Alpinia officinarum* bzw. *Alpinia galanga* (= *Marantha galanga*) (MARZELL I, 228; MILDENBERGER 1997, 646f. und 649f.; MÜLLER 1997, 92; RICHTER 2004, 211f.).
Bei Ortolf: *galanga, galgan*, heiß-trocken.
Kap. 88: Zur Anregung nach Schlaganfall.
Kap. 127: Bestandteil eines Pulvers gegen Steinleiden.
Kap. 155: Bestandteil eines Pulvers gegen Augenleiden.
Kap. 157: Bestandteil einer Augensalbe.
Verdauungsfördernd, spasmolytisch, antibakteriell, entzündungshemmend.

**Galgantkonfekt**, Galgantmittel (Kap. 37 bei GOLTZ 1976, dazu auch ebd., S. 150f.: treibt Schleim aus und wärmt).
Bei Ortolf: *diagalanga*.
Kap. 85: Gegen Schlafsucht.
Kap. 112: Gegen Appetitmangel durch Kälte.

**Gallapfel**, Wucherung an Pflanzen durch tierische Parasiten (MILDENBERGER 1997, 651f.), siehe auch Eichengallapfel.
Bei Ortolf: *galla*, heiß-trocken.
Kap. 107: Bestandteil eines Sirups gegen Bluthusten.
Kap. 112: Bestandteil eines Umschlags bei Durchfall und Erbrechen.
Kap. 116: Badezusatz und Bestandteil eines Pulvers bei blutigem Durchfall.
Adstringierend, blutstillend.

(Echter) **Gamander**, *Teucrium chamaedrys* (MARZELL IV, 665f.; vgl. AUFMESSER 2002, 197, 199, 203).
Bei Ortolf: *gamandria*.
Auch möglich: Katzen-Gamander, *Teucrium marum* (SCHÖNFELDER 1982, 172), oder Salbei-Gamander, *Teucrium scorodonia* (SCHÖNFELDER 1982, 134): Beide wirken entzündungshemmend im Mund und bei Wunden, bei Bronchialleiden, Magen- und Darmerkrankungen. MILDENBERGER 1997, 657, zieht ferner auch Gamander-Ehrenpreis, *Veronica chamaedrys*, sowie den Großen Ehrenpreis, *Veronica austriaca*, in Betracht.
Kap. 73: Mittel zur Blutreinigung.
Kap. 138: Mittel zur Blutreinigung bei Aussatz.
In der Phytotherapie wegen der enthaltenen Gerb- und Bitterstoffe gegen Verdauungsstörungen, Appetitlosigkeit und Gallenleiden, äußerlich zum Baden schlecht heilender Wunden (SCHÖNFELDER 1982, 172).

**Gänseschmalz**
Kap. 76: Bestandteil eines Haarwuchsmittels.
Kap. 102: Grundlage einer Salbe gegen schrundige Lippen und geschwollenes Zahnfleisch.

(Gereinigte) **Gerste**, Samen von *Hordeum vulgare* (MILDENBERGER 1997, 691f.; RICHTER 2004, 212-214)
Bei Ortolf: *ordeum mundatum*, kalt-trocken.
Kap. 106: Bestandteil eines Sirups gegen Husten und Geschwüre.

**Gerstenwasser**, Zubereitung aus *Hordeum vulgare* (RICHTER 2004, 212-214).
Bei Ortolf: kühlend, feucht.
Kap. 28: Gegen Durst bei „hitziger“ Krankheit.
Kap. 83: Zur Beruhigung.
Kap. 91: Gegen Tobsucht.

Kap. 106: Frisch zubereitet als Bestandteil eines Tranks gegen Husten.
Kap. 116: Heilend bei blutigem Durchfall.

**Gerstenzucker**, ein mit unseren Malzbonbons vergleichbares Lutschmittel (Kap. 23 bei GOLTZ 1976; MILDENBERGER 1997, 1416).
Bei Ortolf: *diapenidion.*
Kap. 93: Stärkend bei Katarrh.
Kap. 106: Gegen Husten.
Kap. 108: Bei eitrigem Auswurf.
Kap. 109: Gegen Auszehrung.

(fein zerstoßenes) **Glas**
Kap. 98: Bestandteil einer Mundspülung bei geschwollener Zunge.

(Aufrechtes) **Glaskraut**, Mauerkraut, *Parietaria officinalis* (= *P. erecta*) (MARZELL III, 571-574; MILDENBERGER 1997, 1406), evtl. auch *P. judaica.*
Bei Ortolf: *pari(e)taria*, warm.
Kap. 134: Badezusatz gegen Unfruchtbarkeit durch Kälte und Feuchtigkeit.
Harntreibend (SCHÖNFELDER 1982, 208).

**Goldene Pillen**, Goldene Körnlein (Kap. 74 bei GOLTZ 1976).
Bei Ortolf: *güldein pillen, pillule auree.*
Kap. 96: Abführmittel.
Kap. 157: Abführmittel bei Kopfschmerzen und Augenbeschwerden.

**Granatapfel**, *Punica granatum* (MARZELL III, 1192f.; MILDENBERGER 1997, 729; RICHTER 2004, 216f.).
Bei Ortolf: *margram apfel, malum granatum*, warm-feucht.
Kap. 25: Gegen Durst.
Kap. 28: Gegen Durst und „hitzige" Krankheit.
Kap. 115: (Schale) Bestandteil eines Umschlags gegen *colerica.*
Kap. 116: Badezusatz bei Blut im Stuhl.
Wurzel durch hohen Gerbstoffgehalt stark zusammenziehend (SCHÖNFELDER 1982, 162).

**Granatapfel-Blüten**, *Punica granatum* (MARZELL III, 1192f.; MILDENBERGER 1997, 171f.).
Bei Ortolf: *balaustia, balaustium.*
Kap. 107: Bestandteil von Mitteln gegen Bluthusten/spucken.
Kap. 112: Bestandteil eines Umschlags gegen Durchfall und Erbrechen.
Kap. 116: Bestandteil eines Pulvers und Badezusatzes bei Blut im Stuhl.
Kap. 128: Bestandteil eines Sirups gegen blutigen Harn.

**Granatapfel-Schale** (MILDENBERGER 1997, 1506f.).
Bei Ortolf: *psidia.*
Kap. 107: Bestandteil eines Sirups gegen Bluthusten.
Kap. 112: Bestandteil eines Umschlags gegen Durchfall und Erbrechen.
Kap. 116: Bestandteil eines Pulvers und Badezusatz bei blutigen Durchfällen.
Kap. 131: Bestandteil eines Pulvers gegen verstärkte Monatsblutungen.
Adstringierende Wirkung.

**Grüne Salbe** (fehlt bei GOLTZ 1976).
Kap. 95: (mit Rezept) Ätzend, zur Wundreinigung.

**Grünspan**, Kupferrost, Kupferblüte, Gemisch von Kupferoxid(en) und Kupferazetat (MILDENBERGER 1997, 628; RICHTER 2004, 380).
Bei Ortolf: *spengrün, flores (a)eris*, austrocknend.
Kap. 95: Bestandteil (Färbemittel?) der „Grünen Salbe", gegen Nasenpolypen.
Kap. 97: Gegen Zahnwürmer.
Kap. 116: Bestandteil eines Badezusatzes bei blutigem Durchfall.
Kap. 147: Bestandteil der Apostelsalbe.

**Gummi** (arabicum), Gummiharz aus Afrika, z.B. von *Acacia senegal* (MILDENBERGER 1997, 749), manchmal auch als allgemeine Bezeichnung für importierte Harze aller Art einschließlich Mastix und Weihrauch (RICHTER 2004, 384).
Kap. 24: Bestandteil eines Mittels gegen Durchfall.
Kap. 25: Mit Mastix gegen Erbrechen.
Kap. 107: Bestandteil eines Sirups gegen Bluthusten.
Kap. 109: Bestandteil von Pillen gegen Auszehrung.

**Halskraut**, Bräunewurzel, Hügel-Meier, *Asperula cynanchica* (MARZELL I, 468).
Bei Ortolf: *squinantus.*
Auch möglich: Kamelheu, *Andropogon schoenanthus,* oder Wohlriechendes Bartgras, *Andropogon ischaemum* (MILDENBERGER 1997, 1852).
Kap. 106: Gegen Husten mit Auswurf für alte Menschen, Steinleiden, kaltfeuchte Krankheiten (Zutat zu *Diapiretrum*).

**Harn**
Kap. 75: (Eigenharnbehandlung) Zum Kopfwaschen bei Ausschlag.
Kap. 155: (vom Kind) Bestandteil von Augentropfen.

**Harz**, allgemeine Bezeichnung für zähflüssigen pflanzlichen Ausscheidungsstoff (MILDENBERGER 1997, 784f.; RICHTER 2004, 384).
Kap. 102: Bestandteil einer Salbe gegen schrundige Lippen und geschwollenes Zahnfleisch.

Kap. 147: Bestandteil der Apostelsalbe.
Kap. 150: (weißes H.) Bestandteil einer Wundsalbe.
Kap. 166: Bestandteil einer Wundsalbe.

**Hase** (MILDENBERGER 1997, 785f.).
Kap. 127: (jung, in Essig ertränkt, zu Pulver gebrannt) Mittel gegen Steinleiden.

**Haselnussöl** (MILDENBERGER 1997, 787).
Kap. 100: Bestandteil von Ohrentropfen.

**Hauhechel**, Ochsenbrech, *Ononis spinosa* (MILDENBERGER 1997, 1578f.).
Bei Ortolf: *resta bovis*.
Kap. 116: Kaltes Fußbad und Badezusatz bei blutigen Durchfällen.
Kap. 131: Bestandteil eines Pulvers gegen verstärkte Monatsblutungen.
Das ausgedehnte Wurzelwerk hält pflügende Ochsen auf, daher die Signatur für die Blutstillung.

**Hauswurz**, *Sempervivum tectorum* (MARZELL IV, 245; MILDENBERGER 1997, 872f.; MÜLLER 1997, 121f.; RICHTER 2004, 226-228).
Bei Ortolf: kalt-trocken.
Kap. 81: Mit Frauenmilch und Rosen(wasser) Bestandteil eines Umschlags gegen „Hitze" im Kopf.
Kap. 91: Mit Frauenmilch und Rosen(wasser) Bestandteil einer Einreibung gegen Tobsucht.
Kap. 100: Mit Frauenmilch und Rosen(wasser) Bestandteil eines Ohrenpflasters und von Ohrentropfen.
Kap. 101: Bestandteil eines Umschlags gegen Ohrensausen.
Kap. 123: Mit Rosenwasser Bestandteil eines Umschlags bei Leberleiden.
Kap. 167: Bestandteil der Pappelsalbe.
Durch Gerbstoffe adstringierend, durch Schleimstoffe entzündungshemmend, fördert die Wundheilung (SCHÖNFELDER 1982, 162).

**Hecht** (MILDENBERGER 1997, 792).
Kap. 143: Diätvorschlag bei schwerer Kopfverletzung.

**Heidelbeere**, *Vaccinium myrtillus* (MARZELL IV, 934-953).
Bei Ortolf: *mirtillus*.
Kap. 116: Badezusatz bei blutigem Durchfall.
Kap. 128: Bestandteil eines Sirups gegen blutigen Urin.
Durchfallmittel, weil adstringierend, entzündungshemmend (SCHÖNFELDER 1982, 152).

**Herbstzeitlose**, *Colchicum autumnale* (MARZELL I, 1070; MILDENBERGER 1997, 2366f.; RICHTER 2004, 228f.).

Bei Ortolf: *zitlossen*, heiß-trocken.
Kap. 89: Abführmittel bei Lähmungen.
Giftig! Zytostatikum, stark entzündungshemmend, Gichtmittel (SCHÖNFELDER 1982, 162).

(getrocknete) **Heuschrecke**, Zikade, Grille.
Bei Ortolf: *cicada* (*sicca*).
Kap. 127: Bestandteil eines Pulvers gegen Steinleiden.

(gebranntes) **Hirschhorn**, Hirschgeweih (MILDENBERGER 1997, 837f.).
Kap. 119: Gegen Spulwürmer (gleiche Indikation bei Heinrich von Pfalzpaint: RICHTER 2004, 376).
Kap. 122: Bei Darm- und Gebärmuttervorfall.
Kap. 131: Gegen zu starke Monatsblutungen.
Kap. 133: Bestandteil eines Tranks gegen Gebärmuttersenkung.

**Hirschkreuzlein**, Knochen aus dem Herzen des Hirschs.
Bei Ortolf: *ossa de corde cerui.*
Kap. 110: Bestandteil einer Arznei gegen Herzbeschwerden.

**Hirschtalg**, Hirschfett (MILDENBERGER 1997, 837; RICHTER 2004, 376).
Bei Ortolf: *hirseins vnslit.*
Kap. 102: Bestandteil einer Salbe gegen schrundige Lippen und geschwollenes Zahnfleisch.
Kap. 140: Bestandteil eines Pflasters zur Bissbehandlung.

**Hirschzunge**, *Phyllitis scolopendrium* (= *Asplenium scolopendrium*) (MARZELL III, 704; MILDENBERGER 1997, 1716f.; MÜLLER 1997, 112f.).
Bei Ortolf: *scolopendria.*
Kap. 123: Bestandteil eines Sirups bei hitzebedingtem Leberleiden und geborstenem „Leberabszess".
Kap. 124: Bestandteil eines Mittels bei hitzebedingter Gelbsucht.
Enthält Gerbstoffe und Schleim, daher bei Bronchitis und Durchfall, altes „Lebermittel" (SCHÖNFELDER 1982, 232).

**Hirtentäschel**, *Capsella bursa-pastoris* (MARZELL I, 788; MILDENBERGER 1997, 281; RICHTER 2004, 231f.).
Bei Ortolf: *bursa pastoris.*
Kap. 94: Gegen Nasenbluten.
Traditionelles Mittel zur Blutstillung (SCHÖNFELDER 1982, 38).

**Holunder**, Schwarzer Holunder, *Sambucus nigra* (MILDENBERGER 1997, 844-846; RICHTER 2004, 232-234).
Bei Ortolf: heiß-trocken.

Kap. 105: (Blätter) Bestandteil eines Pflasters bei Hals-Geschwür.
Kap. 139: (Wurzelsaft) Brechmittel bei Vergiftung.
Blätter: entzündungshemmend, antiseptisch; Wurzel: emetisch, abführend; Früchte als Abführmittel (SCHÖNFELDER 1982, 76).

**Honig** (MILDENBERGER 1997, 850f.; RICHTER 2004, 384).
Bei Ortolf: warm-feucht.
Kap. 76: Bestandteil eines Haarwuchsmittels.
Kap. 83: Bestandteil eines „beruhigenden“ Einlaufs und eines „beruhigenden“ Abführzäpfchens.
Kap. 85, Kap. 109, Kap. 118: (Mit Salz oder Senf) Milde Abführzäpfchen.
Kap. 93: Bestandteil von Pillen gegen Katarrh.
Kap. 96: Bestandteil einer reinigenden Zahnfleischsalbe.
Kap. 97: (mit Grünspan) gegen Zahnwürmer.
Kap. 99: Förderung der Wundheilung.
Kap. 100: Ohrenpflaster nach Verletzungen.
Kap. 101: Bestandteil eines Mittels gegen Ohrensausen.
Kap. 102: Gegen fauliges Zahnfleisch.
Kap. 105: Bestandteil eines Pflasters bei Hals-Geschwür.
Kap. 106: Gegen Husten mit Auswurf für alte Menschen, bei Steinleiden und kalt-feuchten Krankheiten (Zutat zu *Diapiretrum*).
Kap. 112: Bestandteil einer Latwerge gegen Appetitmangel.
Kap. 116: Heilend bei blutigem Durchfall.
Kap. 118: Bestandteil eines Umschlags bei *colica*.
Kap. 120: Bestandteil von Zäpfchen und eines milden Einlaufs bei Tenesmen.
Kap. 121: Bestandteil eines Umschlags gegen Hämorrhoiden.
Kap. 126: (erhitzt) Einreibung bei Nierenbeschwerden.
Kap. 133: (erhitzt) Einreibung und Umschlag bei Gebärmuttersenkung.
Kap. 135: Bestandteil eines Mittels gegen Wassersucht.
Kap. 156, Kap. 157: (Honigseim, d.h. gereinigter Honig) Bestandteil von Augensalben.
Kap. 166: Bestandteil einer Wundsalbe.
Geschmackskorrigens, zur Konservierung; desinfizierend.

**Huhn** (MILDENBERGER 1997, 870f.), speziell das alte Huhn ist von „kalt-trockener“ Qualität. BUNSMANN-HOPF 2003, 95, leitet allerdings „alt“ von *alere* ab, also: gemästetes Huhn, Poularde.
Kap. 19: Schwangeren-Diät.
Kap. 24: Brühe als Mittel gegen Durchfall.
Kap. 26, Kap. 113: Brühe als Mittel gegen Schluckauf.
Kap. 27: Gewürzte Brühe als Mittel gegen Durchfall mit „Krämpfen“.
Kap. 83: Ganzes Huhn aufgelegt zur Beruhigung.
Kap. 91: Junges Huhn als Beispiel für leichte Kost.
Kap. 109: Junges Huhn als empfohlene Diät bei Auszehrung.

Kap. 116: Gebraten als Diät bei blutigem Durchfall.
Kap. 143: Gekocht als Diät bei schwerer Kopfverletzung.

**Hundegalle**
Kap. 87: Gegen Epilepsie.

(weißer) **Hundekot**, der durch Knochenfütterung entsteht (MILDENBERGER 1997, 867; RICHTER 2004, 376).
Kap. 105: (in Wasser) Gegen Halsgeschwulst.

(Gemeine) **Hundszunge**, *Cynoglossum officinale* (MARZELL I, 1408).
Bei Ortolf: *cynoglossa, cynoglossum.*
Kap. 93: Wurzel als Bestandteil von Pillen gegen Katarrh.
Enthält Schleimstoffe und Gerbstoffe, wird bei Magen- und Darmerkrankungen eingesetzt (SCHÖNFELDER 1982, 156).

**Ingwer**, Wurzelstock von *Zingiber officinale* (MARZELL IV, 1244; MILDENBERGER 1997, 905f.; MÜLLER 1997, 126f.; RICHTER 2004, 236f.).
Bei Ortolf: *zingiber, zinziber,* heiß-feucht.
Kap. 80: Bestandteil eines Pulvers zur Stärkung von Magen und Haupt.
Kap. 88: Als „warme" Würzung zur Anregung bei Schlaganfall.
Kap. 96: Bestandteil eines Pulvers gegen Mundgeruch.
Kap. 98: Bestandteil einer Mundspülung bei geschwollener Zunge.
Kap. 103: Bestandteil eines Gurgelmittels bei vergrößertem Zäpfchen
Kap. 126: Bestandteil eines Umschlags bei Nierenbeschwerden.
Kap. 155: Bestandteil eines Pulvers gegen Augenleiden.
Kap. 157: Bestandteil einer Augensalbe.
Kap. 163: Gegen Fisteln, Geschwüre usw.
Zitronig-scharfer Geschmack, verdauungsfördernd, appetitanregend.

**Ingwerkonfekt**, eingemachter Ingwer (Kap. 142 bei GOLTZ 1976).
Bei Ortolf: *zinziber conditum*, heiß(-trocken).
Kap. 89: Stärkend.
Kap. 111: Gegen Fressgier durch Kälte.
Kap. 112: Gegen Appetitmangel durch Kälte.
Kap. 113: Gegen Schluckauf durch Kälte.

***Justinum***, nach „Justinus" benanntes Präparat (Kap. 52 bei GOLTZ 1976).
Kap. 127: Gegen Steinleiden.

(ungelöschter) **Kalk**, Ätzkalk, Kalziumoxid (MILDENBERGER 1997, 944; RICHTER 2004, 380).
Kap. 76: Enthaarungsmittel.

(Echte) **Kamille**, *Chamomilla recutita* (= *Matricaria chamomilla*) (MARZELL III, 66; MILDENBERGER 1997, 298 und 658f.; RICHTER 2004, 240f.).
Bei Ortolf: warm-feucht.
Auch möglich: *Anthemis*-Arten (Hundskamille, Färberkamille, vgl. MARZELL I, 317-326), besonders die Römische Kamille, *Anthemis nobilis* (= *Chamaemelum nobile*) (MILDENBERGER 1997, 298; RICHTER 2004, 240f.).
Kap. 85: Bestandteil einer Waschlotion gegen Schlafsucht.
Kap. 91: Bestandteil einer Waschlotion bei Wahnsinn.
Entzündungshemmend, bakteriostatisch, beruhigend, krampflösend (SCHÖNFELDER 1982, 84).

**Kamillenöl** (Kap. 62 bei GOLTZ 1976, dazu auch ebd., S. 152: u.a. für die Gelenke).
Bei Ortolf: *oleum camille*, wärmend.
Kap. 92: Gegen Schwindel.
Kap. 93: Bei Katarrh durch Kälte.
Kap. 114: Einreibung bei Magengeschwür.
Kap. 129: Einreibung bei Harninkontinenz.

**Kampfer**, Harz vom Kampferbaum, *Dryobalanops aromatica* (MILDENBERGER 1997, 645; MÜLLER 1997, 93f.). Erst seit dem 16. Jh. Laurineenkampfer von *Laurus camphora* (= *Camphora lauri, Cinnamomum camphora*) (RICHTER 2004, 383).
Bei Ortolf: *ga(m)ffer.*
Kap. 123: Bestandteil eines Umschlags bei Leberleiden.
Kap. 155: Bestandteil eines Pulvers gegen Augenleiden.
Kap. 157: Bestandteil von Augensalben.
Lokal reizend, antiseptisch, hyperämisierend, scharfer Geruch.

**Kardamom**, *Elettaria cardamomum* (MARZELL II, 199; MILDENBERGER 197, 307; RICHTER 2004, 243f.).
Bei Ortolf: *kardelmünen*, heiß-trocken.
Kap. 27: Würzung einer Hühnerbrühe bei Durchfall mit „Krämpfen".
Antimikrobiell, verdauungsfördernd.

**Karde**, Kardendistel, Wilde Karde, Schutt-Karde, Weberdistel, *Dipsacus sylvestris* bzw. *D. sativus* (MARZELL II, 145f.; MILDENBERGER 1997, 951f.; RICHTER 2004, 244f.).
Bei Ortolf: *wilde karte, virga pastoris.*
Kap. 89 [?]: Aufguss gegen Lähmungen.
Kap. 107: Gegen Bluthusten.
Kap. 109: Bestandteil eines Sirups gegen Auszehrung und andere Lungenkrankheiten.
Kap. 116: Badezusatz bei blutigen Durchfällen.

Wegen Schleimstoffen bei rissiger Haut, in der Homöopathie bei Tuberkulose (SCHÖNFELDER 1982, 164).

**Karotte**, Garten-Möhre, Mohrrübe, *Daucus carota* (MARZELL II, 52-66; MILDENBERGER 1997, 418f.).
Bei Ortolf: *daucus.*
Kap. 126: Bestandteil eines Pflasters bei Nierenbeschwerden.
Steigerung der Harnausscheidung durch hohen Kaliumgehalt (SCHÖNFELDER 1982, 62).

**Käse** (MILDENBERGER 1997, 943f.).
Kap. 116: (frisch, mit Honig gekocht) Bei blutigem Durchfall.

**Käsewasser**, Molke.
Kap. 23: Zum Verbergen der Arznei.
Kap. 143: Diät bei schwerer Kopfverletzung.

**Kassienzimt**, Rinde der Zimtkassie, *Cinnamomum cassia* (MARZELL I, 1005; MÜLLER 1997, 74f.).
Bei Ortolf: *cassia lignea.*
Kap. 91: Bestandteil eines Sirups gegen Wahnsinn.

**Katzenminze**, *Nepeta cataria* (MARZELL III, 309; MILDENBERGER 1997, 288f.).
Bei Ortolf: *calamentum.*
Auch möglich: Steinquendel, Bergminze, *Calamintha officinalis* bzw. *C. nepeta* (MARZELL I, 710f.; MILDENBERGER 1997, 288f.) oder *Calamintha graveolens* (AUFMESSER 2002, 175; Wirbeldost, *Calamintha clinopodium* (AUFMESSER 2002, 198); grundsätzlich kommen auch verschiedene Minzarten (s. auch dort) infrage, z. B. Bachminze, *Mentha aquatica* (MARZELL III, 139) oder Ackerminze, *Mentha arvensis* (MARZELL III, 146).
Kap. 126: Badezusatz gegen kältebedingtes Nierenleiden.
Kap. 129: Badezusatz gegen Harninkontinenz.
Kap. 130: Badezusatz bei ausbleibender Monatsblutung.
Kap. 133: Badezusatz bei Gebärmuttersenkung.
Kap. 134: Badezusatz gegen Unfruchtbarkeit durch „Kälte“ und „Feuchtigkeit“.
Alle Bademischungen bei Ortolf enthalten auch Dost. In der Volksmedizin wird der Tee als Erkältungs- und Magenmittel genutzt (SCHÖNFELDER 1982, 90).

**Kiefernharz** bzw. Harz von *Pinus sylvestris* oder anderen *Pinus*-Arten (MILDENBERGER 1997, 1000; RICHTER 2004, 384), vielleicht auch von Fichten (FOLLAN 1963, 183), Griechisches Pech, Kolophonium, Geigenharz.
Bei Ortolf: *krichisch pech, colifonium.*
Kap. 122: Räucherung bei Darmvorfall.
Kap. 145: Bestandteil des Roten Pulvers.

Kap. 146: Bestandteil von *Apostolicum*.
Kap. 147: Bestandteil der Apostelsalbe.
Kap. 159: Bestandteil der Eibischsalbe.
Kap. 166: Bestandteil einer Wundsalbe.

**Kleie**, Mahlabfall (MILDENBERGER 1997, 970).
Kap. 25: (Weizenkleie) Sitzpackung (mit Malven) zur Linderung von Bauchgrimmen.
Kap. 83: Bestandteil eines „beruhigenden" Einlaufs.
Kap. 118: Bestandteil eines Einlaufs bei *colica*.
Kap. 120: Sitzpackung (mit Malven) bei Tenesmen.

**Knoblauch**, *Allium sativum* (MARZELL I, 205; MILDENBERGER 1997, 975; RICHTER 2004, 245-247).
Bei Ortolf: heiß-trocken.
Kap. 30: Beispiel für „heiße" Kost, ungeeignet für Rekonvaleszenten.
Kap. 90: Beispiel für „heiße" Kost.
Kap. 122: Räucherung bei Darmvorfall.
Kap. 165: Gegen geschwollene Füße.
Antimikrobiell, verdauungsfördernd (SCHÖNFELDER 1982, 78).

**Knochenasche**, auch verkohlte Pflanzenteile, i.d.R. als Ersatz z.B. für schwarzen Hüttenrauch (unreines Zinkoxid) oder gebranntes Elfenbein (MILDENBERGER 1997, 1845-1847).
Bei Ortolf: *spodium*.
Kap. 109: Bestandteil von Pillen gegen Auszehrung.
Kap. 123: Bestandteil eines Pulvers bei Leberleiden.

**Knöterich**, z.B. Schlangenknöterich, *Polygonum bistorta*, oder Vogelknöterich, *Polygonum aviculare* (MILDENBERGER 1997, 1475f.; RICHTER 2004, 247-249).
Bei Ortolf: *poligonie*.
Kap. 100: (Saft) gegen Schwerhörigkeit.
Beide Knötericharten wirken blutstillend, harntreibend und schleimlösend (SCHÖNFELDER 1982, 144).

**Kohl**, Gemüsekohl, Weißkohl, Weißkraut, *Brassica oleracea* (MARZELL I, 643; MILDENBERGER 1997, 978); Rotkohl, Rotkraut, Blaukraut, *Brassica oleracea var. capitata rubea* (MARZELL I, 653f.).
Kap. 105: (Rotkohl) Bestandteil eines Umschlags bei Hals-Geschwulst.
Kap. 149: (Weißkohl) Umschlag zur Wundbehandlung.
Verdauungsfördernd, evtl. reizmildernd (SCHÖNFELDER 1982, 98).

**Königskerze**, Wollblume, *Verbascum*, z.B. Großblütige Königskerze, *Verbascum thapsiforme officinale* (= *Verbascum thapsus* = *Verbascum densiflorum*)

(MARZELL IV, 1023f.; MILDENBERGER 1997, 1014f.; RICHTER 2004, 249;) oder Gemeine bzw. Filzige Königskerze, *Verbascum phlomoides* (MÜLLER 1997, 206f.; RICHTER 2004, 249).
Bei Ortolf: warm-trocken.
Kap. 89: Aufguss bei Lähmungen.
Kap. 135: Schweißbad gegen Wassersucht durch Kälte.
Kap. 165: Umschlag gegen Gliederschmerzen.
Durch Schleimstoffe heilungsfördernd, reizmildernd, mild auswurffördernd (SCHÖNFELDER 1982, 114).

**Koralle** (MILDENBERGER 1997, 984).
Kap. 107: (weiß und rot) Bestandteil eines Sirups gegen Bluthusten.
Kap. 109: Bestandteil von Pillen gegen Auszehrung.

**Koriander**, *Coriandrum sativum* (MARZELL I, 1159f.; MILDENBERGER 1997, 378; RICHTER 2004, 250f.).
Bei Ortolf: heiß-trocken.
Kap. 80: Bestandteil eines Stärkungspulvers.
Spasmolytisch, appetitanregend.

**Kornelkirsche**, *Cornus mas* (MARZELL I, 1164).
Bei Ortolf: *cornum*, *cornus*.
Kap. 116: Badezusatz bei blutigem Stuhl.

**Kostwurz**, Rhizom von *Costus arabicus* oder *Costus speciosus* (MILDENBERGER 1997, 987-989).
Bei Ortolf: *costum, costus*.
Auch möglich: Verschreibung statt *tost* o.ä., siehe Dost.
Kap. 112: Bestandteil einer Latwerge gegen Appetitmangel.

**Krebs** [?]
Kap. 109: Bestandteil eines Mittels gegen Auszehrung.

**Kreide** (MILDENBERGER 1997, 999).
Kap. 119: Bestandteil eines Tranks gegen Spulwürmer.

**Kresse**, evtl. Brunnenkresse, *Nasturtium officinale* (MÜLLER 1997, 66f.; RICHTER 2004, 177-179).
Bei Ortolf: *nasturcium*, heiß-trocken.
Auch möglich: Gartenkresse, *Lepidium sativum* (MARZELL II, 1249; MILDENBERGER 1997, 1292f.).
Kap. 133: Badezusatz bei Gebärmuttersenkung.
Stechender Geruch, hautreizend, hyperämisierend, antimikrobiell (SCHÖNFELDER 1982, 36).

**Kreuzkümmel**, Welscher Kümmel, *Cuminum cyminum* (MÜLLER 1997, 132f.; MILDENBERGER 1997, 1012f.; RICHTER 2004, 255f.), siehe auch Kreuzkümmel-Latwerge (*Diaciminum*).
Bei Ortolf: *ciminum*, *zimi[n]*; heiß-trocken.
Auch möglich: (Feld)Kümmel, siehe dort.
Kap. 20: Bauchumschlag gegen Durchfall bei Säuglingen.
Kap. 27: Gegen Durchfall mit „Krämpfen“ (Würzung einer Hühnerbrühe).
Kap. 80: Bestandteil eines Pulvers zur Stärkung von Magen und Haupt.
Kap. 96: Bestandteil eines Pulvers gegen Mundgeruch.
Kap. 157: Bestandteil einer Salbe gegen gerötete Augen.
Geruchs- und Geschmackskorrigens, verdauungsfördernd, antimikrobiell.

**Kreuzkümmel-Latwerge** (Kap. 24 bei GOLTZ 1974).
Bei Ortolf: *diaciminum*.
Kap. 26: Gegen Schluckauf.

**Kuhmilch** (MILDENBERGER 1997, 1011f.).
Bei Ortolf: *rinderin milch*.
Kap. 109: Empfohlen bei Auszehrung ohne Hitze.
Kap. 116: Bei blutigem Durchfall.
Kap. 120: (mit Honig) Einlauf bei Tenesmen.
Kap. 139: Gegen Vergiftung.
Kap. 165: (gestockt) Umschlag gegen Schwellungen.

**Kuhmist**, Kuhfladen.
Bei Ortolf: *rinderin mist*.
Kap. 125: Bestandteil eines Umschlags gegen Milzleiden.

**Kümmel**, Feldkümmel, Wiesenkümmel, *Carum carvi* ((MARZELL I, 857; MILDENBERGER 1997, 312f. und 1012-1014; MÜLLER 1997, 132f.; RICHTER 2004, 258).
Bei Ortolf: *velt kümel, carua*, heiß-trocken.
Kap. 96: Bestandteil eines Pulvers gegen Mundgeruch.
Kap. 116: Empfohlene Würzung bei blutigem Stuhl.
Kap. 126: Bestandteil eines Pflasters bei Nierenbeschwerden.
Kap. 133: Bestandteil eines Pflasters bei Gebärmuttersenkung.
Kap. 165: Bestandteil eines Umschlags gegen „kalte“ Schwellungen.
Verdauungsfördernd, spasmolytisch.

**Lammfleisch**
Kap. 109: Dät bei Auszehrung.
Kap. 134: Diät bei Unfruchtbarkeit durch (Hitze und) Dürre.

**Lärchenschwamm**, *Polyporus officinalis* (MARZELL III, 957; MILDENBERGER 1997, 47).
Bei Ortolf: *agaricus.*
Auch möglich: sonstiger Holzschwamm, z.B. Zunderschwamm, *Polyporus fomentarius* (MARZELL III, 954); verschiedene Blätterpilze (MARZELL I, 138), z.B. Hallimasch, *Armillaria mellea* (MARZELL I, 395f.). GLEINSER 1989, 30, denkt auch an den Pfifferling, *Cantharellus olearius.*
Kap.117: Bestandteil eines Sirups gegen Durchfall.
Es geht Ortolf um die „aufsaugende" Wirkung.

**Laserkraut**, *Laserpitium siler* (= *Siler montanum*) (MARZELL IV, 328; MILDENBERGER 1997, 1773f.).
Bei Ortolf: *sermontanum.*
Auch möglich: Bergfenchel, *Seseli*-Arten (MILDENBERGER 1997, 1773).
Kap. 81: Bestandteil einer Waschlotion gegen „Kälte" im Kopf.
Kap. 101: Bestandteil einer Waschlotion gegen Ohrensausen.

**Lattich**, Garten-Lattich, Salat, Grüner Salat, *Lactuca sativa* (MILDENBERGER 1997, 1025; RICHTER 2004, 261f.), z.B. Kopfsalat. Bei MARZELL II, 1147ff., zahlreiche weitere *Lactuca*-Arten; erwähnenswert ist der Giftlattich, *Lactuca virosa* (MÜLLER 1997, 134; RICHTER 2004, 262).
Bei Ortolf: *lactuca*, kalt-feucht.
Kap. 25: (mit Essig) Gegen Durst, „kühlend".
Kap. 91: (Samen) Bestandteil eines Sirups gegen Wahnsinn.
Kap. 106: Bestandteil eines Sirups gegen Husten und Geschwüre.
Kap. 114: (Saft) Bestandteil eines Umschlags gegen Magengeschwür.
Schmerzlindernd, hustenreizstillend, beruhigend (SCHÖNFELDER 1982, 128).

**Lauch**, Porree, *Allium porrum* (MARZELL I, 202; MILDENBERGER 1997, 1105; RICHTER 2004, 262f.). Weniger wahrscheinlich sind Schnittlauch, *Allium Schoenoprasium* (MARZELL I, 206f.) und Bärlauch, *Allium ursinum* (MARZELL I, 210).
Bei Ortolf: heiß-trocken.
Kap. 100: Bestandteil von Ohrentropfen.
Kap. 121: Bestandteil eines Pflasters gegen Hämorrhoiden.
Kap. 134: Bestandteils eines Tranks zum Austreiben der Plazenta.
Desinfizierend, augenreizend, diuretisch.

**Läusekraut**, Scharfer Rittersporn, Stephanskraut, *Delphinium staphisagria* (MARZELL II, 74; MILDENBERGER 1997, 1853f.).
Bei Ortolf: *stafisagria.*
Kap. 97: Abschwellend, gegen Zahnschmerzen.
Kap. 98: Bestandteil einer Mundspülung bei geschwollener Zunge.
Kap. 103: Bestandteil eines Gurgelmittels bei vergrößertem Zäpfchen.

Giftig! Lokal schmerzstillend, altes Zahn- und Ungeziefermittel (SCHÖNFELDER 1982, 190).

**Lavendel**, am ehesten Echter Lavendel, *Lavandula officinalis* (MARZELL II, 1211-1214) bzw. *L. angustifolia* (MILDENBERGER 1997, 1045; MÜLLER 1997, 138f.). Siehe auch Speik.
Bei Ortolf: *lavendula.*
Kap. 133: Badezusatz bei Gebärmuttersenkung.
Leicht beruhigend, galleanregend, verdauungsfördernd, krampflösend, hautreizend, keimtötend (SCHÖNFELDER 1982, 196).

**Leberkraut**, allgemeine und daher unklare Bezeichung, z.B. für das Leberblümchen, *Anemone hepatica* bzw. *Hepatica nobilis*; dieses wurde jedoch lateinisch überwiegend als *trifolium* bezeichnet (MARZELL I, 271f.). Die traditionellen Leber- und Galleindikationen sind jedoch belegt (SCHÖNFELDER 1982, 186).
Bei Ortolf: *[h]epatica.*
Auch möglich: Lebermoos, z.B. *Marchantia polymorpha* (MILDENBERGER 1997, 813). *Hepaticum* als Bezeichnung für eingedickten bräunlichen Aloesaft: MÜLLER 1997, 31; RICHTER 2004, 140.
Kap. 123: Bestandteil eines Sirups bei hitzebedingtem Leberleiden.
Kap. 124: Bestandteil eines Mittels bei hitzebedingter Gelbsucht.

**Leinsamen**, Flachssamen, Samen von *Linum usitatissimum* (MILDENBERGER 1997, 1091; MÜLLER 1997, 187f.).
Bei Ortolf: *semen lini.*
Kap. 83: Bestandteil eines „beruhigenden“ Einlaufs.
Kap. 106: Bestandteil eines Brustpflasters.
Kap. 114: Bestandteil eines Magenpflasters.
Kap. 159: Bestandteil der Eibischsalbe.
Durch Schleimstoffe reizmildernd und resorptionshemmend, lokalanästhetisch.

**Liebstöckel**, Maggikraut, *Levisticum officinale* (= *Ligusticum levisticum*) (MARZELL II, 1284; MILDENBERGER 1997, 1071f.; MÜLLER 1997, 142f.; RICHTER 2004, 266f.)
Bei Ortolf: *levisticum,* heiß-trocken.
Kap. 127: (Samen) Bestandteil eines Pulvers gegen Steinleiden.
Kap. 132: Bestandteil eines Umshclags bei wandernder Gebärmutter.
Stark diuretisch, verdauungsfördernd, antiseptisch (SCHÖNFELDER 1982, 110).

**Linsen**, *Lens culinaris* (MARZELL II, 306; MILDENBERGER 1997, 1090).
Kap. 116: Heilende Wirkung und geeignete Diät bei blutigem Durchfall.

**Lorbeer**, *Laurus nobilis* (MARZELL II, 1209f.; MILDENBERGER 1997, 1102f.; MÜLLER 1997, 136f.; RICHTER 2004, 269-271).

Bei Ortolf: heiß-trocken.
Kap. 81: Bestandteil einer Waschlotion gegen „Kälte" im Kopf.
Kap. 88: Öl als Einreibung bei Schlaganfall.
Kap. 93: Öl als Einreibung bei Katarrh durch Kälte.
Kap. 101: Bestandteil einer Waschlotion gegen Ohrensausen.
Kap. 112: (Beeren, *baccae lauri*) Bestandteil einer Latwerge gegen Appetitmangel.
Kap. 123: Öl bei Leberleiden.
Kap. 129: Öl gegen Harninkontinenz.
Kap. 133: (Beeren) Bestandteil eines Tranks bei Gebärmuttersenkung.
Antiseptisch, hautreizend, in hohen Dosen abortiv (SCHÖNFELDER 1982, 94).

**Magnet**(eisen)stein (MILDENBERGER 1997, 1132f.; RICHTER 2004, 380).
Kap. 151: Zum Ausziehen einer eisernen Geschossspitze.

**Malve**, Rosspappel, Wilde Malve, *Malva silvestris* (MARZELL III, 34-37; MILDENBERGER 1997, 1401f.; MÜLLER 1997, 42; RICHTER 2004, 238f.) bzw. (in der Antike bevorzugt) Wegmalve, Käsepappel, *Malva neglecta* (MARZELL III, 31f.; MÜLLER 1997, 42; RICHTER 2004, 238f.).
Bei Ortolf: *malva, pappelen*, kalt-feucht.
Kap. 25: Badezusatz und Sitzpackung (mit Weizenkleie) zur Linderung von Bauchgrimmen.
Kap. 27: Warmes Fußbad bei „Krampf".
Kap. 75: Kopfwasch-Lotion bei Haarschuppen.
Kap. 83: Bestandteil eines „beruhigenden" Einlaufs.
Kap. 100: Ohrenumschlag: 100.
Kap. 106: (Samen) Bestandteil eines Sirups gegen Husten und Geschwüre.
Kap. 109: Samen als Bestandteil eines Sirups gegen Auszehrung und andere Lungenkrankheiten.
Kap. 118: Bestandteil eines Einlaufs und Badezusatz bei *colica*.
Kap. 120: Badezusatz und Badesäcklein (mit Kleie) bei Tenesmen.
Kap. 135: Bestandteil eines Einlaufs gegen Wassersucht.
Malven enthalten reichlich Schleimstoffe, daher reizmildernd (SCHÖNFELDER 1982, 150).

**Mandel**(kern), Frucht des Mandelbaums, *Prunus dulcis* (= *Prunus amygdalus*) (MILDENBERGER 1997, 1145f.; MÜLLER 1997, 33).
Kap. 83: (Mandelmilch) Zur Beruhigung.
Kap. 106: (Mandelmilch) Gegen Husten.
Kap. 114: (Mandelmilch) Gegen Magengeschwür.
Kap. 143: (Mus aus Mandelmilch) Diät bei schwerer Kopfverletzung.

**Manna**, eingetrockneter Saft der Manna-Esche, *Fraxinus ornus* (MILDENBERGER 1997, 1151f.). Die biblische Manna stammt von *Tamarix gallica.*
Kap. 79: Bestandteil eines Sirups gegen „böses Blut" ohne Hitze.
Mildes Abführmittel (SCHÖNFELDER 1982, 40).

***Martiacon***, Salbe nach „Marti(a)nus" (Kap. 125 bei GOLTZ 1976).
Bei Ortolf: heiß.
Kap. 88: Nach Schlaganfall.
Kap. 89: Bei Lähmungen.
Kap. 112: Bei Appetitlosigkeit.

**Mastix**, Gummiharz des Mastixstrauches, *Pistachia lentiscus* (Mildenberger 1997, 1162-1164; RICHTER 2004, 273-275).
Bei Ortolf: warm-trocken.
Kap. 25: (mit Gummi arabicum) Mittel gegen Erbrechen.
Kap. 26: (in Hühnerbrühe) Mittel gegen Schluckauf.
Kap. 27: Gegen Durchfall mit „Krämpfen".
Kap. 80: Bestandteil von Pillen gegen hartnäckige Kopfschmerzen.
Kap. 92: Bestandteil von Pillen gegen Schwindel.
Kap. 95: Bestandteil der „Grünen" und der „Weißen Salbe", gegen Nasenpolypen und Ausschlag.
Kap. 101: Bestandteil von Pillen gegen Ohrensausen.
Kap. 112: Bestandteil eines Pflasters gegen (? für?) Durchfall und Erbrechen.
Kap. 115: Bestandteil eines Pflasters gegen *colerica.*
Kap. 116: Bestandteil einer Latwerge und eines Pulvers sowie Zusatz zum Trinkwasser bei blutigem Durchfall.
Kap. 122: Bei Darm- und Gebärmuttervorfall.
Kap. 126: Bestandteil eines Pflasters bei Nierenbeschwerden.
Kap. 128: Bestandteil eines Sirups und eines Umschlags bei blutigem Urin.
Kap. 135: Bestandteil von Pillen gegen Wassersucht durch Kälte.
Kap. 140: Bestandteil eines Pflasters zur Bissbehandlung.
Kap. 145 Bestandteil des Roten Pulvers.
Kap. 146: Bestandteil von *Apostolicum.*
Kap. 150, Kap. 166: Bestandteil von Wundsalben.
Für die Anwendung ausschlaggebend ist bei Ortolf die „verschließende" Wirkung durch die klebrige Konsistenz.

**Maulbeer-Latwerge** (Kap. 16 bei GOLTZ 1976).
Bei Ortolf: *diamoron.*
Kap. 103: Zum Gurgeln bei vergrößertem Zäpfchen.

**Meerrettich**, *Armoracia rusticana* (=*Armoracia lapathifolia*) (MARZELL I, 396-398; MILDENBERGER 1997, 1205f.; RICHTER 2004, 278).

Bei Ortolf: heiß-trocken.
Kap. 112: Bestandteil eines Tranks gegen Übelkeit.
Antimikrobiell durch (Schleim)Hautreizung, krampflösend, harntreibend, verdauungsfördernd (SCHÖNFELDER 1982, 36).

**Mehl** (MILDENBERGER 1997, 1183f.).
Kap. 128: Bestandteil eines Pflasters bei blutigem Urin.

**Melde**, insbesondere Gartenmelde, Spanischer Spinat, *Atriplex hortensis* (MARZELL I, 512-515).
Kap. 112: (Same) Gegen Übelkeit.

**Melone**, vermutlich Gartenmelone, *Cucumis melo* (MARZELL I, 1252f.; Mildenberger 1997, 1190f.). Grundsätzlich käme auch die Gurke infrage.
Bei Ortolf: *pfede*, kalt-feucht.
Kap. 106: Bestandteil eines Sirups gegen Husten und Geschwüre.
Kap. 123: Bestandteil eines Sirups bei „Leberabszess“.

**Menschenhaar**
Kap. 85: (verbrannt, wegen des stechenden Gestanks) Gegen Schlafsucht.

**Menschenkot**
Bei Ortolf: *lewts mist.*
Kap. 163: (zu Pulver gebrannt) Gegen Fisteln, Geschwüre usw.

***Micleta***, dickflüssiges Mittel aus mazerierten Drogen mit Öl und Sirup (Kap. 57 bei GOLTZ 1976, dort auch 131: speziell gegen Hämorrhoiden und Bauchbeschwerden).
Kap. 116: Gegen blutige Durchfälle.

Milch siehe Kuhmilch.

**Minze**. In Frage kommen verschiedene Arten der Gattung *Mentha* (vgl. MARZELL III, 136-164; MÜLLER 1997, 149-151), z. B. die Krause Minze, *M. crispa* bzw. *spicata* (RICHTER 2004, 253), die Edle Minze, *M. gentilis*, oder die Ackerminze bzw. Kornminze, *Mentha arvensis* (FOLLAN 1963, 184; MARZELL III, 146f.; MILDENBERGER 1997, 1197f.). Pfefferminze, *M. piperita*, ist ein Bastard aus mindestens drei Arten und war im Mittelalter noch unbekannt (MÜLLER 1997, 150).
Bei Ortolf: *menta*, *mentastrus*, heiß-trocken.
Auch möglich: Wegen des aromatischen Dufts heißen auch viele Pflanzen der Gattungen *Calamintha* (Bergminze, *C. officinalis*, MARZELL I, 712), *Nepeta* (Katzenminze, *N. cataria*, MARZELL III, 309) und *Satureja* (Bohnenkraut, *S.*

*hortensis*, MARZELL IV, 124) „Minze“ (vgl. MARZELL III, 136), dazu kommt das Frauenblatt, *Tanacetum balsamita* (MARZELL IV, 574; MÜLLER 1997, 151).
Kap. 107: Bestandteil eines Sirups gegen Bluthusten.
Kap. 112: Bestandteil von Umschlägen sowie Bestandteil einer Würzsoße bei Appetitmangel und Übelkeit.
Kap. 115: gleiche Soße auch bei *colerica* empfohlen.
Kap. 116: (in Milch und als Badezusatz) Bei blutigen Durchfällen.
Kap. 118: Bestandteil eines Umschlags bei *colica*.
Kap. 128: Bestandteil eines Sirups gegen blutigen Urin.
Durch Gerbstoffe und ätherisches Öl verdauungsfördernd, krampflösend, blähungstreibend, desinfizierend (SCHÖNFELDER 1982, 176).

**Minzenlatwerge** (Kap. 29 bei GOLTZ 1976, dazu auch ebd. S. 148: Spezialmittel für „Greise“), Latwerge aus Katzenminze (*calamentum*), siehe dort.
Bei Ortolf: *diacalamentum.*
Kap. 111: Gegen Fresssucht durch Kälte.

**Mispel**, *Mespilus germanica* (RICHTER 2004, 281).
Auch möglich: Echte Steinmispel, *Cotoneaster integerrima* (MARZELL I, 1211); Frucht von *Crataegus tanacetifolia* (FOLLAN 1963, 184); Elsbeere, *Sorbus torminalis* (MARZELL IV, 428).
Kap. 116: Badezusatz bei blutigem Durchfall.
Stark adstringierend.

**Mohn**, Schlafmohn, Samen von *Papaver somniferum* (MARZELL III, 561f.; Mildenberger 1997, 1399f.; MÜLLER 1997, 161-163; RICHTER 2004, 283f.).
Bei Ortolf: *papaver*, *magsamen*, kalt-trocken.
Kap. 83: Bestandteil einer Einreibung zur Beruhigung.
Kap. 106: Bestandteil eines Sirups gegen Husten und Geschwüre.
Kap. 167: (Blätter) Bestandteil der Pappelsalbe.
Narkotisch, beruhigend, schmerzstillend (SCHÖNFELDER 1982, 138).

**Mohnsirup** (Kap. 30 und 31 bei GOLTZ 1976).
Bei Ortolf: *diacodion, diapapaver.*
Kap. 108: Bei eitrigem Auswurf.
Kap. 116: Bei blutigem Durchfall.
Kap. 128: Bei blutigem Urin.

**Mumie,** einbalsamierte Leichenteile, aber auch das zum Einbalsamieren benutzte Gemisch aus Pech und Bitumen (MILDENBERGER 1997, 1266f.).
Bei Ortolf: kalt-trocken.
Kap. 107: Bestandteil eines Sirups gegen Bluthusten.
Kap. 116: Bestandteil eines Pulvers gegen blutige Durchfälle.
Kap. 128: Bestandteil eines Umschlags gegen blutigen Urin.
Kap. 145: Bestandteil des Roten Pulvers.

***Musa enea***, Universalheilmittel (Kap. 56 bei GOLTZ 1976, dort auch S. 63: evtl. benannt nach Antonius Musa, dem Leibarzt des Kaisers Augustus; S. 121: universelles „Theriakmittel"; S. 137: hilft mittels Opium, Bilsenkraut und Mandragora gegen Verstimmungen).
Kap. 130: Gegen Ausbleiben der Monatsblutung durch Hitze.

**Muskat**(nuss), Frucht von *Myristica fragrans* (MÜLLER 1997, 160; RICHTER 2004, 284-286), in der Regel gepulvert.
Bei Ortolf: heiß-trocken.
Kap. 155: Bestandteil eines Pulvers gegen Augenleiden.
Kap. 157: Bestandteil einer Augensalbe (auch Blüten).
Verdauungsfördernd, anregende Wirkung auf glatte Muskulatur, stimulierend.

**Muskateller-Salbei**, *Salvia sclarea* (MARZELL IV, 54).
Bei Ortolf: *scharlei.*
Auch möglich: Scharlei, Wasserdost, *Eupatorium cannabinum* (FOLLAN 1963, 188).
Kap. 110: Bestandteil eines Pflasters gegen Herzbeschwerden.

**Myrobalane**, nussähnliche Frucht des arabischen Behenussbaums oder anderer *Terminalia*-Arten (MILDENBERGER 1997, 1225-1228). Ortolf erwähnt die Sorten *citrinus*, *kebulus* und *indus.*
Bei Ortolf: *mirabolanus.*
Kap. 80: Bestandteil eines Sirups gegen hsl. kalt-trockene Beschwerden des Kopfes (*citrinus* und *kebulus*).
Kap. 91: Bestandteil eines Sirups gegen Wahnsinn (alle drei Sorten).
Kap. 116: Zur Reinigung bei blutigem Durchfall (*citrinus*).
Kap. 117: Bestandteil eines Sirups gegen Durchfall (*citrinus* und *kebulus*).

**Myrrhe**, aromatisches Gummiharz von *Commiphora*-Arten (MARZELL I, 1116f.; MILDENBERGER 1997, 1229-1233; MÜLLER 1997, 152-154; RICHTER 2004, 287f.).
Bei Ortolf: *mirra*, heiß-trocken.
Kap. 93: Rauch als Inhalation und Bestandteil von Pillen bei Katarrh.
Kap. 99: Bestandteil eines Pulvers zur Blutstillung.
Kap. 101: Bestandteil von Ohrentropfen bei Eiterabsonderung.
Kap. 120: Bestandteil von Zäpfchen bei Tenesmen.
Kap. 140: Bestandteil eines Pflasters zur Bissbehandlung.
Kap. 147: Bestandteil der Apostelsalbe.
Kap. 150: Bestandteil einer Wundsalbe.
Bitter, adstringierend, austrocknend, desinfizierend, hautreizend.

**Nachtschatten**, eine *Solanum*-Art (MILDENBERGER 1997, 1285-1287), oft Schwarzer Nachtschatten, *Solanum nigrum* (MARZELL IV, 362f.; MÜLLER 1997,

155f.; RICHTER 2004, 289f.;) oder evtl. Bittersüßer Nachtschatten, *Solanum dulcamara* (MÜLLER 1997, 155; RICHTER 2004, 289f.; SCHÖNFELDER 1982, 184 u. 242).
Bei Ortolf: *solanum, solatrum*, kalt-trocken.
Kap. 101: Bestandteil eines Pflasters gegen Ohrensausen.
Kap. 114: Bestandteil eines Pflasters gegen Magengeschwür.
Kap. 167: Bestandteil der Pappelsalbe.
Giftig, da hämolytisch, (schleim)hautreizend, aber auch entzündungshemmend, antimikrobiell (SCHÖNFELDER 1982, 248).

**Nelke**, Gewürznelke, Blütenknospen des Gewürznelkenbaums *Caryophyllus aromaticus* (= *Syzygium aromaticum*) (MILDENBERGER 1997, 310f.; MÜLLER 1997, 95-97; RICHTER 2004, 214-216).
Bei Ortolf: *neg[e]lein, carioffel, carioffolus, garioffel*, heiß-trocken.
Kap. 73: Mittel zur Blutreinigung.
Kap. 80: Bestandteil eines Stärkungspulvers.
Kap. 91: Bestandteil eines Sirups gegen Wahnsinn.
Kap. 96: Bestandteil eines Pulvers gegen Mundgeruch.
Kap. 110: Bestandteil einer Arznei gegen Herzbeschwerden.
Kap. 116: Empfohlene Würzung bei blutigen Durchfällen.
Kap. 127: Bestandteil eines Pulvers gegen Steinleiden.
Kap. 130: Bestandteil eines Mittels bei ausbleibender Monatsblutung.
Kap. 138: Gegen Aussatz.
Kap. 155: Bestandteil eines Pulvers gegen Augenleiden.
Kap. 157: Bestandteil einer Augensalbe.
Antiseptisch, schmerzstillend (traditionell besonders bei Zahnschmerz), entzündungshemmend.

**Nelkenwurz**, Benediktenkraut, *Geum urbanum* (GLEINSER 1989, 53) (MARZELL II, 683; MILDENBERGER 1997, 196f.; RICHTER 2004, 291).
Bei Ortolf: *benedicte.*
Auch möglich: Benediktendistel, *Cnicus benedictus* bzw. *Centaurea benedicta* (MARZELL I, 1062; GLEINSER 1989, 53;): Bittermittel, verdauungsanregend, in höheren Dosen emetisch (SCHÖNFELDER 1982, 126).
Kap. 149: Bestandteil eines Wundtranks.

**Nesselwurz**(el), Wurzel der Brennnessel, *Urtica* (MILDENBERGER 1997, 1314f.).
Kap. 135: Bestandteil eines Mittels gegen Wassersucht.

**Nieswurz**, Schwarze Nieswurz, Wurzelstock der Christrose, *Helleborus niger* (MARZELL II, 796f.; RICHTER 2004, 292f.).
Bei Ortolf: *elleborum nigrum*, heiß-trocken.
Kap. 91: Bestandteil eines Sirups gegen Wahnsinn.
Giftig! Stark schleimhautreizend, abführend, emetisch, früher z.T. als Herzmittel gebraucht (SCHÖNFELDER 1982, 44).

**Nieswurz**, Weiße Nieswurz, Weißer Germer, *Veratrum album* (MARZELL IV, 1020f., RICHTER 2004, 293).
Bei Ortolf: *elleborum album*.
Kap. 85: Gegen Schlafsucht.
Kap. 130: Bestandteil eines Mittels gegen ausbleibende Monatsblutung.
Kap. 132: Auslösen von Niesen bei Gebärmutterverlagerung.
Giftig! Herzmittel, löst Niesen aus, schmerzstillend (SCHÖNFELDER 1982, 78).

(Kleiner) **Odermennig**, *Agrimonia eupatoria* (MÜLLER 1997, 29; MILDENBERGER 1997, 52; RICHTER 2004, 293).
Bei Ortolf: *menig*.
Kap. 136: Bestandteil eines Sirups gegen Ausschläge.
Adstringierend, entzündungshemmend, antimikrobiell (SCHÖNFELDER 1982, 104).

(Echte) **Ochsenzunge**, *Anchusa officinalis* (MARZELL I, 262f.; MILDENBERGER 1997, 1355f.) oder eine andere *Anchusa*-Art.
Kap. 149: Zutat zu einem Wundtrank.
Wegen Schleimgehalt gegen Husten und Durchfall, äußerlich erweichend und kühlend (SCHÖNFELDER 1982, 182).

**Olivenöl** (GLEINSER 1989, 50; MILDENBERGER 1997, 250f.; RICHTER 2004, 383).
Bei Ortolf: *paumöl*.
Kap. 83: Bestandteil eines milden Einlaufs bei Verwirrungszuständen.
Kap. 95: Bestandteil der „Grünen Salbe", gegen Nasenpolypen und der „Weißen Salbe" gegen Nasenpolypen und Räude.
Kap. 100: Bestandteil von Ohrentropfen bei Schwerhörigkeit.
Kap. 118: Bestandteil eines milden Einlaufs und eines Umschlags bei *colica*.
Kap. 121: Gegen frische Hämorrhoiden.
Kap. 133: Bestandteil eines Umschlags bei Gebärmuttersenkung.
Kap. 140: Bestandteil eines Pflasters zur Bissbehandlung.
Kap. 147: Bestandteil der Apostelsalbe.
Kap. 166: Bestandteil einer Wundsalbe.
Olivenöl dient als (z.T. verdünnende) Grundlage für Salben, Einreibungen und flüssige Mittel.

***Opoponax***, Gummiharz von *Ferula opoponax* (= *Opoponax chironium*) (FOLLAN 1963, 185; ROHLAND 1982, 492; MILDENBERGER 1997, 1372).
Kap. 146: Bestandteil von *Apostolicum*.
Kap. 147: Bestandteil der Apostelsalbe.

**Osterluzei**, Hohlwurz, Lerchensporn, *Aristolochia clematitis* (AUFMESSER 2002, 159; MARZELL I, 389; MILDENBERGER 1997, 135-137; MÜLLER 1997, 68f.) bzw. eine andere *Aristolochia*-Art (ROHLAND 1982, 441).

Bei Ortolf: *aristolochia, aristoloia, holwurcz,* heiß-trocken.
Auch möglich: Hohler Lerchensporn, *Corydalis cava* (MARZELL I, 1194; ROHLAND 1982, 441 [als einheimischer Ersatz für südliche *Aristolochia*-Arten]; MILDENBERGER 1997, 846f.; RICHTER 2004, 265f.).
Kap. 112: Bestandteil einer Latwerge gegen Appetitmangel.
Kap. 147: Bestandteil der Apostelsalbe.
Traditionelles Mittel zur „Reinigung" der Wöchnerinnen. Heute als heilungsfördernd, weil antiinfektiös, eingesetzt (SCHÖNFELDER 1982, 130).

**Pappel** (Baum), *Populus* (MARZELL III, 968f., RICHTER 2004, 295f.), wahrscheinlich Schwarzpappel, *Populus nigra* (MARZELL III, 977f.; RICHTER 2004, 295) oder Silberpappel, *Populus alba* (MARZELL III, 973f.; RICHTER 2004, 295).
Kap. 106: Bestandteil eines Brustpflasters.
Kap. 152: Einreibung auf Beulen.
Kap. 167: (Knospen) Bestandteil der Pappelsalbe.
Die Knospen enthalten Salizin und wirken deshalb entzündungshemmend, dazu evtl. auch antibakteriell.

**Pappelsalbe** (MILDENBERGER 1997, 1483f.; Kap. 132 bei GOLTZ 1976, dort auch S. 122: starkes „reinigendes" Mittel; S. 137: Schlaf bringend, da Opium, Bilsenkraut und Mandragora enthaltend; S. 192: Drogen werden 20 Tage lang in Fett mazeriert).
Bei Ortolf: *populeon, poplion,* kühlend.
Kap. 79: (mit Rosenöl) Gegen Kopfschmerzen bei Plethora.
Kap. 93: (mit Rosenöl) Einreibung gegen Katarrh durch Hitze.
Kap. 101: (mit Veilchenöl) Einreibung gegen Ohrensausen.
Kap. 106: Bestandteil eines Brustumschlags und einer Salbe gegen Husten.
Kap. 110: (mit Veilchenöl) Einreibung bei Herzbeschwerden.
Kap. 123: (mit Veilchenöl) Gegen hitzebedingtes Leberleiden.
Kap. 126: (mit Veilchenöl) Gegen Nierenbeschwerden durch Hitze.
Kap. 167: Rezept (mit Variation, wesentlich einfacher als im ‚Antidotarium Nicolai').

(Schwarzes) **Pech**, Schiffspech. Destillationsrückstand des Holzteers (MILDENBERGER 1997, 184f.; RICHTER 2004, 385).
Kap. 120: Räucherung bei Tenesmen.
Kap. 146: Bestandteil von *Apostolicum.*

**Pergamentabrieb**, Pergamentschabsel (vgl. MILDENBERGER 1997, 1421f.).
Kap. 144: Zur Blutstillung.

**Perlenmittel**, Perlen-Latwerge (Kap. 14 bei GOLTZ 1976, dazu auch ebd., S. 114 und 148: Spezialmittel gegen Schwindsucht bzw. Auszehrung; MILDENBERGER 1997, 449f.).

Bei Ortolf: *diamargariton*, wärmend.
Kap. 25, Kap. 81, Kap. 89, Kap. 92: Stärkend.
Kap. 26, Kap. 113: Gegen Schluckauf.
Kap. 27: Gegen Durchfall mit „Krämpfen".
Kap. 92: Gegen Schwindel.
Kap. 110: Gegen Herzstolpern durch Kälte.
Kap. 112: Gegen Appetitmangel durch Kälte.
Kap. 113: Gegen Schluckauf.
Kap. 139: Gegen Vergiftung mit Kälte.

**Petersilie**, *Petroselinum crispum* (= *Apium petroselinum*) (MARZELL III, 629f.; MILDENBERGER 1997, 1431, 1433f.; MÜLLER 1997, 164; RICHTER 2004, 298-300).
Bei Ortolf: *petroselinum, petrosilium, semen petre.*
Kap. 91: Same als Bestandteil eines Sirups gegen Wahnsinn.
Kap. 112: Bestandteil einer Latwerge gegen Appetitmangel.
Kap. 127: In Wein gesotten und Samen als Bestandteil eines Pulvers gegen Steine.
Kap. 135: (Wurzel) Bestandteil eines Mittels gegen Wassersucht.
Stark harntreibend, appetitanregend; öliger Auszug aus Samen enthält giftiges Apiol (SCHÖNFELDER 1982, 110).

**Pfeffer**, *Piper nigrum* (MARZELL III, 793; MÜLLER 1997, 165-167; RICHTER 2004, 300f.), im Mittelalter nicht unterschieden von *Piper longum* (MÜLLER 1997, 165; MILDENBERGER 1997, 1437f.).
Bei Ortolf: extrem heiß-trocken.
Kap. 30: Ungeeignet für Rekonvaleszenten.
Kap. 85: Niesen gegen Schlafsucht.
Kap. 88: Teil der Diät zur Anregung bei Schlaganfall.
Kap. 90: Wg. Überhitzung potenziell krankheitsauslösend.
Kap. 93: Bestandteil eines austrocknenden Mittels bei Katarrh.
Kap. 96: Bestandteil eines Pulvers gegen Mundgeruch.
Kap. 98: Bestandteil einer Mundspülung bei geschwollener Zunge.
Kap. 103: Bestandteil eines Gurgelmittels bei vergrößertem Zäpfchen.
Kap. 112: Bestandteil einer Würzsoße zur Appetitanregung.
Kap. 125: Bestandteil eines Umschlags gegen Milzleiden.
Kap. 163: Bestandteil eines Pulvers gegen Fisteln, Geschwüre usw.
Kap. 165: Bestandteil eines Umschlags gegen Lähmungen und Schwellungen durch Kälte.
Regt Magensekretion an, lokalanästhetisch.

**Pfingstrose**(nsamen), Samen der Päonie, *Paeonia officinalis* (MARZELL III, 499; MÜLLER 1997, 48f.; MILDENBERGER 1997, 1460-1462), Zitat bei *Macer Flori-*

*dus*, Kap. 49 (Vv. 1605-1640), zur Wirkung gegen Epilepsie Vv. 1617-1629 (CHOULANT 1832).
Bei Ortolf: *pyanen.*
Kap. 87: Umgehängte Samenkörner gegen Epilepsie.

**Pfirsich**, *Prunus persica* (MARZELL III, 1148f.; MILDENBERGER 1997, 1440f.; RICHTER 2004, 303f.).
Bei Ortolf: kalt-feucht.
Kap. 101: (Laub oder Rinde) Ohrentropfen gegen Würmer.
Kap. 143: Diät bei schwerer Kopfverletzung.

**Pflanzenschleim** (FOLLAN 1963, 185).
Bei Ortolf: *muscillago.*
Kap. 106: Bestandteil einer Salbe gegen Husten.

(Echte) **Pflaume**, Zwetschge, *Prunus domestica* (MARZELL III, 1110f.; MILDENBERGER 1997, 1505f.).
Bei Ortolf: *prunus, pruna, prunellus.*
Auch möglich: sonstiges Steinobst (vgl. daher auch unter Pfirsich), z.B. Aprikose, *Prunus armeniaca* (MARZELL III, 1093), Süßkirsche, *Prunus avium* (MARZELL III, 1097), Sauerkirsche, *Prunus cerasus* (MARZELL III, 1105), insbesondere auch Schlehe, *Prunus spinosa* (MARZELL III, 1152f.; RICHTER 2004, 325-327: adstringierende Wirkung).
Kap. 79: Bestandteil eines Sirups gegen „böses Blut“ ohne Hitze.
Kap. 80: Bestandteil eines Sirups gegen Beschwerden des Kopfes.
Kap. 116: Zur Reinigung und als Badezusatz (*pruna nigra*) bei blutigem Durchfall.

**Pflaumenmus** (Kap. 19 bei GOLTZ 1976, dazu auch ebd., S. 125: Fiebermittel; MILDENBERGER 1997, 450).
Bei Ortolf: *diaprunis.*
Kap. 127: Gegen Steinleiden.
Kap. 134: Gegen Unfruchtbarkeit durch Hitze und Trockenheit.

***Pillule arabice***, Arabische Pillen (Kap. 82 bei GOLTZ 1976, dort auch S. 137: abführende Wirkung, machen fröhlich; S. 148: schärfen den Verstand).
Kap. 81: Abführmittel.

***Pliris***, eine Latwerge (als *Electuarium pliris arcoticon* Kap. 40 bei GOLTZ 1976, dort auch S. 137: gegen Traurigkeit).
Kap. 81: Stärkend und erwärmend.
Kap. 85: Gegen Schlafsucht.
Kap. 92: Gegen Schwindel, stärkend und erwärmend.
Kap. 139: Gegen Vergiftung mit Kälte.

**Poleiminze**, Polei, Flohkraut, *Mentha pulegium* (MARZELL III, 161f.; MILDENBERGER 1997, 1474f.; MÜLLER 1997, 168f.; RICHTER 2004, 304f.).
Bei Ortolf: heiß-trocken.
Kap. 112: Bestandteil einer Latwerge gegen Appetitmangel.
Kap. 127: Gegen schmerzhaftes Wasserlassen bei Steinleiden.
Kap. 134: Zur Austreibung der Placenta (mit Polei-Öl).
Giftig! löst Magen-Darm-Krämpfe und Frühgeburten aus (SCHÖNFELDER 1982, 176).

**Portulak**, *Portulaca oleracea* (MARZELL III, 986; MILDENBERGER 1997, 1486).
Kap. 81: Einreibung gegen Kopfschmerzen.
Kap. 109: Samen als Bestandteil von Pillen gegen Auszehrung.
Kap. 114: Bestandteil eines Pflasters gegen Magengeschwür.

**Purgierflachs**, Purgierlein, *Linum catharticum* (Deutung unsicher! Vgl. FOLLAN 1963, 181).
Bei Ortolf Überlieferung unklar, z.B. *gartwurz*, verballhornt zu *gratuca* o.ä.
Auch möglich: Eberraute, *Artemisia abrotanum* (MARZELL I, 416).
Kap. 136: Bestandteil eines Sirups gegen Ausschlag.

**Purgierkassie**, Röhrenkassie, *Cassia fistula*, eine Hülsenfrucht asiatischer Herkunft (MARZELL I, 862; MILDENBERGER 1997, 313-315).
Bei Ortolf: *cassia/kassia fistula*.
Kap. 79: Bestandteil eines Sirups gegen Kopfleiden durch „böses Blut" ohne Hitze.
Kap. 116: Zur Reinigung bei blutigem Durchfall.
Kap. 117: Bestandteil eines Sirups gegen Durchfall.

**Purgierwinde** (Wurzel als Pulver und harziger, eingetrockneter Wurzelsaft), *Convolvulus scammonia* (MARZELL I, 1149; MILDENBERGER 1997, 1684-1686; MÜLLER 1997, 179f.), oder andere Convolvulaceen, z.B. Ackerwinde, *Convolvulus arvensis* (MARZELL I, 1136; MÜLLER 1997, 204f.) oder Zaunwinde, *Convolvulus sepium* (MARZELL I, 1149; MÜLLER 1997, 204f.).
Bei Ortolf: *scamonia, scammonea, scammonium.*
Kap. 101: (mit Rosensaft-Latwerge) Gegen Ohrensausen von „Hitze".
Kap. 118: (mit Rosensaft-Latwerge) Abführmittel bei *colica.*
Kap. 125: (mit Rosensaft-Latwerge) Gegen hitzebedingtes Milzleiden.
Kap. 126: (mit Rosensaft-Latwerge) Gegen Nierenbeschwerden durch Hitze.
Kap. 127: (mit Rosensaft) Gegen Steine.
Kap. 130: Bestandteil eines Vaginalzäpfchens gegen Ausbleiben der Monatsblutung.
Kap. 134: (in Wein, mit *Benedicta*) Gegen Unfruchtbarkeit durch Kälte und Feuchtigkeit.
Starkes, schleimhautirritierendes Abführmittel (deshalb nur gemischt verabreicht).

**Quecksilber**
Kap. 75: Bestandteil einer Salbe gegen schuppige Kopfhaut.

**Quendel**, *Thymus serpyllum* (MARZELL IV, 700; RICHTER 204, 305f.).
Bei Ortolf: *chymolea,* heiß und trocken.
Kap. 107: Bestandteil eines Sirups gegen Bluthusten.
Traditionelles Hustenmittel mit ätherischen Ölen und antimikrobiellen Eigenschaften (SCHÖNFELDER 1982, 174).

**Quitte**, *Cydonia oblonga* (MILDENBERGER 1997, 345f.; RICHTER 2004, 306-308).
Bei Ortolf: *citonia, citonium*, kalt-trocken.
Kap. 106: (Samen) Bestandteil eines Sirups gegen Husten und Geschwüre.
Kap. 116: Badezusatz bei Blut im Stuhl.
Durch Schleimstoffe reizmildernd, entzündungshemmend, mild abführend (SCHÖNFELDER 1982, 48).

**Quittenkonfekt** (Kap. 33 bei GOLTZ 1976, dazu auch ebd. S. 109 [gegen Mundgeruch] und 170 [so viskös, dass es zu „Bonbons“ geschnitten werden kann]; MILDENBERGER 1997, 443f.).
Bei Ortolf: *diacitoniten*, warm-trocken.
Kap. 27: Gegen Durchfall mit „Krämpfen“.
Kap. 112: Gegen Appetitmangel durch Kälte.
Kap. 113: Gegen Schluckauf durch Kälte.
Kap. 128: Gegen blutigen Urin.
Kap. 134: Gegen Unfruchtbarkeit durch Kälte und Feuchtigkeit.

**Raute**, Gartenraute, Weinraute, *Ruta graveolens* (MARZELL III, 1552; MILDENBERGER 1997, 1627-1629; MÜLLER 1997, 174-176; RICHTER 2004, 308-310).
Bei Ortolf: *ruta*, warm-trocken.
Kap. 88: (mit Bibergeil und Salbei) Zutat zu einem Mittel bei Schlaganfall.
Kap. 89: (mit Bibergeil und Salbei) Badezusatz gegen Lähmungen.
Kap. 118: (mit Salbei) Bestandteil eines Umschlags bei *colica.*
Kap. 165: (u.a. mit Salbei) Bestandteil eines Tranks gegen Schmerzen und Schwellungen durch Kälte.
Krampflösend, beruhigend, antimikrobiell, löst Frühgeburten aus (SCHÖNFELDER 1982, 100).

**Rauschgelb**, Gelbes Schwefelarsen, Arsentrisulfid (ROHLAND 1982, 492; MILDENBERGER 1997, 1378f.).
Bei Ortolf: *opperment* [*auripigmentum*].
Kap. 76: Enthaarungsmittel.

**Rebhuhn**
Kap. 19: Schwangeren-Diät.
Kap. 116: Diät bei blutigen Durchfällen.

**Regenwürmer**
Kap. 99: Förderung der Wundheilung (mit Honig zu Pulver gebrannt).

**Reis**
Kap. 131: (in Ziegenmilch gesotten) Gegen zu starke Monatsblutungen.

**Rettich**, *Raphanus sativus* (MARZELL III, 1294-1297; MILDENBERGER 1997, 1779f.; RICHTER 2004, 310f.).
Bei Ortolf: warm-trocken.
Kap. 165: (Saft) Bestandteil eines Umschlags gegen Lähmungen und Schwellungen durch Kälte.

(Echter) **Rhabarber**, Medizinalrhabarber, *Rheum palmatum* (RICHTER 2004, 311), Südchinesischer bzw. Kanton-Rhabarber, *Rheum officinale* (MARZELL III, 1317f.; RICHTER 2004, 311) oder andere *Rheum*-Arten (MILDENBERGER 1997, 1581-1583; RICHTER 2004, 311f.).
Bei Ortolf: *reubarbarum*, warm-trocken.
Kap. 79, Kap. 89: Abführmittel.
Kap. 80: Bestandteil eines Sirups gegen Beschwerden des Kopfes.
Kap. 116: Zur Reinigung bei Blut im Stuhl.
Kap. 135: Bestandteil eines Mittels gegen Wassersucht.
Abführend, adstringierend, entzündungshemmend (SCHÖNFELDER 1982, 160).

**Ringelblume**, *Calendula officinalis* (MARZELL I, 715; MILDENBERGER 1997, 292; MÜLLER 1997, 172f.).
Bei Ortolf: *kalendula.*
Kap. 133: Badezusatz bei Gebärmuttersenkung.
Antimikrobiell, entzündungshemmend, krampflösend (SCHÖNFELDER 1982, 126).

***Rosata novella***, „frisch hergestelltes“ Rosenmittel, süße Zubereitung auf Rosenbasis (Kap. 88 bei GOLTZ 1976, dort auch S. 148: hilft bei Schwäche, S. 153: gut in der Rekonvaleszenz; MILDENBERGER 1997, 1603).
Kap. 25: Mittel gegen Erbrechen.
Kap. 110: Gegen Herzbeschwerden.
Kap. 115: Gegen *colerica.*

**Rose**, vermutlich Heckenrose, Hundsrose, Hagedorn, Wilde Rose, *Rosa canina* (MÜLLER 1997, 123; RICHTER 2004, 314) oder Feldrose, *Rosa arvensis*

(RICHTER 2004, 314) oder andere Rosenarten (MILDENBERGER 1997, 1601; RICHTER 2004, 314-316).
Bei Ortolf: kalt-trocken, stärkend.
Kap. 20: Bestandteil eines Umschlags gegen Durchfall bei Säuglingen.
Kap. 22: Streuung gegen Sommerhitze.
Kap. 25: Pflaster zur Magenberuhigung.
Kap. 73, Kap. 83: (mit Weiden) kühlende Streuung.
Kap. 85: Bestandteil einer Waschlotion gegen Schlafsucht.
Kap. 91: Bestandteil einer Einreibung gegen Tobsucht.
Kap. 110: Bestandteil eines Umschlags gegen Herzbeschwerden.
Kap. 112: Bestandteil eines Umschlags bei Durchfall und Erbrechen.
Kap. 115: Bestandteil eines Umschlags und Badezusatz gegen *colerica.*
Kap. 116: Badezusatz und Bestandteil eines Pulvers bei blutigen Durchfällen.
Kap. 128: Bestandteil eines Sirups und eines Umschlags gegen blutigen Urin.

**Rosenöl** (Kap. 60 bei GOLTZ 1976; dazu auch S. 152: Gegen *erysipelas*; MILDENBERGER 1997, 1605f.; RICHTER 2004, 385).
Bei Ortolf: *oleum rosatum,* kühlend.
Kap. 79: (mit Pappelsalbe) Gegen Kopfschmerzen bei Blutüberschuss.
Kap. 93: (mit Pappelsalbe) Einreibung gegen Katarrh durch Hitze.
Kap. 114: (mit Veilchenöl) Gegen Magengeschwür.
Kap. 115: Gegen *colerica.*
Kap. 118: (mit Veilchenöl) Einreibung bei *colica.*
Kap. 125: Bestandteil einer Salbe gegen hitzebedingtes Milzleiden.
Verdünnende Salbengrundlage, Geruchskorrigens, (geringe) analgetische Wirkung.

**Rosensaft-Latwerge**, *Electuarium de succo rosarum* (Kap. 41 bei GOLTZ 1976, dazu auch ebd. S. 150f.: reinigend).
Bei Ortolf: kühlend.
Kap. 101: Gegen Ohrensausen.
Kap. 118: Abführmittel bei *colica.*
Kap. 125: Gegen hitzebedingtes Milzleiden.
Kap. 126: Gegen Nierenbeschwerden durch Hitze.
Kap. 135: Bestandteil eines Einlaufs gegen Wassersucht.

**Rosenwasser**, mit Rosenöl versetztes Wasser (RICHTER 2004, 385) oder Absud aus Rosenblättern (MILDENBERGER 1997, 1606f.).
Bei Ortolf: kühlend.
Kap. 81: (mit Hauswurz und Frauenmilch) Bestandteil eines Umschlags gegen „Hitze“ im Kopf.
Kap. 95: Bestandteil der „Weißen Salbe“, gegen Nasenpolypen und Ausschlag.
Kap. 100: (mit Hauswurz und Frauenmilch) Bestandteil eines Ohrenpflasters.
Kap. 114: Bestandteil eines Umschlags gegen Magengeschwür.

Kap. 123: Bestandteil eines Umschlags bei Leberleiden.
Kap. 156, Kap. 157: Bestandteil von Augensalben.

**Rosenzucker**, hergestellt aus Rosenblüten und mit Zucker angesetzten Feigen (MILDENBERGER 1997, 1602).
Bei Ortolf: *zuckarum rosaceum*, kühlend.
Kap. 24: Gegen Durchfall.
Kap. 25: Stärkend und gegen Erbrechen.
Kap. 26, Kap. 113: Gegen Schluckauf.
Kap. 27: Gegen Durchfall mit „Krämpfen".
Kap. 81, Kap. 85: Kühlend.
Kap. 110: Gegen Herzbeschwerden.
Kap. 111: Gegen Fressgier durch Hitze.
Kap. 112: Gegen Appetitmangel durch Schwäche und Hitze, gegen Durchfall, magenkräftigend.
Kap. 115: Gegen *colerica*.
Kap. 116: Gegen blutige Durchfälle.
Kap. 124: Gegen Gelbsucht.
Kap. 128: Gegen blutigen Urin.
Kap. 131: Gegen zu starke Monatsblutungen.
Kap. 139: Gegen Vergiftung mit Hitze.

**Rosine**, getrocknete Traube
Bei Ortolf: *welisch weinper*, *uva passa*.
Kap. 105: Bestandteil eines Tranks bei Halsgeschwür und Husten.
Kap. 106: Bestandteil eines Tranks gegen Husten.
Kap. 109: Bestandteil eines Sirups gegen Auszehrung und Lungenkrankheiten.

**Rosmarinkonfekt**, Rosmarin-Latwerge (Kap. 17 bei GOLTZ 1976).
Bei Ortolf: *diantos*.
Kap. 81: Stärkend.
Kap. 92: Stärkend bei Schwindel.
Kap. 93: Stärkend bei Katarrh.

**Rotes Pulver**, Rezept bei Ortolf in Kap. 145.
Kap. 162: Zur Wundheilung.

Rotkohl siehe Kohl.

***Rubea trociscata***, eine rote Pastille (Kap. 89 bei GOLTZ 1976).
Kap. 130: Gegen Ausbleiben der Monatsblutung.

**Sadebaum**, *Juniperus sabina* (MARZELL II, 1094; MILDENBERGER 1997, 1758f.; MÜLLER 1997, 191f.).

Bei Ortolf: *sebenbaum, sabina, savina.*
Kap. 118: Bestandteil eines Umschlags bei *colica.*
Kap. 130: Bestandteil eines Tranks bei ausbleibender Monatsblutung.
Sehr giftig! Stark reizend, Abtreibungsmittel (SCHÖNFELDER 1982, 230).

**Safran**, *Crocus sativus* (MARZELL I, 1248; MILDENBERGER 1997, 386f., 1636f.; RICHTER 2004, 317-319).
Bei Ortolf: *crocus*, warm-trocken.
Kap. 96: Bestandteil eines Pulvers gegen Mundgeruch.
Kap. 116: Empfohlene Würzung bei blutigem Durchfall.
Kap. 120: Bestandteil von Zäpfchen bei Tenesmen.
Kap. 157: Bestandteil einer Salbe gegen Augenrötung.
Verdauungsfördernd, beruhigend (SCHÖNFELDER 1982, 186).

(Echter) **Salbei**, *Salvia officinalis* (MÜLLER 1997, 184-186; RICHTER 2004, 319f.), oder andere Salbei-Arten (vgl. MARZELL IV, 39-56; MILDENBERGER 1997, 1649f.).
Bei Ortolf: warm-trocken.
Kap. 88: Zutat zu einem Mittel bei Schlaganfall.
Kap. 89: Badezusatz gegen Lähmungen.
Kap. 118: Bestandteil eines Pflasters bei *colica.*
Kap. 133: Badezusatz bei Gebärmuttersenkung.
Kap. 139: (in Theriak) Gegen Vergiftung.
Kap. 140: (mit Theriak und Wein) Zur Bissbehandlung.
Kap. 150: Bestandteil einer Wundsalbe.
Kap. 165: Bestandteil eines Tranks gegen Lähmungen und Schwellungen durch Kälte.
Antibakteriell, entzündungshemmend, adstringierend, gerbstoffhaltig, krampflösend (SCHÖNFELDER 1982, 194).

**Salmiak**, *Ammonium chloratum* bzw. Ammoniumchlorid (RICHTER 2004, 381), vermutlich vermischt mit anderen Ammoniumsalzen und Natron (ROHLAND 1982, 509; MILDENBERGER 1997, 1640f.).
Bei Ortolf: *sal ammoniacum, sal armoniacum.*
Kap. 98: Bestandteil einer Mundspülung bei geschwollener Zunge.
Kap. 103: Bestandteil eines Gurgelmittels bei vergrößertem Zäpfchen.
Traditionelles Ätzmittel; Salmiakpastillen werden jedoch auch gegen Halsschmerzen gelutscht.

(Koch)**Salz**, Natriumchlorid (MILDENBERGER 1997, 1652f.).
Kap. 83: Einreibung zur Beruhigung und Bestandteil eines „beruhigenden" Einlaufs sowie eines „beruhigenden" Abführzäpfchens.
Kap. 85: Einreibung und Abführzäpfchen bei Schlafsucht.

Kap. 96: Zum Waschen der Zähne.
Kap. 109: (mit Honig) Milde Abführzäpfchen bei Auszehrung.
Kap. 116: Kaltes Fußbad bei blutigem Stuhl.
Kap. 118: (mit Honig oder Senf) Abführzäpfchen und Bestandteil von Umschlägen bei *colica.*
Kap. 119: Gegen Spulwürmer.
Kap. 125: Bestandteil eines Umschlags gegen Milzleiden.
Kap. 135: Einläufe gegen Wassersucht.
Kap. 139: (in Wasser mit Öl) Brechmittel bei Vergiftung.

**Sandelholz,** entweder Weißes Sandelholz, *Santalum album*, oder Rotes Sandelholz, *Pterocarpus santalinus* (MILDENBERGER 1997, 1658f.; RICHTER 2004, 320f.).
Bei Ortolf: *sandalum*, kalt-trocken.
Kap. 91: Bestandteil eines Sirups gegen Wahnsinn.
Kap. 123: Bestandteil von Mitteln bei hitzebedingtem Leberleiden.

*Sanguinaria* siehe Blutwurz

**Sanikel,** *Sanicula europaea* (MARZELL IV, 99-103; MILDENBERGER 1997, 1665; MÜLLER 1997, 177f.; RICHTER 2004, 321-323).
Auch möglich: Buschwindröschen, *Anemone nemorosa* (MARZELL I, 278); verschiedene Primeln, z.B. Aurikel, *Primula auricula* (MARZELL III, 1032), Mehlprimel (MARZELL III, 1042), Zwergschlüsselblume (MARZELL III, 1051).
Kap. 148: Verweis auf Sanikel-Trank in Kap. 149.
Kap. 149: Leitdroge eines Wundtranks (Rezept).
Kap. 150: Bestandteil einer Wundsalbe.
Adstringierend, entzündungshemmend, antimikrobiell, auswurffördernd, leicht abführend, traditionelles Wundheilmittel (SCHÖNFELDER 1982, 56) mit suggestivem Namen.

**Sauerhonig**, gegorene Latwerge aus Honig, Essig und Wasser mit harntreibender und leicht abführender Wirkung (MILDENBERGER 1997, 1391f.; Kap. 67 bei GOLTZ 1976 [Oximel]).
Bei Ortolf: *oximel diareticum* [statt *diureticum*], warm.
Kap. 24: Abführmittel bei kältebedingten Beschwerden, in Wasser über mehrere Tage verabreicht.
Kap. 125: Gegen kältebedingte Milzleiden.
Kap. 129: Gegen Harninkontinenz.
Kap. 130: Gegen Ausbleiben der Monatsblutung durch Kälte.
Kap. 133: Gegen Gebärmuttersenkung bei ausbleibender Monatsblutung.
Kap. 134: Gegen Unfruchtbarkeit durch Kälte und Feuchtigkeit.

**Sauerhonig mit Meerzwiebel**, gegorene Latwerge aus Honig, Essig und Wasser mit Zusatz von Meerzwiebel, *Scilla maritima* (GOLTZ 1976, S. 170: bis 1968 in Deutschland offizinell; MILDENBERGER 1997, 1393f.).
Bei Ortolf: *oximel swilliticum.*
Kap. 135: Gegen Wassersucht durch Kälte.

**Schafgarbe**, *Achillea millefolium* (MARZELL I, 81f.; MILDENBERGER 1997, 665; MÜLLER 1997, 98f.; RICHTER 2004, 323f.;), es könnten aber auch andere *Achillea*-Arten in Frage kommen, z.B. *Achillea nobilis.*
Bei Ortolf: *garwe.*
Kap. 97: (Wurzel) gegen Zahnschmerzen.
Kap. 150: Bestandteil einer Wundsalbe.
Antibakteriell, entzündungshemmend, „ausziehend“, verdauungsfördernd, krampflösend (SCHÖNFELDER 1982, 82).

**Schaftalg**
Bei Ortolf: *scheffens vnslit.*
Kap. 95: Bestandteil der „Grünen Salbe“, gegen Nasenpolypen.

(Echter bzw. Gefleckter) **Schierling**, *Conium maculatum* (MARZELL I, 1120f.; MÜLLER 1997, 181-183; RICHTER 2004, 324f.).
Bei Ortolf: *wutscherlinck, cicuta.*
Kap. 165: Umschlag gegen geschwollene Füße.
Giftig! Beruhigend, schmerzstillend, krampflösend (SCHÖNFELDER 1982, 58).

**Schlehe**, *Prunus spinosa* (MARZELL III, 1153)
Bei Ortolf: *acacia*
Auch möglich: Tamarinde, *Tamarindus indica* (MARZELL IV, 571).
FOLLAN 1963, 177, verweist auf Dioskurides (BERENDES 1902, 118), bei AUFMESSER 2002, 73f., *Acacia vera* (auch *Acacia albida* [ebd., 163] käme infrage): Dies ist jedoch nicht die heutige „Akazie“, die in Australien beheimatet ist und in der Antike nicht bekannt war, sondern die Arabische Gummi-Akazie, *Vachellia nilotica.*
Kap. 107: Bestandteil von zwei Mitteln gegen Bluthusten.
Kap. 116: Badezusatz bei Blut im Stuhl.
Es geht um die adstringierende Wirkung, die Schlehe und Tamarinde besitzen, aber auch die beiden bei Dioskurides genannten *Acacia*-Arten.

**Schleie** (Fisch)
Kap. 124: Gegen Gelbsucht auf die Leber gebunden.

**Schlüsselblume**, Himmelschlüssel, Primel, *Primula officinalis* (MARZELL I, 546; MÜLLER 1997, 124f.).
Bei Ortolf: *primula veris.*

Kap. 133: Badezusatz bei Gebärmuttersenkung.
Schleimlösend, diuretisch (SCHÖNFELDER 1982, 112).

**Schöllkraut**, Schellkraut, *Chelidonium majus* (MARZELL I, 923f.; MÜLLER 1997, 101f.; RICHTER 2004, 327f.).
Bei Ortolf: *schelwurcz*, heiß-trocken.
Kap. 95: Bestandteil der „Grünen Salbe", gegen Nasenpolypen.
Hautreizend, antimikrobiell, krampflösend, entzündungshemmend (SCHÖNFELDER 1982, 94).

**Schwammstein**, Konkremente aus Schwämmen.
Bei Ortolf: *lapis spongie*.
Kap. 127: Bestandteil eines Pulvers gegen Steinleiden.

**Schwanzpfeffer,** Stielpfeffer, Indischer Pfeffer, Kubebenpfeffer, *Piper cubeba* (MARZELL III, 793; MILDENBERGER 1997, 388f.; RICHTER 2004, 257).
Bei Ortolf: *cubeba*, mäßig warm-trocken.
Kap. 80: Bestandteil von Pillen gegen hartnäckige Kopfschmerzen und Bestandteil eines Pulvers zur Stärkung von Magen und Haupt.
Kap. 88: Als Gewürz zur Aufwärmung nach Schlaganfall.
Kap. 110: Bestandteil einer stärkenden Arznei gegen Herzstolpern.

**Schwefel** (MILDENBERGER 1997, 1925f.).
Kap. 95: Bestandteil einer Salbe gegen Ausschläge.
Kap. 136: Bestandteil einer Salbe gegen Ausschlag.
Kap. 138: Bestandteil einer Salbe gegen Aussatz.
Traditionsreiches Hautmittel.

**Schweineschmalz** (MILDENBERGER 1997, 1807f.; RICHTER 2004, 378).
Bei Ortolf: *smer(b), (sweineins) smalcz*.
Kap. 75, Kap. 76, Kap. 95, Kap. 114, Kap. 136, Kap. 138, Kap. 150, Kap. 152, Kap. 165, Kap. 167: Grundlage für Salben und Umschläge.

**Schweinsfüße** (MILDENBERGER 1997, 1931f.).
Bei Ortolf: (kalt-)feucht.
Kap. 109: Empfohlene Diät bei Auszehrung.
Kap. 113: Gegen Schluckauf.
Kap. 134: Gegen Unfruchtbarkeit durch (Hitze und) Dürre.

**Seife** (MILDENBERGER 1997, 1730).
Kap. 118: Zäpfchen bei *colica*.

**Sellerie**, Eppich, *Apium graveolens* (AUFMESSER 2002, 184; MARZELL I, 354f.; MILDENBERGER 1997, 114f.; MÜLLER 1997, 35).

Bei Ortolf: *apium*.
Auch möglich: Der alte Name *Apium* ist auch für die Petersilie, *Petroselinum crispum*, belegt (MARZELL III, 629f.), zumal Petersilienwurzel und Sellerie ähnlich duften.
Kap. 91: Bestandteil eines Sirups gegen Geisteskrankheiten.
Kap. 120: Bestandteil von Zäpfchen bei Tenesmen.
Kap. 126: Bestandteil eines Umschlags bei Nierenbeschwerden.
Kap. 135: Bestandteil eines Mittels gegen Wassersucht.
Kap. 138: Bestandteil eines Mittels gegen Aussatz.
In der Phytotherapie genutzt, weil harntreibend und appetitanregend, außerdem ein traditionelles Hustenmittel (SCHÖNFELDER 1982, 108).

**Senf**, Weißer Senf, *Sinapis alba* (MARZELL IV, 333f.; RICHTER 2004, 334f.), oder Schwarzer Senf, *Sinapis nigra* (= *Brassica nigra*) (RICHTER 2004, 334; diese und weitere, wohl weniger wahrscheinliche Optionen bei MILDENBERGER 1997, 1742f.).
Bei Ortolf: heiß-trocken.
Kap. 88: Bestandteil eines Umschlags bei Schlaganfall.
Kap. 93: Bestandteil eines austrocknenden Mittels bei Katarrh.
Kap. 98: Bestandteil einer Mundspülung bei geschwollener Zunge.
Kap. 165: Bestandteil eines Umschlags gegen Lähmungen und Schwellungen durch Kälte.
Hyperämisierend, hautreizend, antimikrobiell, daher für „Senfpflaster" verwendet, appetitanregend, verdauungsfördernd. Weißer Senf ist milder in seinen Wirkungen (SCHÖNFELDER 1982, 96, 98).

**Sennesblätter**, Blätter einer Kassienart, z.B. *Cassia senna* bzw. *Cassia acutifolia* oder *Cassia angustifolia* (MILDENBERGER 1997, 1739; RICHTER 2004, 335-337).
Bei Ortolf: *senna*, heiß-trocken.
Kap. 80: Bestandteil eines Sirups bei kalt-trockener Kopfkrankheit.
Kap. 138: Bestandteil eines Sirups gegen Lepra.
Abführend.

***Seraphinum***, dem *Galbanum* verwandtes Harz, wohl von *Ferula persica* (MILDENBERGER 1997, 1748-1750).
Kap. 146: Bestandteil von *Apostolicum*.

**Silberdistel**, Große Eberwurz, *Carlina acaulis* (MARZELL I, 840).
Bei Ortolf: *cameleonta*.
Auch möglich: Gummi-Spindelkraut, eine lila blühende mediterrane Distel, die ebenfalls zur Gattung der Eberwurzen gehört, *Atractylis gummifera* (AUFMESSER 2002, 161).
Kap. 116: Zweimal Badezusatz bei Blut im Stuhl.

Harn- und schweißtreibend, antibakteriell, verdauungsregulierend (SCHÖNFELDER 1982, 86).

**Silberglätte**, Bleioxid, PbO (ROHLAND 1982, 468; MILDENBERGER 1997, 1094f.).
Bei Ortolf: *litargirum.*
Kap. 95: Bestandteil der „Weißen Salbe", gegen Nasenpolypen und Ausschlag.
Kap. 122: Bestandteil einer Salbe bei Darmvorfall.
Kap. 147: Bestandteil der Apostelsalbe.

(Acker-)**Skabiose**, Grindkraut, Apostemkraut, Acker-Witwenblume, *Knautia arvensis* (= *Scabiosa arvensis*) (MARZELL II, 1109) oder Tauben-Skabiose, *Scabiosa columbaria* (MARZELL IV, 150f.; Mildenberger 1997, 1683f.; MÜLLER 1997, 101).
Auch möglich: Schöllkraut, *Chelidonium majus* (MÜLLER 1997, 101), Scabiosen-Flockenblume, *Centaurea scabiosa* (MARZELL I, 888).
Kap. 138: Badezusatz gegen Aussatz.
Traditionelles Hautmittel, ätzend, schmerzstillend, bakterizid (SCHÖNFELDER 1982, 164).

**Spat** (gebrannt), alkalische Erde, ein Ätzmittel.
Kap. 163: Gegen Fisteln, Geschwüre usw.

**Speck** (MILDENBERGER 1997, 1831; RICHTER 2004, 378).
Kap. 140: Zur Eiterprovokation bei Bissverletzung.
Kap. 141: Zum Bestreichen des Wundverbandes.

**Speierling**, *Sorbus domestica,* evtl. auch andere *Sorbus*-Arten wie Eberesche, Mehlbeere usw. (vgl. MARZELL IV, 402-433).
Bei Ortolf: *sorbus.*
Kap. 116: Badezusätze (Früchte und Rinde) bei blutigen Durchfällen.

**Speik**, allgemeine Bezeichnung für duftende Pflanzen (vgl. MILDENBERGER 1997, 1834; RICHTER 2004, 337), z.B. Speik-Lavendel, *Lavandula spica* bzw. *L. latifolia* (MARZELL II, 1210), Echter Lavendel, *Lavandula officinalis/angustifolia* oder auch insbesondere Echter Speik, *Valeriana celtica* (MARZELL IV, 986-989).
Bei Ortolf: *spica, spica nardi,* warm-trocken.
Weniger wahrschenlich: Indische Narde, *Nardostachys jatamansi.*
Kap. 91: Bestandteil eines Sirups gegen Wahnsinn.
Kap. 106: Gegen Husten mit Auswurf für alte Menschen, Steinleiden, kaltfeuchte Krankheiten (Zutat zu *Diapiretrum*).
Kap. 112: Bestandteil einer Latwerge gegen Appetitmangel.
Kap. 123: Bestandteil von Mitteln bei hitzebedingtem Leberleiden.

Kap. 126: Bestandteil eines Pflasters bei Nierenbeschwerden.
Kap. 135: Bestandteil eines Mittels gegen Wassersucht.
Antimikrobiell, auswurffördernd, antikonvulsiv.

**Spießglanz**, schwarzes Schwefelantimon (MILDENBERGER 1997, 109).
Bei Ortolf: *antimonien.*
Kap. 87: Zutat zu einem Mittel gegen Epilepsie.

**Spritzgurke**, Eselskürbis, *Ecballium elaterium* (MARZELL II, 177; MILDENBERGER 1997, 1018).
Bei Ortolf: *kürbisz.*
Kap. 123: (Kerne) Bestandteil eines Sirups bei geborstenem „Leberabszess".

**Stachellattich**, Wilde Endivie, *Lactuca serriola* (MARZELL II, 1150f.).
Bei Ortolf: *scariola.*
Auch möglich: Endivie, *Cichorium endivia* (MARZELL I, 988f.), Kohl-Gänsedistel, *Sonchus oleraceus* (MILDENBERGER 1997, 1687).
Kap. 91: Bestandteil eines Sirups gegen Wahnsinn.

**Steinbrech**, Art der Steinbrechgewächse, z.B. Knöllchen-Steinbrech, *Saxifraga granulata* (MILDENBERGER 1997, 1681) oder Körner-Steinbrech (MARZELL IV, 138-142).
Bei Ortolf: *saxifraga.*
Auch möglich: (Stein-)Bibernelle, *Pimpinella saxifraga* (MARZELL III, 754; RICHTER 2004, 164f.); Mädesüß, *Filipendula vulgaris* (Mildenberger 1997, 1681); kleine Farnarten, z.B. Mauerraute, *Asplenium Ruta-muraria* (MARZELL I, 487) oder Brauner Milzfarn, *Asplenium trichomanes* (MARZELL I, 490) usw.
Kap. 127: Bestandteil eines Pulvers gegen Steinleiden.
Traditionell bei Nieren- und Blasenstein (SCHÖNFELDER 1982, 44) mit suggestivem Namen.

**Steinhirse** (Samen), Echter Steinsame, *Lithospermum officinale* (MARZELL II, 1344; MILDENBERGER 1997, 731).
Bei Ortolf: *grana solis.*
Kap. 127: Bestandteil eines Pulvers gegen Steinleiden.

Sumach siehe Färberbaum

**Sumachbeeren**, Frucht des Färberbaums bzw. Gerber-Sumachs, *Rhus coriaria* (MILDENBERGER 1997, 1907f.).
Bei Ortolf: *ros siriacum.*
Kap. 107: Bestandteil eines Sirups gegen Bluthusten.
Kap. 116: Badezusatz bei blutigem Durchfall.
Adstringierend, verdauungsfördernd.

**Süßdolde**, *Myrrhis odorata* (MARZELL III, 265f.).
Bei Ortolf: [ebenfalls] *mirra*.
Auch möglich: Echter Gagelstrauch, *Myrica gale* (MÜLLER 1997, 148), der auch nordalpin wächst und beim Bierbrauen eine wichtige Rolle spielte (berauschender Geruch, keimhemmend). Evtl. Verwechslung (wenn auch nördlich der Alpen weniger wahrscheinlich) mit dem immergrünen Strauch Myrte, *Myrtus communis* (MARZELL III, 266; MÜLLER 1997, 148).
Kap. 109: Bestandteil von Pillen gegen Phthisis.
Kap. 112: Bestandteil einer Latwerge gegen Appetitmangel.
Kap. 133: Bestandteil eines Tranks bei Gebärmuttersenkung.
Sehr aromatisch duftend, traditionelles Blutreinigungsmittel, gegen Husten und Magenschwäche.

**Süßholz**(wurzel), „Lakritze", (eingedickter Auszug aus der) Wurzel von *Glycyrrhiza glabra* (MARZELL II, 724f.; MILDENBERGER 1997, 1093; MÜLLER 1997, 140f.; RICHTER 2004, 343f.).
Bei Ortolf: *liquiricium, laccriczen, leckariczen* u.ä., warm-feucht.
Kap. 91: Teil eines Tranks gegen Wahnsinn.
Kap. 105: Bestandteil eines Tranks bei Halsgeschwulst und Husten.
Kap. 106: Bestandteil eines Tranks und eines Sirups gegen Husten.
Kap. 109 Teil eines Tranks, eines Sirups und von Pillen gegen Auszehrung.
Kap. 124: Bestandteil eines Mittels bei hitzebedingter Gelbsucht.
Schleim- und krampflösend, antibakteriell, säure- und entzündungshemmend, gegen Magengeschwüre, Geschmackskorrigens.

**Tamarinde**, Sauerdattel, Frucht von *Tamarindus indica* (MARZELL IV, 571; MILDENBERGER 1997, 1939f.).
Kap. 79: Bestandteil eines Sirups gegen „böses Blut" ohne Hitze.
Kap. 80: Bestandteil eines Sirups gegen kalt-trockene Beschwerden des Kopfes.
Kap. 116: Zur Reinigung bei blutigem Durchfall.
Kap. 117: Bestandteil eines Sirups gegen Durchfall.
Erfrischend säuerliche Frucht, mildes Abführmittel.

**Tannenharz**, z.T. Tannenbalsam, gewonnen durch Erhitzen von Nadeln, Zweigspitzen und Zapfen (RICHTER 2004, 383 und 385).
Bei Ortolf: *tan plater pech, terbentinum.*
Auch möglich: Kiefernharz (MILDENBERGER 1997, 1951f.).
Kap. 102: Bestandteil einer Salbe gegen schrundige Lippen und geschwollenes Zahnfleisch.
Kap. 146: Bestandteil von *Apostolicum*.
Kap. 166: Bestandteil einer Wundsalbe.

**Taube**
Kap. 116: Diät bei blutigem Durchfall.

***Theodoriton euperiston***, „leicht zuzubereitendes Göttergeschenk“, in verschiedenen Varianten überliefertes Universalheilmittel (Kap. 112 bei GOLTZ 1976; MILDENBERGER 1997, 1960).
Kap. 130: Gegen Ausbleiben der Monatsblutung durch Kälte.

**Theriak**, Gift neutralisierendes Universalheilmittel (Kap. 106 bei GOLTZ 1976; MILDENBERGER 1997, 1961f.; RICHTER 2004, 386).
Kap. 87: Gegen Epilepsie.
Kap. 88: Bei Schlaganfall.
Kap. 89: Badezusatz gegen Lähmungen.
Kap. 124: Gegen Gelbsucht durch „Gift“.
Kap. 129: (mit Wein) Gegen Harninkontinenz.
Kap. 139: (mit Wein) Gegen Vergiftung.
Kap. 140: (mit Wein) Zur Bissbehandlung.

**Thymian**, Garten-Thymian, *Thymus vulgaris* (MARZELL IV, 714); nördlich der Alpen oft ersetzt durch Feld-Thymian, Quendel, *Thymus serpyllus* (MARZELL IV, 708f.; MILDENBERGER 1997, 1963f.; RICHTER 2004, 305f.).
Bei Ortolf: heiß-trocken.
Kap. 93: Rauch als Inhalation bei Katarrh.
Kap. 116: Empfohlene Würzung bei blutigem Durchfall.
Kap. 138: Bestandteil eines Sirups gegen Aussatz.
Intensiv duftend, antimikrobiell, schleimlösend, entzündungshemmend (SCHÖNFELDER 1982, 174).

**Tintenstein**, Tintenpulver, Gemisch der kristallbildenden Hydrate von Kupfer-II-Sulfat und Eisensulfat, die Wasser dunkel färben (ROHLAND 1982, 355; MILDENBERGER 1997, 154f.).
Bei Ortolf: *atrament, atriment.*
Kap. 99: Bestandteil eines Pulvers zur Blutstillung.
Kap. 144: pulverisiert zur Blutstillung.
Kap. 156 und 157: Bestandteil von „reinigenden“ Augensalben.
Das „unreine Vitriol“ wirkt beizend und blutstillend.

Tonerde siehe Armenische Tonerde

**Tragant**, Bocksdornharz, Tragantgummi aus verschiedenen *Astragalus*-Arten (MILDENBERGER 1997, 1982f.).
Bei Ortolf: *dragantum.*
Kap. 24: Bestandteil der Würzung eine Hühnerbrühe gegen Durchfall.
Kap. 106: Bestandteil eines Tranks und eines Sirups gegen Husten.
Kap. 107: Bestandteil eines Sirups gegen Bluthusten.

**Tragant-Latwerge** (Kap. 27 bei GOLTZ 1976; MILDENBERGER 1997, 452)
Bei Ortolf: *diadragantum, diatragantum*, kalt-feucht.
Kap. 25: Gegen Durst, zur Abkühlung.
Kap. 81: Zur Abkühlung des Kopfes.
Kap. 106: Gegen Husten (zusammen mit Gerstenzucker).
Kap. 108: Gegen eitrigen Auswurf (zusammen mit Gerstenzucker).
Kap. 109: Gegen Auszehrung (zusammen mit Gerstenzucker).
Kap. 113: Gegen Schluckauf durch Hitze.
Kap. 139: Gegen Vergiftung mit Hitze.

**Tüpfelfarn**, Engelsüß, *Polypodium vulgare* (MILDENBERGER 1997, 1476f.).
Bei Ortolf: *polipodium.*
Grundsätzlich sind Verwechslungen mit anderen Farnen möglich.
Kap. 80: Bestandteil eines Sirups gegen hsl. kalt-trockene Beschwerden des Kopfes.
Kap. 117: Bestandteil eines Sirups gegen Durchfall.
Kap. 138: Bestandteil eines Sirups gegen Aussatz.
Schleimlösend, auswurffördernd, mildes Abführmittel, gegen Würmer (SCHÖNFELDER 1982, 232).

**Veilchen**, z.B. das Märzveilchen, *Viola odorata* (RICHTER 2004, 348f.), auch das Wilde Stiefmütterchen, *Viola tricolor*, oder das Hundsveilchen, *Viola canina*, usw. sind möglich (MARZELL IV, 1155-59; MILDENBERGER 197, 2161f.).
Bei Ortolf: *viola*, kalt-fcucht.
Kap. 79: Bestandteil eines Sirups gegen „böses Blut“ ohne Hitze.
Kap. 80: Bestandteil eines Sirups gegen hsl. kalt-trockene Beschwerden des Kopfes.
Kap. 85: Bestandteil einer Waschlotion gegen Schlafsucht.
Kap. 91: Bestandteil eines Sirups gegen Wahnsinn.
Kap. 106: Bestandteil eines Sirups gegen Husten und Geschwüre.
Kap. 110: Bestandteil eines Pflasters gegen Herzbeschwerden.
Kap. 116: Zur Reinigung bei blutigem Durchfall.
Kap. 135: (Blätter) Badezusatz und Bestandteil eines Einlaufs gegen Wassersucht.
Vielleicht antimikrobiell, wg. Saponin gegen Ekzeme, Wurzelstock mild schleimlösend und auswurffördernd (SCHÖNFELDER 1982, 192).

**Veilchenöl**
Bei Ortolf: *oleum violaceum*, kühlend.
Kap. 100: Ohrenumschlag.
Kap. 101: Einreibung gegen Ohrensausen.
Kap. 106: Bestandteil einer Salbe und eines Brustpflasters gegen Husten
Kap. 110: Einreibung bei Herzbeschwerden.
Kap. 114: Einreibung und Bestandteil eines Pflasters gegen Magengeschwür.

Kap. 118: Einreibung bei *colica.*
Kap. 123: Gegen hitzebedingtes Leberleiden und einen „Leberabszess“.
Kap. 125: Bestandteil einer Salbe gegen hitzebedingtes Milzleiden.
Kap. 126: Gegen Nierenbeschwerden durch Hitze.
Kap. 134: Gegen Unfruchtbarkeit durch Hitze und Dürre.
Kap. 135: Bestandteil eines Einlaufs bei Wassersucht.

**Veilchensirup** (Kap. 98 bei GOLTZ 1976).
Bei Ortolf: *siropus violaceus,* kühle Qualität.
Kap. 24: Abführmittel bei hitzebedingten Beschwerden.
Kap. 134: Gegen Unfruchtbarkeit durch Hitze und Dürre.

**Veilchenzucker**
Bei Ortolf: *zuckarum violaceum,* kühle Qualität.
Kap. 85: Gegen Schlafsucht durch Hitze.
Kap. 111: Gegen Fresssucht durch Hitze.
Kap. 113: Gegen Schluckauf durch Hitze.

**Venushaar**, Frauenhaar(farn), *Adiantum Capillus Veneris* (MARZELL I, 118f.; MILDENBERGER 1997, 303f.).
Bei Ortolf: *capillus Veneris.*
Kap. 91: Bestandteil eines Sirups gegen Geisteskrankheiten.
Kap. 106: Bestandteil eines Sirups gegen Husten und Geschwüre.
Kap. 109: Bestandteil eines Sirups gegen Auszehrung und sonstige Lungenkrankheiten.
Schleimlösend, auswurffördernd, mildes Abführmittel (SCHÖNFELDER 1982, 232).

**Vitriol**, ein Ätzmittel, kristallisiertes Zinksulfat, bisweilen auch Eisen(II)- oder Kupfer(II)-sulfat (ROHLAND 1982, 404; GLEINSER 1989, 111; MILDENBERGER 1997, 650f.; RICHTER 2004, 382); wahrscheinlich nicht immer streng von Alaun unterschieden (s. auch dort).
Bei Ortolf: *galitzen stein, galmenstein.*
Kap. 136: in Wein als Salbe gegen Ausschlag.
Kap. 138: in Wein mit Schwefel als Salbe gegen Aussatz.
Kap. 155: Bestandteil eines Pulvers gegen Augenleiden.

**Vogelknöterich**, Weggras, *Polygonum aviculare* (MARZELL III, 892; MILDENBERGER 1997, 380).
Bei Ortolf: *coriola.*
Auch möglich: Hirschsprung, *Corrigiola litoralis* (MARZELL I, 1187f.).
Kap. 107: Bestandteil eines Sirups gegen Bluthusten.
Kap. 131: Bestandteil eines Pulvers gegen zu starke Monatsblutungen.

**Wacholder**, *Juniperus communis* (MARZELL II, 1072; MILDENBERGER 1997, 931f., 2257f.; MÜLLER 1997, 196f.; RICHTER 2004, 349-351).
Bei Ortolf: heiß-trocken.
Kap. 89: Badezusatz bei Lähmungen.
Kap. 106: Bestandteil eines Sirups gegen Husten und Geschwüre.
Kap. 123: Bestandteil eines Pflasters gegen einen „Leberabszess".
Verdauungsfördernd, harntreibend, (schleim)hautreizend (SCHÖNFELDER 1982, 230).

**Wachs**, wahrscheinlich Bienenwachs (MILDENBERGER 1997, 2230f.; RICHTER 2004, 386).
Kap. 102: Bestandteil einer Salbe gegen schrundige Lippen und geschwollenes Zahnfleisch.
Kap. 116: Zum Braten von Speisen bei blutigem Durchfall.
Kap. 140: Bestandteil eines Pflasters zur Bissbehandlung.
Kap. 146: Bestandteil von *Apostolicum.*
Kap. 147: Bestandteil der Apostelsalbe.
Kap. 150: Bestandteil einer Wundsalbe.

**Wegerich**, Großer Wegerich, Breitwegerich, *Plantago major* (MARZELL III, 815-818; RICHTER 2004, 353-355) oder Spitz-Wegerich, *Plantago lanceolata* (MARZELL III, 895f.; MÜLLER 1997, 198f.; RICHTER 2004, 355-356). Grundsätzlich kommen aber alle Wegerich-Arten in Frage (MILDENBERGER 1997, 2260f.; MÜLLER 1997, 198).
Bei Ortolf: *begreich, wegreich, arnoglossa, plantago*, kalt-trocken.
Kap. 107: Bestandteil von Mitteln gegen Bluthusten (auch speziell Samen).
Kap. 109: Bestandteil von Pillen und einer Arznei gegen Auszehrung.
Kap. 114: Bestandteil eines Umschlags gegen Magengeschwür.
Kap. 115: Badezusatz bei *colerica.*
Kap. 116: Bestandteil einer Latwerge und eines Pulvers sowie Badezusatz gegen blutige Durchfälle.
Kap. 127: Badezusatz bei Steinleiden, ausdrücklich Spitzwegerich gegen schmerzhaftes Wasserlassen.
Kap. 128: Bestandteil eines Sirups und eines Pflasters (Samen) gegen blutigen Harn.
Kap. 131: Bestandteil eines Mittels gegen verstärkte Monatsblutungen.
Kap. 150: Bestandteil einer Wundsalbe.
Durch Schleimgehalt antimikrobiell, entzündungshemmend, reizmildernd (SCHÖNFELDER 1982, 218).

**Wegwarte**, Zichorie, *Cichorium intybus* (MARZELL I, 992-995).
Bei Ortolf: *hintlauften, cicorea.*
Kap. 91: Bestandteil von Mitteln gegen Wahnsinn.
Kap. 123: Bestandteil eines Sirups bei hitzebedingtem Leberleiden.

Kap. 124: Bestandteil eines Mittels bei hitzebedingter Gelbsucht.
Kap. 149: Bestandteil eines Wundtranks.
Verdauungsfördernd, appetitanregend (SCHÖNFELDER 1982, 188).

**Weichselkerne**, Kerne der Sauerkirsche.
Kap. 127: Bestandteil eines Pulvers gegen Steinleiden.

**Weide**, *Salix*; eine genauere Angabe der Art ist nicht möglich (MARZELL IV, 8f.; RICHTER 2004, 356-358).
Bei Ortolf: kalt-trocken.
Kap. 22: Streuung gegen Sommerhitze.
Kap. 73: Streu im Sommer.
Kap. 83: „rote“ Weide als beruhigende Streu.
Kap. 127: (Blätter) Badezusatz bei Steinleiden.
Kap. 135: (Blätter) Badezusatz gegen Wassersucht durch Hitze.
Analgetisch, fiebersenkend, entzündungshemmend (SCHÖNFELDER 1982, 198).

**Weihrauch**, Boswellienharz (MILDENBERGER 1997, 2292-2294), bisweilen sogar Harz vom Echten Weihrauchbaum, *Boswellia sacra* (RICHTER 2004, 358-360).
Bei Ortolf: *wirach, olibanum, thus,* warm-trocken.
Kap. 93: Im Mund gelutscht austrocknend bei Katarrh, auch Rauch als Inhalation und Bestandteil von Pillen.
Kap. 95: Bestandteil der „Grünen Salbe“, gegen Nasenpolypen („weißer W.“), Bestandteil der „Weißen Salbe“, gegen Nasenpolypen und Ausschlag.
Kap. 99: Bestandteil eines Pulvers zur Blutstillung.
Kap. 101: Bestandteil von Ohrentropfen bei Eiterabsonderung („weißer W.“).
Kap. 103: Im Mund gelutscht nach Zäpfchen-Operation („weißer W.“).
Kap. 116: Bestandteil eines Pulvers gegen blutige Durchfälle.
Kap. 120: Bestandteil von Zäpfchen und Räucherung bei Tenesmen.
Kap. 121: Bestandteil eines Pflasters und Wundbehandlung nach Kauterisieren bei Hämorrhoiden („weißer W.“).
Kap. 122: Bei Darm- und Gebärmuttervorfall.
Kap. 126: Bestandteil eines Umschlags bei Nierenbeschwerden.
Kap. 128: Bestandteil eines Sirups und eines Umschlags bei blutigem Urin.
Kap. 140: Bestandteil eines Pflasters zur Bissbehandlung.
Kap. 144: Bestandteil eines Pflasters zur Blutstillung („weißer W.“).
Kap. 145: Bestandteil des Roten Pulvers („weißer W.“).
Kap. 146: Bestandteil von *Apostolicum.*
Kap. 147: Bestandteil der Apostelsalbe.
Kap. 148: Bestandteil eines Pflasters („weißer W.“).
Kap. 150, Kap. 166 („weißer W.“): Bestandteil einer Wundsalbe.
Entzündungshemmend, leicht analgetisch, antirheumatisch.

**Wein** (MILDENBERGER 1997, 2295-2299; RICHTER 2004, 386).
Bei Ortolf: heiß(-trocken).
Kap. 19: Gegen Schwangerschaftsübelkeit.
Kap. 28: Versuchsweise bei längerer Krankheit.
Kap. 30: Für Rekonvaleszenten zur Stärkung, aber u.U. belastend.
Kap. 80: Bestandteil von Pillen gegen hartnäckige Kopfschmerzen.
Kap. 81: Bestandteil einer Waschlotion gegen „Kälte" im Kopf.
Kap. 90: Bei Übermaß krankheitsauslösend.
Kap. 91: Bei Tobsüchtigen nur verdünnt.
Kap. 92: Schädlich bei Schwindel.
Kap. 109: „klarer" Wein als empfohlene Diät bei Auszehrung.
Kap. 112: Bestandteil eines Magenpflasters bei Appetitmangel.
Kap. 113: Gegen Schluckauf.
Kap. 124: Bestandteil eines Mittels gegen kältebedingte Gelbsucht.
Kap. 149: Zutat zu Wundtrank.
Kap. 161: Zur Wundreinigung.
Kap. 165: Bestandteil eines Umschlags gegen Lähmungen und Schwellungen durch Kälte.
Ansonsten oft benutzt, um darin Pulver o.ä. zu verabreichen, als Grundsubstanz für Tränke, Tropfen usw., z.B. Kap. 101: Ohrentropfen.

**Weinstein**, saures weinsaures Kalium, Kaliumtartrat (MILDENBERGER 1997, 2300; RICHTER 2004, 382).
Kap. 75: Bestandteil einer Salbe gegen schuppige Kopfhaut.

Weiße Salbe: Rezept in Kap. 95.

**Weizen**, *Triticum aestivum* (RICHTER 2004, 360-362).
Kap. 131: (in Ziegenmilch gesotten) Gegen zu starke Monatsblutungen.

**Weizenkleie**
Kap. 135: Bestandteil eines Einlaufs gegen Wassersucht.
Kap. 152: Bestandteil eines Pflasters bei Kopfverletzungen.

**Weizenmehl** oder Weizenstärke (MILDENBERGER 1997, 87).
Bei Ortolf: *amidum*.
Kap. 109: Bestandteil von Pillen gegen Auszehrung.
Kap. 123: Bestandteil eines Umschlags gegen einen „Leberabszess".

**Wermut**, *Artemisia absinthium* (MARZELL I, 420f.; MILDENBERGER 1997, 2279f.; MÜLLER 1997, 200f.; RICHTER 2004, 362-364).
Bei Ortolf: *absinthium*, heiß-trocken.
Kap. 80: Bestandteil von Pillen gegen hartnäckige Kopfschmerzen.
Kap. 85: Bestandteil einer Waschlotion gegen Schlafsucht.

Kap. 101: Ohrentropfen gegen Würmer.
Kap. 112: Bestandteil einer Latwerge gegen Appetitmangel.
Kap. 118: Bestandteil eines Einlaufs bei *colica*.
Kap. 123: Bestandteil eines Sirups bei geborstenem „Leberabszess".
Kap. 124: Bestandteil eines Mittels gegen kältebedingte Gelbsucht.
Kap. 126: Bestandteil eines Pflasters bei Nierenbeschwerden.
Kap. 127: Badezusatz bei Steinleiden.
Kap. 132: Bestandteil eines Umschlags gegen Gebärmutterleiden.
Kap. 135: Bestandteil eines Einlaufs gegen Wassersucht.
Kap. 136: Bestandteil eines Sirups gegen Ausschlag.
Kap. 156: (Blätter) Gegen Augenleiden.
Appetitanregend, verdauungsfördernd, evtl. antimikrobiell, hautreizend, durch Thujon zentralnervös toxisch (SCHÖNFELDER 1982, 122).

**Wintergrün**, *Pyrola*-Art (MILDENBERGER 1997, 2303f.; RICHTER 2004, 364f.), z.B. Rundblättriges oder Großes Wintergrün, *Pyrola rotundifolia* (MARZELL III, 1194; GLEINSER 1989, 316), oder Nickendes Wintergrün, *Pyrola secunda.*
Auch möglich: Efeu, *Hedera helix* (MARZELL II, 762; RICHTER 2004, 184-186), Immergrün, *Vinca minor* (MARZELL IV, 1142f.; RICHTER 2004, 234-236), Buchs, *Buxus sempervirens* (MARZELL I, 704), Stechpalme, *Ilex aquifolium* (MARZELL II, 984) u.v.a.
Kap. 150: Bestandteil einer Wundsalbe.

**Wolfsherz**
Kap. 87: (getrocknet und pulverisiert) Gegen Epilepsie.

**Wolfsmilch**, *Euphorbia*, z.B. Esels-Wolfsmilch, *Euphorbia esula*, oder Kreuzblättrige Wolfsmilch, *Euphorbia lathyris* (RICHTER 2004, 365f.), evtl. *Euphorbia palustris* oder *Euphorbia pityusa*. Welche Art genau verwendet wurde, lässt sich nicht mit Sicherheit nachweisen (MILDENBERGER 1997, 582-584; MÜLLER 1997, 63f.).
Bei Ortolf: *esula*, heiß-trocken.
Kap. 79, Kap. 88, Kap. 89, Kap. 96, Kap. 165: Abführmittel.
Kap. 101: Gegen Ohrensausen.
Kap. 112: Bei Übelkeit durch verschleimten Magen.
Kap. 119: Zum Austreiben abgetöteter Spulwürmer.
Kap. 139: Zum Abführen bei Vergiftung.
Drastische Abführwirkung, (schleim)hautreizend (SCHÖNFELDER 1982, 94).

**Wundkraut**, nicht sicher identifizierbar, etwa 50 Belege bei MARZELL.
Wundkraut mit blauen Blüten: Vielleicht Echter Ehrenpreis, *Veronica officinalis* (MARZELL IV, 1078). Auch die Kleine Braunelle, *Prunella vulgaris*, oder der Kriechende Günsel, *Ajuga reptans*, sind möglich (Mildenberger 1997, 2330).

„Heidnisches Wundkraut mit gelben Blüten“: Wundklee, *Anthyllis vulneraria* (MARZELL I, 343; SCHÖNFELDER 1982, 130; MILDENBERGER 1997, 2329; ROHLAND 1982, 592), Goldrute, *Solidago virgaurea* (MARZELL IV, 390), Kreuzkraut-Arten (MILDENBERGER 1997, 2329), Tüpfel-Hartheu, *Hypericum perforatum* (MARZELL II, 939-961), Mauer-Habichtskraut, (MARZELL II, 859f.; GLEINSER 1989, 320), Frauenblatt, *Tanacetum balsamita* (MARZELL IV, 574), Rainfarn, *Tanacetum vulgare* (MARZELL IV, 581).
Als „heidnisches Wundkraut“ werden Knoten-Braunwurz, *Scrophularia nodosa* (MARZELL IV, 188-192) (Blüten sind braun), und Greiskraut, *Senecio nemorensis* (ROHLAND 1982, 592), bezeichnet.
Kap. 149: Wundtrank.

***Yerapigra*** (*Galieni*), Abführmittel (Kap. 138 bei GOLTZ 1976, dort auch S. 144f.: speziell bei Lähmungen).
Kap. 123: Gegen Leberleiden durch Kälte.
Kap. 125: Gegen kältebedingte Milzleiden.
Kap. 135: Einlauf gegen Wassersucht durch Kälte.
Kap. 157: Abführmittel bei Kopfschmerzen und Augenbeschwerden.

***Yera rufina***, *Yera rufini*, „Heiliges“ Reinigungsmittel des Rufinus (Kap. 137 bei GOLTZ 1976, dort auch S. 128: speziell gegen Ausschläge, S. 130: bei Lepra).
Kap. 138: Gegen Aussatz.

**Ysop**, *Hyssopus officinalis* (MARZELL II, 966f.; MILDENBERGER 1997, 925f.; RICHTER 2004, 366f.).
Bei Ortolf: *ispe*, heiß-trocken.
Kap. 109: Teil eines Tranks gegen Auszehrung.
Kap. 132: Bestandteil eines Umschlags gegen Gebärmutterleiden.
Kap. 165: Bestandteil eines Tranks gegen Lähmungen und Schwellungen durch Kälte.
Verdauungsfördernd, spasmolytisch, adstringierend, entzündungshemmend (SCHÖNFELDER 1982, 196).

**Ziegelöl** (?), *Oleum philosophorum*, entsteht durch trockene Destillation von einem fetten Öl mit gestoßenen Ziegeln, Kalk, Sand oder Ton (Pierers Universal-Lexikon. Bd. 19. Altenburg 1865, 610. Kein Nachweis bei GOLTZ 1976).
Bei Ortolf: *oleum benedictum*.
Kap. 89: Gegen Lähmungen.

**Ziegenfleisch**, Fleisch junger Zicklein (Geißlein)
Kap. 19: Schwangeren-Diät.
Kap. 30: Für Rekonvaleszenten.
Kap. 91: Leicht verdaulich.
Kap. 109: Empfohlene Diät bei Auszehrung.
Kap. 134: Gegen Unfruchtbarkeit durch (Hitze und) Dürre.

**Ziegenmolke**
Kap. 116: Heilend bei blutigen Durchfällen.
Kap. 135: Bestandteil von Mitteln gegen Wassersucht.

**Zimt**, Rinde vom Zimtbaum, *Cinnamomum ceylanicum* (= *Cinnamomum verum*) (MARZELL I, 1005; MILDENBERGER 1997, 342; MÜLLER 1997, 74f.; RICHTER 2004, 367-369).
Bei Ortolf: *cinamomum*, heiß-trocken.
Kap. 91: Bestandteil eines Sirups gegen Wahnsinn.
Kap. 106: Gegen Husten mit Auswurf für alte Menschen, Steinleiden, kaltfeuchte Krankheiten (Zutat zu *Diapiretrum*).
Kap. 110: Bestandteil eines Mittels gegen Herzbeschwerden.
Kap. 112: Bestandteil einer Würzsoße zu Appetitanregung.
Kap. 113: Würzung eines Hühnerbrühe bei Schluckauf.
Kap. 116: Bestandteil eines Pulvers gegen blutige Durchfälle.
Verdauungsfördernd, appetitanregend, antimikrobiell.

**Zistrosenharz**, Harz von *Cistus*-Arten, z.B. *Cistus creticus* (GLEINSER 1989, 177; MILDENBERGER 1997, 1041f.).
Bei Ortolf: *laudanum.*
Kap. 93: Bestandteil von Pillen gegen Katarrh.

(Gelber) **Zistrosenwürger** (oberirdisch wachsende, fleischige Blätter), parasitisch lebende Pflanze (*Cytinus hypocistis*), die auf *Cistus*-Arten wächst (vgl. FOLLAN 1963, 193).
Bei Ortolf: *ypoquistides.*
Kap. 107: Bestandteil von Mitteln gegen Bluthusten.
Kap. 116: Badezusatz bei blutigem Durchfall.

**Zitwer**(wurzel), Wurzel von *Curcuma zedoaria* (MARZELL I, 1269; MILDENBERGER 1997, 2368f.; MÜLLER 1997, 209f.; RICHTER 2004, 369-371).
Bei Ortolf: *zeduaria, zitwar*, heiß-trocken.
Kap. 112: Zur Appetitsteigerung.
Kap. 113: Gegen Schluckauf infolge Magenüberfüllung.
Krampflösend, verdauungsfördernd.

**Zucker**, Rohrzucker aus *Saccharum officinarum* (MILDENBERGER 1997, 2372f.; RICHTER 2004, 386), zur Herstellung von Sirup benutzt (Kap. 79, 80, 91, 106, 109, 117, 123, 128, 136, 138).
Kap. 80: Bestandteil eines Pulvers zur Stärkung.
Kap. 110: Bestandteil eines Mittels gegen Herzbeschwerden.
Kap. 116: Bestandteil eines Mittels zur Reinigung und eines Pulvers bei blutigen Durchfällen.
Kap. 123: Bestandteil eines Pulvers bei Leberleiden.

Kap. 124: Bestandteil eines Mittels bei hitzebedingter Gelbsucht.
Kap. 127: Bestandteil eines Pulvers gegen Steinleiden.

**Zwergholunder**, Attich, *Sambucus ebulus* (MARZELL IV, 57f.; MILDENBERGER 1997, 153; MÜLLER 1997, 109f.).
Bei Ortolf: *atich.*
Kap. 125: Badezusatz bei Milzleiden.
Kap. 135: Wurzel als Bestandteil eines Tranks gegen Wassersucht.
Giftig! Harntreibend, entwässernd, abführend (SCHÖNFELDER 1982, 76 u. 250).

(Küchen)**Zwiebel**, *Allium cepa* (MARZELL I, 198; MILDENBERGER 1997, 2389; RICHTER 2004, 371-373).
Bei Ortolf: heiß-trocken.
Kap. 100: Ohrentropfen.
Kap. 159: Bestandteil der Eibischsalbe.
Kap. 165: (Saft) Bestandteil eines Umschlags gegen Lähmungen und Schwellungen durch Kälte.
Antibakteriell.

## Quellen- und Literaturverzeichnis


AUER/SCHNELL 1993: Erltraut Auer, Bernhard Schnell, ,Der Wundenmann'. Ein traumatologisches Schema in der Tradition der ,Wundarznei' Ortolfs von Baierland. Untersuchung und Edition. In: KEIL 1993a, S. 349-401.

AUFMESSER 2002: Pedanius Dioscurides aus Anazarba, Fünf Bücher über der Heilkunde. Aus dem Griechischen übers. v. Max Aufmesser. Hildesheim 2002 (Altertumswissenschaftliche Texte und Studien 37).

BERENDES 1902: Des Pedanios Dioskurides aus Anazarbos Arzneimittellehre in fünf Büchern. Übers. u. m. Erklärungen versehen v. J[ulius] Berendes. Stuttgart 1902, Neudr. Vaduz 1987.

BOOT 1993: Christine Boot, *an aderlaszen ligt grosz gesuntheit.* Zur Repräsentanz von Ortolfs Phlebotomie in deutschsprachigen Aderlaßtraktaten. In: KEIL 1993a, S. 112-157.

BRÖSCH/HENN/SCHMIDT 2005: Marco Brösch, Volker Henn, Silvia Schmidt unter Mitw. v. Claudia von Behren u. Karina Wiench (Hgg.), Ein Eberhardsklausener Arzneibuch aus dem 15. Jahrhundert (Stadtbibliothek Trier Hs. 1025/1944 8°). Trier 2005 (Klausener Studien 1).

BROSZINSKI/KEIL 1982: Hartmut Broszinski, Gundolf Keil, Ein niederdeutsches Ortolf-Exzerpt aus den Jahren um 1400. In: Gundolf Keil (Hg.), Fachprosa-Studien. Beiträge zur mittelalterlichen Wissenschafts- und Geistesgeschichte. Festschrift Gerhard Eis. Berlin 1982, S. 291-304.

BUNSMANN-HOPF 2003: Sabina Bunsmann-Hopf, Zur Sprache in Kochbüchern des späten Mittelalters und der frühen Neuzeit – ein fachkundliches Wörterbuch. Würzburg 2003 (Würzburger medizinhistorische Forschungen 80).

BUTLER 1993: Judith Butler, Das Unbehagen der Geschlechter. Frankfurt a.M. 1993 (Edition Suhrkamp 1722).

BUTLER 1997: Judith Butler, Körper von Gewicht. Frankfurt a.M. 1997 (Edition Suhrkamp 1737).

CHOULANT 1826: Ludwig Choulant (Hg.), Aegidii Corboliensis carmina medica. Leipzig 1826.

CHOULANT 1832: Ludwig Choulant (Hg.), De viribus herbarum [...]. Leipzig 1832.

CHRISTOFFEL 1953: Hans Christoffel, Grundzüge der Uroskopie. Gesnerus 10 (1953), S. 89-122.

CROSSGROVE 1979: William Crossgrove, Ein frühes Zeugnis für Ortolfs ,Arzneibuch'. Zeitschrift für deutsches Altertum 108 (1979), S. 234-239.

DERSCHKA 2013: Harald Derschka, Die Viersäftelehre als Persönlichkeitstheorie. Zur Weiterentwicklung eines antiken Konzepts im 12. Jahrhundert. Ostfildern 2013.

DIMITRIADIS 1909: Dimitrios Dimitriadis, Über fremde Körper, Würmer und Insekten im menschlichen Ohr und ihre Behandlung von den ältesten Zeiten bis heute. Athen 1909, Reprint 2013.

DÖLL 2008: Michaela Döll, Heilfrucht Granatapfel. München 2008.

DRACH/KEIL 1967: Luzie Drach, Gundolf Keil, Der ‚Altdeutsche Pulstraktat' des Londoner Kodex Wellcome 49. Randnotizen zur Ortolf-Überlieferung. Janus 54 (1967), S. 287-296.

DUDEN 1987: Barbara Duden, Geschichte unter der Haut. Ein Eisenacher Arzt und seine Patientinnen um 1730. Stuttgart 1987.

DÜNNINGER 1991: Hans Dünninger, Wo stand das Haus des Mag. Ortolf, „arzet in Wirzeburc“? Würzburger medizinhistorische Mitteilungen 9 (1991), S. 125-133.

EIS/KEIL 1959: Gerhard Eis, Gundolf Keil, Nachträge zum Verfasserlexikon. Studia Neophilologica 31 (1959), 219-242.

EIS/KEIL 1971: Gerhard Eis, Gundolf Keil, Nachträge zum Verfasserlexikon. Studia Neophilologica 43 (1971), S. 377-429.

FALKENHAUSEN 1984: Vera von Falkenhausen, Costantino Africano. In: Dizionario Biografico degli Italiani 30 (1984). Online unter: http://www.treccani.it/enciclopedia/costantino-africano_(Dizionario-Biografico)/ (29.01.2014).

FIGALA 1969: Karin Figala, Mainfränkische Zeitgenossen Ortolfs von Baierland. Ein Beitrag zum frühesten Gesundheitswesen in den Bistümern Würzburg und Bamberg. Phil. Diss. München 1969.

FOLLAN 1956: James Follan, Ortolf von Bayerlant's treatise on medicine. Phil. Diss. Edinburgh 1956.

FOLLAN 1963: James Follan, Das Arzneibuch Ortolfs von Baierland nach der ältesten Handschrift (14. Jhdt.) (Stadtarchiv Köln, W 4° 24*). Stuttgart 1963 (Veröffentlichungen der Internationalen Gesellschaft für Geschichte der Pharmazie e.V., N.F. 23).

FOLLAN 1968: James Follan, Manuscripts of Ortolf von Bayerlant's 'Arzneibuch'. Their contents, exemplifying German medieval 'artesliteratur'. In: Fachliteratur des Mittelalters. Fschr. Gerhard Eis. Hg. v. Gundolf Keil. Stuttgart 1968, S. 31-52.

GETZ 1991: Faye Marie Getz, Healing and society in medieval England. A middle English translation of the pharmaceutical writings of Gilbertus Anglicus, edited with an introduction and notes. Madison 1991 (Wisconsin Publications in the History of Science ands Medicine 8).

GLEINSER 1989: Thomas Gleinser, Anna von Diesbachs Berner ,Arzneibüchlein' in der Erlacher Fassung Daniel von Werdts (1658). Teil II: Glossar. Pattensen 1989 (Würzburger medizinhistorische Forschungen 46).

GOLTZ 1976: Dietlinde Goltz, Mittelalterliche Pharmazie und Medizin. Dargestellt an Geschichte und Inhalt des Antidotarium Nicolai. Mit einem Nachdruck der Druckfassung von 1471. Stuttgart 1976 (Veröffentlichungen der Internationalen Gesellschaft für Geschichte der Pharmazie e.V., N.F. 44).

GRABHORN 2007: Stephanie Grabhorn, Granatapfel – Frucht der Götter. Oy-Mittelberg 2007.

GRAUMANN 2000: Lutz Alexander Graumann, Die Krankengeschichten der Epidemienbücher des Corpus Hippocraticum. Medizinhistorische Bedeutung und Möglichkeiten der retrospektiven Diagnose. Aachen 2000 (Berichte aus der Medizin).

GROSS 1987: Hilde-Marie Groß, Zur Repräsentanz von Ortolfs ,Arzneibuch' bei Anton Trutmann. Sudhoffs Archiv 71 (1987), S. 102-105.

GROSS 1993: Hilde-Marie Groß, Illustrationen in medizinischen Sammelhandschriften. Eine Auswahl anhand von Kodizes der Überlieferungs- und Wirkungsgeschichte des ,Arzneibuchs' Ortolfs von Baierland. In: KEIL 1993a, S. 172-348.

HABEL/GRÖBEL 1959: Edwin Habel, Friedrich Gröbel (Hgg.), Mittellateinisches Glossar. Paderborn u.ö. 1989 (= Nachdr. d. 2. Aufl. v. 1959).

HABERNICKEL 1977: Hans Habernickel, Der Aderlaßabschnitt des Codex Palatinus Germanicus 558. Quellenkritische und sprachliche Untersuchungen zu einem bairischen ,Aderlaßbüchlein' des Spätmittelalters. Phil. Diss. Nijmwegen 1977.

HAESER 1875: Heinrich Haeser, Lehrbuch der Geschichte der Medicin und der epidemischen Krankheiten. Bd. 1: Geschichte der Medicin im Altertum und Mittelalter. 3. Aufl. Jena 1875, Nachdr. Hildesheim 1971.

HAGENMEYER 1972: Christa Hagenmeyer, Die ,Ordnung der Gesundheit' für Rudolf von Hohenberg. Untersuchungen zur diätetischen Fachprosa des Spätmittelalters mit kritischer Textausgabe. Phil. Diss. Heidelberg 1972.

HANDERSON 1918: Henry E. Handerson, Gilbertus Anglicus. Medicine of the thirteenth century. Cleveland 1918.

HAYER/SCHNELL 2010: Johannes Hartlieb, ,Kräuterbuch'. Zum ersten Mal kritisch herausgegeben von Gerold Hayer und Bernhard Schnell. Wiesbaden 2010 (Wissensliteratur im Mittelalter 47).

HELFREICH 1900: Friedrich Helfreich, Über mittelalterliche deutsche Arzneibücher, speciell das des Meister Ortolf von Bayrlandt, ain Artz in Wirtzpurgk. Sitzungsberichte der physikalisch-medizinischen Gesellschaft zu Würzburg 1899 (1900), S. 1-5.

HESBERG 2002: Henner von Hesberg: Gladiatorenblut bei Epilepsie als etruskische Therapie – und der Bischof Marinos von Thrakien. In: Heilkunde und Hochkultur II: „Magie und Medizin" und „Der alte Mensch" in den antiken Zivilisationen des Mittelmeerraums. Hg. v. Axel Karenberg u. Christian Leitz. Münster 2002, S. 119-152.

HESS 1993: Volker Hess, Von der semiotischen zur diagnostischen Medizin. Die Entstehung der klinischen Methode zwischen 1750 und 1850. Husum 1993 (Abhandlungen zur Geschichte der Medizin und der Naturwissenschaften 66).

HILL 1965: Boyd H. Hill, A medieval German pulse tract. Medical History 9 (1965), S. 72-76.

HIRSCH 1886: August Hirsch [u.a.], Biographisches Lexikon der hervorragenden Ärzte aller Zeiten und Völker. 4. Bd.: Lindsley – Revillon. Wien, Leipzig 1886, Nachdr. Mansfield Centre 2002.

HOFMANN 1955: Josef Hofmann, Ein fränkisches Arzneibuch von 1398 mit Ortolfs von Bayerland ‚Mark aller Erzneien'. Mainfränkisches Jahrbuch für Geschichte und Kunst 7 (1955), S. 119 142.

JÜTTE 1993: Robert Jütte, Geschichte der Abtreibung. München 1993 (Beck'sche Reihe 1018).

KALLINICH/FIGALA 1968/1982: Günter Kallinich, Karin Figala, „Ortolf von Baierland". Ein Beweis seiner Existenz. München 1968 (Veröffentlichungen des Forschungsinstituts der Deutschen Museums, Reihe A. Kleine Mitteilungen 39). Wiederabdruck in: Medizin im mittelalterlichen Abendland. Hg. v. Gerhard Baader u. Gundolf Keil. Darmstadt 1982 (Wege der Forschung 363), S. 293-296.

KEIL 1959: Gundolf Keil, Das Arzneibuch Ortolfs von Baierland. Sein Umfang und sein Einfluß auf die ‚Cirurgia magistri Petri de Ulma'. Sudhoffs Archiv 43 (1959), S. 20-60.

KEIL 1960: Gundolf Keil, Die Bekämpfung des Ohrwurms nach Anweisungen spätmittelalterlicher und frühneuzeitlicher deutscher Arzneibücher. Zeitschrift für deutsche Philologie 79 (1960), S. 176-200.

KEIL 1961: Gundolf Keil, Die ‚Cirurgia' Peters von Ulm. Untersuchungen zu einem Denkmal altdeutscher Fachprosa mit kritischer Ausgabe des Textes. Ulm 1961 (Forschungen zur Geschichte der Stadt Ulm 2).

KEIL 1968: Gundolf Keil, Die Grazer frühmittelhochdeutschen Monatsregeln und ihre Quelle. In: Ders. [u.a.] (Hgg.): Fachliteratur des Mittelalters. Festschrift Gerhard Eis. Stuttgart 1968, S. 131-146.

KEIL 1969: Gundolf Keil, Ortolfs Arzneibuch. Ergänzungen zu James Follans Ausgabe. Sudhoffs Archiv 53 (1969), S. 119-152.

KEIL 1977: Gundolf Keil, „Ich, Ortolf, von beierlant geborn, ein arzet in Wirzeburc". Zur Wirkungsgeschichte Würzburger Medizin des 13. Jahrhunderts (Würzburger Univ.reden 56). In: Jahresberichte der Bayer. Julius-Maximilians-Univ. Würzburg 1975/76. Würzburg 1977, S. 17-42.

KEIL 1978: Gundolf Keil, ‚Bartholomäus'. In: Die deutsche Literatur des Mittelalters. Verfasserlexikon. 2, neu bearb. Aufl. Hg. v. Kurt Ruh [u.a.]. 1. Bd. Berlin u. New York 1978, Sp. 609-615.

KEIL 1980: Gundolf Keil, ‚Deutsches salernitanisches Arzneibuch'. In: Die deutsche Literatur des Mittelalters. Verfasserlexikon. 2, neu bearb. Aufl. Hg. v. Kurt Ruh [u.a.]. 2. Bd. Berlin u. New York 1980, Sp. 69-71.

KEIL 1985: Gundolf Keil, Zur Wirkungsgeschichte von Ortolfs Aderlaß-Kapitel (‚Arzneibuch', 73). In: Friedrun R. Hau, Gundolf Keil u. Charlotte Schubert (Hgg.), „Istorgia dalla Madaschegna". Fschr. Nikolaus Mani. Pattensen 1985, S. 99-114.

KEIL 1987: Gundolf Keil, Ortolf von Baierland. In: Die deutsche Literatur des Mittelalters. Verfasserlexikon. 2, neu bearb. Aufl. Hg. v. Kurt Ruh [u.a.]. 7. Bd. Berlin u. New York 1987, Sp. 67-82.

KEIL 1990: Gundolf Keil, Ortolfs chirurgischer Traktat und das Aufkommen der medizinischen Demonstrationszeichnung. In: Text und Bild, Bild und Text. DFG-Symposion 1988. Hg. v. Wolfgang Harms. Stuttgart 1988, 137-149.

KEIL 1991: Gundolf Keil, Die Texte des Kodex Berleburg im Spiegel altdeutscher Fachprosa. In: Älterer deutscher ‚Macer' – Ortolf von Baierland ‚Arzneibuch' – Herbar des Bernhard von Breidenbach – Färber- und Maler-Rezepte. Die oberrheinische medizinische Sammelhandschrift des Kodex Berleburg. Berleburg, Fürstlich Sayn-Wittgenstein'sche Bibliothek, Cod. RT 2/6. Farbmikrofiche-Edition. Einführung zu den Texten, Beschreibung der Pflanzenabbildungen und der Handschrift von Werner Dressendörfer, Gundolf Keil, Wolf-Dieter Müller-Jahnke. München 1991, S. 19-74.

KEIL 1993a: „Ein teutsch puech machen". Untersuchungen zur landessprachigen Vermittlung medizinischen Wissens. Hg. v. Gundolf Keil. Wiesbaden 1993 (Wissensliteratur im Mittelalter 11).

KEIL 1993b: Gundolf Keil, Ortolf-Anteile im ‚Promptuarium medicinae'. Untersuchungen zur Textschleppe von Bartholomäus Ghotans mittelniederdeutschem Kräuterbuch. In: KEIL 1993a, S. 499-537.

KEIL 1994: Gundolf Keil, Ipokras. Personalautoritative Legitimation in der mittelalterlichen Medizin. In: Herkunft und Ursprung. Historische und mythische Formen der Legitimation. Akten des Gerda Henkel Kolloquiums. Veranstaltet vom Forschungsinstitut für Mittelalter und Renaissance der Heinrich-Heine-Universität Düsseldorf, 13. bis 15. Oktober 1991. Sigmaringen 1994, S. 157-177.

KEIL 1999: Gundolf Keil, Ortolf von Baierland (von Würzburg). Neue deutsche Biographie 19 (1999), S. 605f.

KEIL/LENHARDT/WEISSER 1981-1983: Gundolf Keil, Friedrich Lenhardt, Christoph Weisser, Vom Einfluß der Gestirne auf die Gesundheit und den Charakter des Menschen. I: Faksimile, II: Kommentar zur Faksimile-Ausgabe des Mansuripts C54 der Zentralbibliothek Zürich (Nürnberger Kodex Schürstab). Luzern 1981-1983.

KEIL/RIHA 1993: Gundolf Keil, Ortrun Riha, Beobachtungen zu Ortolfs Stil und rhetorischem Anspruch. In: KEIL 1993a, S. 1-14.

KERNER 1963: Dieter Kerner, Krankheiten großer Musiker. Stuttgart 1963.

KLEIN 1910: Gustav Klein (Hg.), Das Frauenbüchlein des Ortolf von Bayerland, gedruckt vor 1500. München 1910 (Alte Meister der Medizin und Naturkunde 1).

KLIEGEL 1972: Peter Kliegel, Die Harnverse des Gilles de Corbeil. Med. Diss. Bonn 1972.

KRAUSE 1886: Karl Ernst Hermann Krause, Ortolf von Baierland. Allgemeine Deutsche Biographie 24 (1886), S. 454.

KÜHN 1827: Karl Gottlob Kühn (Hg.), Magni Hippocratis opera omnia. 3 Bde. Leipzig 1827 (Medicorum Graecorum opera quae extant 21-23).

KÜLZ/KÜLZ-TROSSE 1908: C. Külz, E. Külz-Trosse (Hgg.), Das Breslauer Arzneibuch. R 291 der Stadtbibliothek. Dresden 1908.

LEHMANN 1985: Dieter Lehmann, Zwei wundärztliche Rezeptbücher des 15. Jahrhunderts vom Oberrhein. Teil 1: Text und Glossar. Pattensen 1985 (Würzburger medizinhistorische Forschungen 34).

LEHMANN 1986: Andrea Lehmann, Zwei wundärztliche Rezeptbücher des 15. Jahrhunderts vom Oberrhein. Teil 2: Kommentar. Pattensen 1986 (Würzburger medizinhistorische Forschungen 35).

LENHARDT 1986: Friedrich Lenhardt, Blutschau. Untersuchungen zur Entwicklung der Hämatoskopie. Pattensen 1986 (Würzburger medizinhistorische Forschungen 22).

LEVEN 1998: Karl-Heinz Leven, Krankheiten. Historische Deutung versus retrospektive Diagnose, in: Medizingeschichte: Aufgaben, Probleme, Perspektiven. Hg. v. Norbert Paul u. Thomas Schlich. Frankfurt, New York 1998, S. 153-185.

MARZELL 1943-1979: Heinrich Marzell unter Mitwirkung von Wilhelm Wissmann u. Wolfgang Pfeifer, Wörterbuch der deutschen Pflanzennamen. Bd. 1-2 und 5. Leipzig 1943-1972, Bd. 3-4 aus dem Nachlass hg. v. Heinz Paul. Stuttgart, Wiesbaden 1977-1979, Lizenzausg. Köln 2000.

MAYER 1988: Johannes G. Mayer, Die Blutschau in der spätmittelalterlichen deutschen Diagnostik. Nachträge zu Friedrich Lenhardt aus der handschriftlichen Überlieferung des ‚Arzneibuchs' Ortolfs von Baierland. Sudhoffs Archiv 72 (1988), S. 225-233.

MAYER 1993a: Johannes G. Mayer, Das ‚Arzneibuch' Ortolfs von Baierland in medizinischen Kompendien des 15. Jahrhunderts. Beobachtungen und Überlegungen zur Werktypologie medizinischer Kompendien und Kompilationen. In: KEIL 1993a, S. 39-61.

MAYER 1993b: Johannes G. Mayer, Zur Überlieferung des Blutschaukatalogs A. In: Keil 1993a, S. 166-171.

MAYER 1993c: Johannes G. Mayer, „Anleitungen für einen Wundarzt". Zur Überlieferung des ‚Arzneibuchs' Ortolfs von Baierland. Die Handschrift Ms. allemand 163 der Pariser Nationalbibliothek. In: KEIL 1993a, S. 443-469.

MAYER 2003: Kräuterbuch der Klostermedizin. Der ‚Macer floridus'. Medizin des Mittelalters. Hg. u. eingeleitet v. Johannes G. Mayer. Lizenzausgabe. Leipzig 2003.

MENGE 1976: Heinz H. Menge, Das ‚Regimen' Heinrich Laufenbergs. Textologische Untersuchung und Edition. Göppingen 1976 (Göppinger Arbeiten zur Germanistik 184).

MILDENBERGER 1997: Jörg Mildenberger, Anton Trutmanns ‚Arzneibuch'. Teil II: Wörterbuch. 5 Bde. Würzburg 1997 (Würzburger medizinhistorische Forschungen 56).

MÖHLER 1990: Rainer Möhler, ‚Epistula de vulture'. Untersuchungen zu einer organotherapeutischen Drogenmonographie des Frühmittelalters. Pattensen 1990 (Würzburger medizinhistorische Forschungen 45).

MÜLLER 1997: Irmgard Müller, Die pflanzlichen Heilmittel bei Hildegard von Bingen. Heilwissen aus der Klostermedizin. 3. Aufl. Freiburg, Basel, Wien 1997 (Herder Spektrum 4193).

NEUHAUS 1981: Klaus Neuhaus, Der Wundenmann. Tradition und Struktur eines Abbildungsart in der medizinischen Literatur. Diss. Münster 1981.

OBER 1979: William Ober, Boswell's Clap and Other Essays. Medical Analyses of Literary Men's Afflictions. Carbondale 1979.

ÓNODI 1993: Marion Ónodi unter Mitw. v. Johannes G. Mayer u. Ruth Spranger, Die deutschen medizinischen Texte in der Handschrift B.V.3 der Erzdiözesanbibliothek Erlau (Eger). Zur Überlieferung von Ortolfs Pulstraktat. In: KEIL 1993a, S. 402-442.

PARENT 1988: André Parent, Das ‚Iatromathematische Hausbuch' in seiner bisher ältesten Fassung: Die Buchauer Redaktion Heinrich Stegmüllers von 1443. Phil. Diss. Montréal 1988.

PEINE 1919: Johannes Peine, Die Harnschrift des Isaac Judaeus. Med. Diss. Leipzig 1919.

PFEIFFER 1863: Franz Pfeiffer (Hg.), Zwei deutsche Arzneibücher aus dem 12. und 13. Jahrhundert. Wien 1863 (Wiener Sitzungsberichte, phil.-hist. Kl. 42), S. 110-200.

PORMANN/SAVAGE-SMITH 2007: Peter E. Pormann, Emilie Savage-Smith, Medieval Islamic Medicine. Edinburgh 2007 (The New Edinburgh Islamic Surveys).

PUTSCHER 1973: Marielene Putscher, Pneuma, Spiritus, Geist. Vorstellungen vom Lebensantrieb in ihren geschichtlichen Wandlungen. Wiesbaden 1973.

REHN 1968: Hans Rehn, Studien zu Ortolff von Beyrlandt: Bock der arstedien van allen krankheytten des mynschen – Bartholomäus Ghotan, Lübeck 1484. Germanist. Lizentiatsabh. Stockholm 1968.

RICHTER 2004: Claudia Richter, Phytopharmaka und Pharmazeutika in Heinrichs von Pfalzpaint ‚Wündärznei' (1460). Untersuchungen zur traumatologischen Pharmakobotanik des Mittelalters. Würzburg 2004 (Würzburger medizinhistorische Forschungen 84).

RIHA 1992a: Ortrun Riha, Ortolf von Baierland und seine lateinischen Quellen. Hochschulmedizin in der Volkssprache. Wiesbaden 1992 (Wissensliteratur im Mittelalter 10).

RIHA 1992b: Ortrun Riha, Wissensorganisation in medizinischen Sammelhandschriften. Klassifikationskriterien und Kombinationsprinzipien bei Texten ohne Werkcharakter. Wiesbaden 1992 (Wissensliteratur im Mittelalter 9).

RIHA 1993a: Ortrun Riha, Ein Buch machen aus allen Büchern. Die Konzeption von Ortolfs ‚Arzneibuch'. In: KEIL 1993a, S. 15-38.

RIHA 1993b: Ortrun Riha, Funktionswandel durch den Kontext. Ortolf-Auszüge als Pesttraktat. In: KEIL 1993a, S. 62-69.

RIHA 1993c: Ortrun Riha, Ortolfus pseudepigraphus. In: KEIL 1993a, S. 70-111.

RIHA 1994: Ortrun Riha, Gilbertus Anglicus und sein ‚Compendium medicinae'. Arbeitstechnik und Wissensorganisation. Sudhoffs Archiv 78 (1994), S. 59-79.

RIHA 2004: Ortrun Riha, Aussatz – Geschichte und Gegenwart einer sozialen Krankheit. Stuttgart/Leipzig: Hirzel, 2004 (Sitzungsberichte der Sächsischen Akademie der Wissenschaften, math.-nat. Kl., Band 129, Heft 5).

Riha 2005: Ortrun Riha, Medizin und Magie im Mittelalter. Das Mittelalter 10 (2005) 1, S. 64-72.

RIHA 2014: Das Arzneibuch Ortolfs von Baierland. Auf der Grundlage der Arbeit des von Gundolf Keil geleiteten Teilprojekts des SFB 226 ‚Wissensvermittelnde und wissensorganisierende Literatur im Mittelalter' zum Druck gebracht, eingeleitet und kommentiert von Ortrun Riha. Wiesbaden 2014 (Wissensliteratur im Mittelalter).

RIHA/FISCHER 1988a: Ortrun Riha, Wiltrud Fischer, Harndiagnostik bei Isaak Judaeus, Gilles de Corbeil und Ortolf Baierland. Beobachtungen zur Bearbeitungstechnik. Sudhoffs Arch. 72 (1988), S. 212-224.

RIHA/FISCHER 1988b: Ortrun Riha, Wiltrud Fischer, Editionsprobleme bei naturwissenschaftlichen Texten des Mittelalters. Am Beispiel der Neuausgabe von Ortolfs von Baierland ‚Arzneibuch'. Mediaevistik 1 (1988), S. 175-183.

ROHLAND 1982: Ingrid Rohland, Das ‚Buch von alten Schäden'. Teil II: Kommentar und Wörterverzeichnis. Pattensen 1982 (Würzburger medizinhistorische Forschungen 23).

SCHIPPERGES 1976: Heinrich Schipperges, Arabische Medizin im lateinischen Mittelalter. Berlin, Heidelberg, New York 1976 (Sitzungsberichte der Heidelberger Akademie der Wissenschaften, math.-nat. Kl., 1976/2).

SCHIRMBECK/FAHRENBACH 2011: Barbara Schirmbeck, Sabine Fahrenbach, Von Pelikan und Überwurf. Zahnärztliche Extraktionsinstrumente aus der Sammlung des Karl-Sudhoff-Instituts. Aachen 2011 (Objekte 4).

SCHMELLER 1872-1877: Johann Andreas Schmeller, Bayerisches Wörterbuch. Unveränd. Nachdr. der 2., unter Berücksichtigung der vom Verf. hinterlassenen Nachträge von Georg Karl Frommann bearb. Ausg. München 1872-1877. Mit einem Vorwort und einer wissenschaftl. Einleitung von Otto Maußer. Leipzig 1939.

SCHNELL 1987: Bernhard Schnell, Ein Würzburger Fragment des ‚Iatromathematischen Hausbuchs'. Ein Beitrag zu seiner Überlieferungsgeschichte. Würzburger medizinhistorische Mitteilungen 5 (1987), S. 123-141.

SCHNELL 1994: Bernhard Schnell, Vorüberlegungen zu einer „Geschichte der deutschen Medizinliteratur des Mittelalters" am Beispiel des 12. Jahrhunderts. Sudhoffs Archiv 78 (1994), S. 90-97.

SCHNELL 2000: Bernhard Schnell, Die deutschsprachige Medizinliteratur des Mittelalters. Stand der Forschung – Aufgaben für die Zukunft. Jahrbuch des Oswald von Wolkenstein Gesellschaft 12 (2000), S. 397-409.

SCHNELL 2003a: Bernhard Schnell, Die deutsche Medizinliteratur im 13. Jahrhundert: Ein erster Überblick. In: Christa Bertelsmeier-Kierst, Christopher Young, Bettina Bildhauer (Hgg.), Eine Epoche im Umbruch. Volkssprachliche Literalität 1200-1300. Cambridger Symposium 2001. Tübingen 2003, S. 249-265.

SCHNELL 2003b: Bernhard Schnell: Das ‚Benediktbeurer Rezeptar'. Nach dem ältesten Textzeugen kritisch herausgegeben. In: Václav Bok, Franz Shaw (Hgg.), Magister et amicus. Festschrift Kurt Gärtner. Wien 2003, S. 75-100.

SCHNELL 2004a: Bernhard Schnell, Würzburg und die deutsche Sachliteratur im Spätmittelalter. In: Horst Brunner (Hg.), Würzburg, der Große Löwenhof und die deutsche Literatur des Spätmittelalters. Wiesbaden 2004, S. 337-358.

SCHNELL 2004b: Bernhard Schnell, Religiöse Dichtung und medizinisches Schrifttum. Das ‚Prüller Steinbuch' und der Hymnus *Cives coelestis* im Vergleich. In: Václav Bok [u.a.] (Hgg.), Studien zur deutschen Sprache und Literatur. Festschrift Konrad Kunze. Hamburg 2004, S. 1-19.

SCHNELL [u.a.] 2013: Bernhard Schnell in Zus.arb. m. Catrinel Berindei, Julia Gold u. Christopher Köhler, Neues zur Medizingeschichte des 13. Jahrhunderts: Die „Wettinger Rezepte". In: Grundlagen. Forschungen, Editionen und Materialien zur deutschen Literatur und Sprache des Mittelalters und der Frühen Neuzeit. Stuttgart 2013 (ZfdA, Beih. 18), S. 439-451.

SCHNELL/CROSSGROVE 2003: Bernhard Schnell, William Crossgrove, Der deutsche ‚Macer'. Vulgatfassung. Mit einem Abdruck des Macer Floridus ‚De viribus herbarum'. Tübingen 2003 (Texte und Textgeschichte 50).

SCHÖNFELDT 1962: Klaus Schönfeldt, Die Temperamentenlehre in deutschsprachigen Texten des 15. Jahrhunderts. Phil. Diss. Heidelberg 1962.

SCHÖNFELDER 1982: Peter Schönfelder, Ingrid Schönfelder, Der Kosmos-Heilpflanzenführer. Europäische Heil- und Giftpflanzen. 2. Aufl. Stuttgart 1982 (Kosmos Naturführer).

SEIDLER 1967: Eduard Seidler, Die Heilkunde des ausgehenden Mittelalters in Paris. Studien zur Struktur der spätscholastischen Medizin. Wiesbaden 1967 (Sudhoffs Archiv, Beih. 8).

SEZGIN 2006ff.: Fuat Sezgin, Constantinus Africanus and Arabic Medicine. The School of Salerno. Texts and Studies. Frankfurt a. M. 2006ff. (Historiography and Classification of Science in Islam) [bisher drei Bände].

SIGERIST 1920: Henry Ernest Sigerist, Meister Blumentrosts Arzneibuch. Sudhoffs Archiv 12 (1920), S. 70-73.

SPEER/WEGENER 2006: Andreas Speer, Lydia Wegener (Hgg.), Wissen über Grenzen. Arabisches Wissen und lateinisches Mittelalter. Berlin 2006 (Miscellanea mediaevalia 33).

STOLBERG 2009: Michael Stolberg, Die Harnschau. Eine Kultur- und Alltagsgeschichte. Köln [u.ö.] 2009.

STROHMAIER 1996: Gotthard Strohmaier, Von Demokrit bis Dante. Die Bewahrung antiken Erbes in der arabischen Kultur. Hildesheim 1996.

STUR 1930: Johann Stur, Die Dermatologie des Johannes Aktuarios. Archiv für Dermatologie und Syphilis 159 (1930) 3, S. 650-662.

STUR 1931a: Johann Stur, Die Gynäkologie des Johannes Aktuarios. Archiv für Gynäkologie 145 (1931) 2, S. 551-565.

STUR 1931b: Johann Stur, Über Geschlechtskrankheiten bei Johannes Aktuarios. Archiv für Dermatologie und Syphilis 163 (1931) 1, S. 181-184.

STÜRMER 1978: Joachim Stürmer, Von deme gîre. Untersuchungen zu einer altdeutschen Drogenmonographie des Hochmittelalters. Pattensen 1978 (Würzburger medizinhistorische Forschungen 12).

SUDHOFF 1908: Karl Sudhoff, Deutsche medizinische Inkunabeln. Bibliographisch-literarische Untersuchungen. Leipzig 1908 (Studien zur Geschichte der Medizin 2/3).

SUDHOFF 1912: Karl Sudhoff, Neue Beiträge zur Vorgeschichte des „Ketham“. Archiv für Geschichte der Medizin 5 (1912), S. 280-301 mit Tafel III (Fig. 1 u. 2) und IV (Fig. 1).

SUDHOFF 1914-1918: Karl Sudhoff, Beiträge zur Geschichte der Chirurgie im Mittelalter. Graphische und textliche Untersuchungen in mittelalterlichen Handschriften. 2 Bde. Leipzig 1914-1918 (Studien zur Geschichte der Medizin 10-11/12).

SUDHOFF 1916: Karl Sudhoff, Die pseudohippokratische Krankheitsprognostik nach dem Auftreten von Hautausschlägen, ‚Secreta Hippocratis‘ oder ‚Capsula eburnea‘ benannt. Sudhoffs Archiv 9 (1916), S. 79-116.

SUDHOFF 1918: Karl Sudhoff, Eine Kopenhagener ‚cirologia probata‘ und der wundärztliche Abschnitt im ‚Fasciculus Medicinae‘ des Alemannen Johan von Ketham. In: Ders.: Beiträge zur Geschichte der Chirurgie im Mittelalter. 2. Bd. Leipzig 1918 (Studien zur Geschichte der Medizin 11/12), S. 509-514.

SUDHOFF 1930: Karl Sudhoff, Konstantin der Afrikaner und die Medizinschule von Salerno. Sudhoffs Archiv 23 (1930), S. 293-298.

SUTTERER 1976: Rainer Sutterer, Anton Trutmanns ‚Arzneibuch'. Teil I: Text. Med. Diss. Bonn 1976.

TEMKIN 1962: Owsei Temkin, Byzantine Medicine. Tradition and Empiricism. Dumbarton Oaks Papers 16 (1962), S. 97-115.

TENNER/KEIL 1984: Christian Tenner, Gundolf Keil, Das ‚Darmstädter Arzneibuch'. Randnotizen zu einer oberrheinischen Sammelhandschrift der Zeitenwende. Bibliothek und Wissenschaft 18 (1984), S. 85-235.

THORNDIKE/KIBRE 1963: Lynn Thorndike, Pearl Kibre, A Catalogue of Incipits of Mediaeval Scientific Writings in Latin. 2. Aufl. London 1963 (The Mediaeval Academy of America Publ. 29).

ULLMANN 1970: Manfred Ullmann, Die Medizin im Islam. Leiden 1970 (Handbuch der Orientalistik 1, Erg.bd.).

VOSWINCKEL 1993: Peter Voswinckel, Der schwarze Urin. Vom Schrecknis zum Laborparameter. Berlin 1993.

WEISSER 1982: Christoph Weißer, Studien zum mittelalterlichen Krankheitslunar. Ein Beitrag zur Geschichte laienastrologischer Fachprosa. Pattensen 1982 (Würzburger medizinhistorische Forschungen 21).

WELKER 1988: Lorenz Welker, Das ‚Iatromathematische Corpus'. Untersuchungen zu einem alemannischen astrologisch-medizinischen Kompendium des Spätmittelalters mit Textausgabe und einem Anhang: Michael Puffs von Schrick Traktat ‚Von den ausgebrannten Wässern' in der handschriftlichen Fassung des Codex Zürich, Zentralbibliothek, C 102 b. Zürich 1988.

WILHELM 1914-16: Friedrich Wilhelm, Denkmäler deutscher Prosa des 11. und 12. Jahrhunderts. Abt. A: Text, Abt. B: Kommentar. München 1914-16 (Münchener Texte 8); Nachdr. München 1960 (Germanistische Bücherei 3).

ZIMMERMANN 1986: Volker Zimmermann, Rezeption und Rolle der Heilkunde in landessprachigen handschriftlichen Kompendien des Spätmittelalters. Stuttgart 1986 (Ars medica IV.2).